序文

　画像診断関連学会では国内外を問わず，毎年恒例の image interpretation session（いわゆる症例検討会）はメインイベントの１つであり，メイン会場が満席の盛況ぶりである。いつも熱気に溢れており，その領域のエキスパートによる診断のプロセスを学べる絶好のチャンスとなっている。case of the month や interesting case 等ショートコラムが掲載されている英文誌や邦文誌もある。

　金原出版月刊誌・臨床放射線の「今月の症例」の連載は，昭和 41 年から現在に至るまで脈々と続いている。common and uncommon disease の典型例や非典型例，教訓を含んだ例，示唆に富む例，提示画像や病歴からは想像できないような意外な展開を示す例など，明日からの日常診療に役立つことも少なくない。鑑別診断の絞り込みは，所見の取り方やどの項目を重要視するかによって，大きく変わってくる。「今月の症例」では，最初のページの提示画像と病歴をみて，自分なりに考えて，次ページからは，解答の糸口となる画像，所見や解説，鑑別診断への道筋が示され，最終診断名に辿りつく構成になっている。短編小説のような感覚で，物語が小気味よく展開していく。さっと目を通してコンパクトな知識を得るのもよいであろうし，または日常診療の現場で遭遇する状況を想定して，次に行われた画像検査や解説へと読み進みたい誘惑をぐっと我慢して自分なりに思いを巡らせるのもよいかもしれない。

　「今月の症例」は 1971 年（昭和 46 年）16 巻 6 号から始まっており，日常診療に役立つ貴重な症例も多く，いずれも全国各施設から投稿されたその折々の「旬の症例」とも言える。確かに見たことがあるが，どの号に載っていたか思い出せないことも少なくない。かといって 10 年間分の雑誌をめくって探し出すのも容易ではない。そのため，多数例を 1 冊にまとめた書籍化への要望も多かった。これまでに多田信平先生と大場覚先生の編集により 1987 年までの 14 年間分を 1 冊の本にまとめて「1枚の X 線写真から―鑑別診断の進め方と考え方―」と題して 1988 年に，その後大場覚先生の編集により 1988 年から 2004 年までの 17 年間の中から 100 症例選んで「1 枚の画像から厳選 100 例」と題して 2005 年に刊行されている。

　この度，第 3 冊目として，2005 年から 2016 年までに掲載された「今月の症例」から 100 例を厳選し，「1 枚の画像から鑑別診断へ―とっておきの 100 例―」と題して，企画させていただいた。疾患の範囲は，①脳神経，②頭頸部，③胸部，④心・大血管・血管，⑤食道・胃，⑥十二指腸・小腸・大腸，⑦肝・胆・膵・脾，⑧泌尿器・後腹膜，⑨産科・婦人科，⑩骨・軟部まで，小児も含めて全領域が網羅され，オールラウンドな知識が得られるようになっている。単純 X 線写真がめっきり減って，今や画像診断の中心である US・CT・MRI・RI が多くなっているのも時代の流れであろう。当初は表裏の 2 頁だったが，最近は豊富なマルチモダリティの画像と熱心な執筆により次第に多数頁になってきている。10 年分の 100 例を収載すると相当なボリュームとなるが，100 例とも症例単位の読み切りなので，必要に応じてどの頁からでも読み始めることができるであろう。長きにわたり寄稿していただいた執筆者に厚く御礼を申し上げる次第である。本書が日常診療の一助となれば，執筆者一同の喜びである。

平成 30 年 3 月

松永尚文

1枚の画像から鑑別診断へ とっておきの100例

❶ 脳神経

001 自室内で意識障害で発見され，救急受診後無治療で改善した ……………………………… 1

002 10年前の交通事故で頸椎捻挫し，数年前から慢性頭痛，起立時の頭痛増悪を自覚する
ようになった ……………………………………………………………………………………… 6

003 出生直後から無呼吸発作，チアノーゼが出現した ……………………………………………… 9

004 右上肢の運動障害，言語障害，頭痛，嘔吐をきたした ……………………………………… 13

005 海外（ガーナ）旅行から帰国9日後より発熱，関節痛が出現し，抗生剤投与を
受けるも，40℃台の発熱と意識障害のため救急搬送された ………………………………… 16

006 5年前から緩徐な進行性右下肢痛が背部へも広がり，1年前からふらつき，ふるえ，
動作緩慢，小声が生じ，8カ月前に転倒，6カ月前から症状が急激に悪化した ………… 19

007 嘔吐，下痢，傾眠傾向，体幹動揺や顔面・四肢の振戦，頭部MRIで異常の見られた乳幼児 … 22

008 緊急帝王切開で出生後，活気不良，酸素飽和度低下で緊急搬送された新生児 …………… 25

009 術後繰り返す菌血症に対しメトロニダゾールが投与され，歩行困難，
右顔面神経麻痺，構音障害，意識レベル低下をきたした …………………………………… 28

010 左内斜視，左視力低下，左視神経萎縮が出現し，頭部MRI検査で異常が認められた4歳，男児 … 31

011 咽頭痛と発熱，約1週間後に目のかすみ，左視力低下を自覚するようになった ………… 34

012 日齢12に発熱し，日齢17に無呼吸発作，発作時に右手を小刻みに動かしていた女児 … 37

013 もの忘れ，歩行の不安定性があり，脳SPECTで異常のみられた70歳代，男性 ………… 41

❷ 頭頸部

014 半年前に前頸部の腫瘤を自覚し，CTで甲状腺腫瘍と診断された …………………………… 45

015 生後2カ月頃から繰り返す呼気性喘鳴，犬吠様咳嗽を呈した5カ月，女児 ……………… 48

016 頸部痛，嚥下痛が出現し，血液検査にて炎症反応の軽度上昇がみられた ………………… 52

017 咽頭痛があり，下根部の腫大を指摘された …………………………………………………… 56

018 次第に増大する左頬部腫脹があり，疼痛も次第に増悪してきた …………………………… 59

019 15年前から口腔内腫瘤が緩徐に増大してきた ……………………………………………… 63

020 以前から右耳下腺腫脹を繰り返していた5歳，女児 ………………………………………… 66

021 めまい，嘔気，耳鳴りが出現した ……………………………………………………………… 69

022 食欲低下，易疲労感が出現し，他院で甲状腺機能亢進症と診断され，
メルカゾール内服するも症状が悪化した ……………………………………………………… 72

023 転落後頸部痛，両側上肢筋力低下，しびれをきたし，緊急搬送された …………………… 75

024 左眼痛が持続し，その後複視が出現してきた ………………………………………………… 79

025 顎下部の腫脹を自覚し，左顎下部に熱感を伴う4cm大の硬結を触知できたため，
当初セフェム系抗菌薬が投与されたが，その後ニューキノロン系抗菌薬に
変更するも病変は増大してきた ………………………………………………………………… 83

❸ 心・大血管・血管

026 他院で右冠動脈左室瘻が指摘されており，辺縁に円弧状の石灰化を有する
巨大な腫瘤性病変がみられた …………………………………………………………………… 87

027 胸部不快感で右心不全と診断され，心カテーテル検査で右心系の酸素飽和度が上昇していた … 90

028 胸痛と意識喪失で救急搬送され，心電図異常がみられた …………………………………… 93

029 4年前妊娠時に子宮筋腫を指摘されるも放置していて，CTで子宮腫瘍と下大静脈内腫瘍が
指摘された ………………………………………………………………………………………… 97

目　次

030 5 カ月前から右腰部腫脹，疼痛が徐々に増悪してきた ·· 101
031 心窩部痛があり，超音波・CT で腹部腫瘤を指摘された ·· 104
032 1 年前から労作時の胸痛があり，心電図・心エコーで肥大型心筋症が疑われ，
心エコーで心臓腫瘍が指摘された ·· 107

❹ 気管支・肺・縦隔

033 咳嗽，時々血痰がみられ，右上肺野の陰影は軽度縮小するも，その後増大してきた ····· 111
034 発熱，全身倦怠感，咳嗽，呼吸困難感で発症し，両側肺炎と診断された若年男性 ········· 114
035 労作時呼吸困難をきたし，両側中下肺野に蝶形様陰影がみられた ································ 117
036 血痰，呼吸苦が出現し，両肺に広範な陰影がみられた ··· 121
037 出生直後から嘔吐，努力性呼吸，生後 1 カ月健診で体重増加不良を指摘された ··········· 125
038 検診で発見された縦隔腫瘍に対し手術が施行されたが，周囲との癒着が強く，
生検のみで終了となり，迅速病理診断で悪性リンパ腫が疑われた ······························ 128
039 胸部異常陰影を指摘され，CT・MRI で多発肺結節の認められた 50 歳代，女性 ········· 132
040 検診で両側肺野に広範囲に異常陰影を指摘されたが，1 年前の検診では異常はみられなかった ··· 137
041 労作時呼吸困難，呼吸時にヒューヒューという異音を感じるようになり，呼吸困難が
増強してきた ··· 141
042 咳や痰が出現し，右胸水と右胸壁に沿った腫瘤が見られた ··· 145
043 交通事故による左大腿骨骨折の翌日から不穏が出現し，呼名への反応がなく，
脈拍 160/分，酸素飽和度 69％であった ··· 149
044 3 日前に自動車同士の衝突事故に遭い，軽く息が詰まる感じが徐々に増悪してきた ····· 153
045 発熱，血痰，呼吸困難，酸素飽和度低下，両肺に非区域性で濃淡のある
スリガラス様濃度上昇がみられた ·· 156
046 喘鳴，呼吸困難で緊急入院し，左気管支内に腫瘤が見られた ····································· 160
047 気管支喘息で加療中，喘鳴，咳嗽で受診し，CT 検査中に呼吸停止で緊急入院となった ···· 163
048 2 年前前胸骨下端に胸骨腫瘤を自覚していたが，
その後同部に腫脹・疼痛が出現し，4 カ月前から右下腿の痛みも出現した ·············· 166
049 1 カ月前から持続する抗生剤に反応しない発熱，掻痒感があり，胸部異常陰影が更に拡大した ··· 170
050 自宅で複数個の子供用ビーズ玩具を口に含んで遊んでいたところ激しい咳嗽が出現した
6 歳，男児 ·· 174
051 4 年前から慢性咳嗽で経過観察中，2 年前から咳嗽と痰が増悪し，本年から
喘息様発作が出現するようになった ·· 178

❺ 食道・胃

052 慢性 B 型肝炎で経過観察中，職場検診によって両側下肺野内側で心陰影に重なって
なだらかな立ち上がりを呈する腫瘤影が認められた ··· 182
053 腹膜透析中に消化管穿孔をきたした ··· 185
054 腹痛，体重減少があり，貧血，CEA および CA19-9 高値を伴っていた ····················· 188
055 以前より週に 2〜3 回の嘔吐があり，急に胸部正中の痛みを自覚した
血液検査で炎症反応がみられた ··· 192

目　次

❻ 十二指腸・小腸・大腸

056 発熱，腹部膨満があり，腹部単純 X 線で腸閉塞が疑われた新生児 ・・・・・・・・・・・195

057 10 年前より左鼠径ヘルニアの既往があり，突然左側腹部痛で救急受診された ・・・・・198

058 上気道炎の 5 日後に心窩部痛と下腿伸側に皮疹，下血が出現した ・・・・・・・・・・・・202

059 入浴中意識朦朧状態で発見され，腹部 CT で上行結腸から S 状結腸まで
広範囲にわたる腸管壁に異常がみられた ・・・・・・・・・・・・・・・・・・・・206

❼ 肝・胆・膵・脾

060 咽頭痛があり，好酸球増多を指摘された ・・・・・・・・・・・・・・・・・・・210

061 右季肋部痛で救急受診，血液検査で炎症反応と肝機能の著明な増悪が認められた ・・・・213

062 突然の腹痛，腹部膨満が出現，炎症所見と貧血を伴っていた ・・・・・・・・・・・・217

063 コントロール不良の糖尿病があり，腹部 CT・頭部 MRI で異常が認められた ・・・・・220

064 腰痛で加療中，肝門部に 6 cm 大の腫瘤が認められた ・・・・・・・・・・・・・・224

065 3 年前から次第に増大する肝腫瘤，右肺下葉にも結節があり，術後の病歴聴取が
診断の手がかりとなった ・・・・・・・・・・・・・・・・・・・・・・・・227

066 膵尾部と左副腎との間に囊胞性病変を指摘された ・・・・・・・・・・・・・・・・231

❽ 泌尿器・後腹膜

067 成人検診の超音波検査で左腎洞内腫瘤を指摘された ・・・・・・・・・・・・・・・235

068 400 m 走に出場した日の夜，嘔吐と激しい両側背部痛が出現した ・・・・・・・・・239

069 突然下腹部痛，腹部膨満，嘔吐が出現し，下腹部に限局する圧痛と反跳痛が認められた ・・242

070 微熱が出現し，CT で腎に異常がみられた ・・・・・・・・・・・・・・・・・・245

071 頻尿，下腹部痛が出現し，超音波検査で子宮上方に 8 cm 大の囊胞性病変が認められた ・・・248

072 腰痛，発熱が出現し，6 年前から指摘されていた後腹膜腫瘍が増大してきた ・・・・・・252

073 10 年前から右腎腫瘍が指摘され，4 年前には単純 X 線で石灰化が認められた，70 歳代，女性 ・・・257

❾ 産科・婦人科

074 妊娠後期に左腋窩に腫瘤を自覚，徐々に増大し，8 cm 大の腫瘤が触知された ・・・・・261

075 腹部膨満感が出現し，CT で骨盤内腫瘤，大量腹水，両側胸水が指摘された ・・・・・265

076 32 年前に虫垂切除，14 年前に帝王切開の既往歴あり，13 年前から
下腹部正中の腫瘤が徐々に増大してきた ・・・・・・・・・・・・・・・・・269

077 妊娠 8 カ月頃より右股関節痛が出現し，1 カ月後には安静時痛も出現してきた ・・・・・273

078 妊娠 31 週の MRI で，回腸から直腸にかけて腸管が拡張し，胞巣状を呈していた ・・・・276

079 腹痛・嘔吐で受診し，腹部単純 X 線で異常が認められた ・・・・・・・・・・・・・280

080 頸部痛，下肢違和感，歩行障害が出現し，第 10 胸椎レベルより遠位の感覚障害が認められた ・・・284

081 異所性妊娠が疑われた 33 歳，女性 ・・・・・・・・・・・・・・・・・・・・288

082 突然の左背部痛で受診し，超音波検査で左尿管結石と右下腹部の腫瘤を指摘された 14 歳，女性 ・・・291

083 不正性器出血を主訴に受診した 1 経妊 1 経産の 30 歳代，女性 ・・・・・・・・・・295

084 18 年前に後腹膜腫瘍を指摘され，complicated renal cyst で経過観察中，
左側腹部の圧迫感を自覚した ・・・・・・・・・・・・・・・・・・・・・299

目　次

⑩ 骨・軟部

085 下肢脱力から歩行困難となり，下部胸椎に膨隆性・溶骨性変化が見られた ⋯⋯⋯⋯⋯ 303

086 右拇指腫脹に気づき，徐々に右拇指痛が出現し，右拇指腫瘤を指摘された ⋯⋯⋯⋯ 306

087 1 年前から右肩，右手，左肘の関節痛が出現した ⋯⋯⋯⋯⋯⋯⋯⋯⋯⋯⋯⋯⋯⋯⋯⋯ 309

088 3 カ月前から左胸部腫瘤に気づき，腹部単純 X 線で内部に不整な粒状石灰化がみられた ⋯⋯ 309

089 慢性関節リウマチ，腎不全で通院中，3 カ月前から左側胸部に柔らかい腫瘤を触知し，
9 カ月前には右側胸部にも腫瘤を認めるも，無治療で消失した ⋯⋯⋯⋯⋯⋯⋯⋯⋯⋯ 315

090 徐々に進行する両下肢麻痺をきたし，MRI で第 3 胸椎に腫瘤性病変を指摘され，
骨転移が疑われた ⋯⋯⋯⋯⋯⋯⋯⋯⋯⋯⋯⋯⋯⋯⋯⋯⋯⋯⋯⋯⋯⋯⋯⋯⋯⋯⋯⋯⋯ 318

091 肺炎で入院中，突然意識レベルが低下し，血圧低下と著明な発汗がみられた ⋯⋯⋯⋯ 322

092 左膝内側疼痛，腫脹，熱感，疼痛が増悪し，近医にて骨腫瘍を指摘された ⋯⋯⋯⋯⋯ 325

093 3，4 年前より左脛骨の疼痛を放置しており，5 カ月前から両下肢痛が増強し，
歩行困難となった ⋯⋯⋯⋯⋯⋯⋯⋯⋯⋯⋯⋯⋯⋯⋯⋯⋯⋯⋯⋯⋯⋯⋯⋯⋯⋯⋯⋯⋯ 329

094 3 歳になった頃から歩行障害が出現し，骨折の既往を指摘された ⋯⋯⋯⋯⋯⋯⋯⋯⋯ 332

095 数年前から多関節痛が出現し，息切れ，下腿浮腫を伴っていた ⋯⋯⋯⋯⋯⋯⋯⋯⋯⋯ 335

096 卵巣癌術後 7 カ月の PET/CT で FDG 集積がみられた ⋯⋯⋯⋯⋯⋯⋯⋯⋯⋯⋯⋯⋯⋯ 338

097 腰痛があり，MRI で胸椎，腰椎，仙骨に異常が認められ，精査である疾患が判明し，
抗がん剤治療前後で PET 検査が行われた ⋯⋯⋯⋯⋯⋯⋯⋯⋯⋯⋯⋯⋯⋯⋯⋯⋯⋯⋯ 341

098 高速道路で車を運転中に誘因のない背部痛で緊急搬送され，両下肢完全麻痺をきたした ⋯⋯ 345

099 左腕を受傷した 20 歳代，男性 ⋯⋯⋯⋯⋯⋯⋯⋯⋯⋯⋯⋯⋯⋯⋯⋯⋯⋯⋯⋯⋯⋯⋯⋯⋯ 349

100 2 カ月前から左膝痛が出現した 11 歳，女児 ⋯⋯⋯⋯⋯⋯⋯⋯⋯⋯⋯⋯⋯⋯⋯⋯⋯⋯ 353

診断名索引（邦文）⋯⋯⋯⋯⋯⋯⋯⋯⋯⋯⋯⋯⋯⋯⋯⋯⋯⋯⋯⋯⋯⋯⋯⋯⋯⋯⋯⋯⋯⋯⋯ 357

診断名索引（英文）⋯⋯⋯⋯⋯⋯⋯⋯⋯⋯⋯⋯⋯⋯⋯⋯⋯⋯⋯⋯⋯⋯⋯⋯⋯⋯⋯⋯⋯⋯⋯ 359

編者紹介

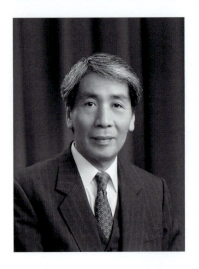

松永 尚文／山口大学名誉教授
Naofumi Matsunaga / Emeritus Professor of Yamaguchi University
金原出版株式会社 月刊誌『臨床放射線』編集協力委員

経　歴

1977 年 3 月	長崎大学医学部　卒
1988 年 3 月	医学博士（長崎大学）
1990 年 1 月～1996 年 9 月	長崎大学医学部　放射線医学教室　助教授
1996 年 10 月～2017 年 3 月	山口大学医学部　放射線医学講座　教授
2017 年 4 月	山口大学名誉教授

資　格

日本医学放射線学会・診断専門医
日本血管造影（Interventional Radiology 学会・専門医）

専門領域

画像診断（特に心大血管領域）
画像下治療（Interventional Radiology）

1 自室内で意識障害で発見され，救急受診後無治療で改善した

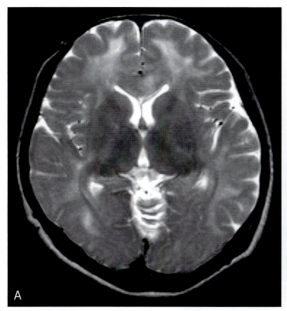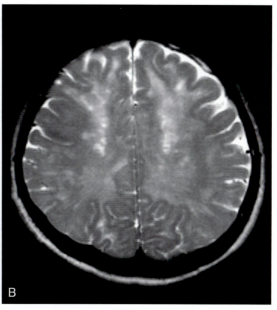

図1 頭部 MRI
　A：単純 MRI，B：T2 強調（横断像）

★次頁にも画像所見（図2，3）があります

症例　症例は30歳代，女性。
　主　訴 ▶ 意識障害。
　現病歴 ▶ 朝アパートの自室内で倒れているところを父親が発見し，呼びかけに反応せず，意識が朦朧としていたため，当院を救急受診した。来院時の検査所見では異常値は認めず，意識レベルも特に治療することなく改善した。来院後1カ月した頃より，抑うつ気分を認めるようになった。
　既往歴 ▶ 特記事項なし。
　家族歴 ▶ 特記事項なし。

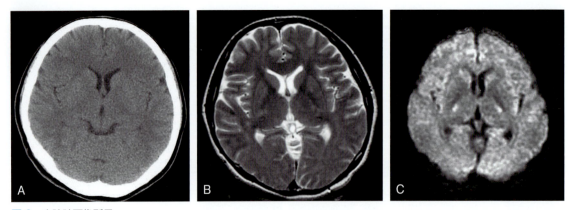

図2 来院時画像所見
A：頭部単純CT（横断像），B：頭部単純MRI（T2強調，横断像），C：頭部単純MRI（拡散強調，横断像）

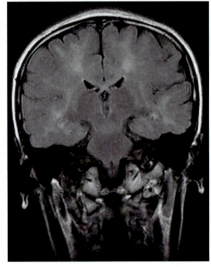

図3 頭部単純MRI（FLAIR，冠状断像）

画像所見

　来院時の単純CT（図2A），MRI T2強調像（図2B）および拡散強調像（図2C）では異常所見は認められていない。4週間後のMRI T2強調像（図1A，B）では脳梁の一部，大脳白質には皮質下U線維を含む高信号が認められている。点状に強い高信号も散在している。局在は半卵円中心から前頭葉にかけて対称性に認められている。来院時のT2強調像と比較すると視床や被殻は低信号に描出されている。FLAIR像（図3）でも両側の大脳白質が対称性，均一に高信号に描出されている。

表1　一酸化炭素濃度の致死量

CO 濃度を C (ppm)，暴露時間を t (hr)	
Ct<300	影響はない
Ct<600	軽度の作用
Ct<900	中毒ないし高度の影響
Ct=1,500	致死

表2　一酸化炭素濃度と症状

COHb（%）	臨床症状
10〜20	頭痛，疲労
20〜25	代謝性アシドーシス
20〜30	激しい頭痛，衰弱，めまい，薄明視，失神，嘔気，嘔吐，下痢，機敏な動作の障害（中等症）
30〜40	失神，呼吸促進，心拍数増加，嘔気，嘔吐，錯乱
40〜50	昏睡，痙攣，錯乱，呼吸促進，心拍数増加
50〜60	昏睡，痙攣，Cheyne-Stokes 呼吸，呼吸抑制，心機能の低下（重症）
60〜70	昏睡，痙攣，呼吸抑制，心機能の低下，徐脈，低血圧（ときに致死）
70〜80	呼吸不全，致死

文献 1 より

▌解　説

　両側大脳白質にびまん性の異常信号を認める疾患として，gliomatosis cerebri，悪性リンパ腫，ヘルペス脳炎の再燃，コカイン・ヘロイン中毒，Creutzfeldt Jacob 病などが鑑別にあがるが，病歴と併せて考えることで診断に迷うことはないと思われる。

　本患者は自宅アパート内での木炭による急性一酸化中毒と診断した。その後，いったん意識が回復した後の神経症状ということで，特徴的な病歴から一酸化炭素中毒による遅延型白質脳症と診断した。

　一酸化炭素は無色・無臭のガスである。1 時間程度の曝露では，600〜700 ppm から酸素不足による症状が出始め，1,000 ppm 以上になると重篤な症状が現れ，1,500 ppm 以上では生命に危険が及ぶ（表1）。

　中毒学的薬理作用としては，一酸化炭素は酸素よりも約 250 倍も赤血球中のヘモグロビンと結合しやすいため，一酸化炭素ヘモグロビンを形成し，オキシヘモグロビンの形成を妨げる。また，オキシヘモグロビンの解離曲線を左方移動させ，オキシヘモグロビンによる組織への酸素供給も阻害する。つまりは，組織での酸素不足による臓器障害が病態の主体である。さらに，ミオグロビンと結合することにより，心機能を低下させ，低酸素状態をより悪化させる。加えて，ミトコンドリアなどのチトクローム酵素と結合して組織呼吸自体も障害する。低酸素に対して感受性の高い中枢神経，心筋が特に障害を受けやすいが，全身が低酸素の障害を受ける。

　診断は血中一酸化炭素ヘモグロビン濃度の測定によってなされる。CO-oximeter や吸光度測定法によって測定できる。

　症状としては急性期の症状（表2）といったん意識が完全に回復した後，1 週間前後してからみられる，見当識障害や錐体外路症状などの多彩な神経症状を示すことがある（遅延型）。

　急性一酸化炭素中毒に引き続き，遅延型白質脳症が起こる頻度は低く，0.06〜2.8％と報告されている[2) 3)]。中年以降の患者にみられることが多い[3)]。

　遅延性白質脳症の病因はいまだ明らかでない。白質病変の重症度は，一酸化炭素暴露の程度，

一酸化炭素ヘモグロビン濃度，アシドーシスと相関しないことが分かっている[4]これは単純に低酸素血症による障害だけでなく，一酸化炭素のミトコンドリアなどのチトクローム酵素と結合することによる直接的な細胞障害効果の関与している可能性を示唆する[5]。

　症状は，痴呆，失調症，パーキンソン症候群，歩行障害と無言である[2]。一酸化炭素中毒により，大脳白質，大脳皮質，海馬，淡蒼球に虚血，壊死，脱髄がみられる。この中で最も遅延型白質脳症に特徴的なのは大脳白質の脱髄および，壊死であり，臨床症状との相関関係が認められている[6]。

　一酸化炭素に関連した白質病変は3群に分類される（各々の群はオーバーラップしてみられる）。

　第1群は，半卵円中心と半球間交連で複数の小さい壊死性病巣を認めるもの。

　第2群は，脳室周囲の深部白質に広く認められるもの。組織学的には軸索の障害と多数の炎症細胞がみられる。

　第3群は，深部白質での脱髄であり，前頭葉にみられることが多い。脳梁，内包にみられることもある。皮質下U線維は比較的保たれることが多い[6) 9]。

　上記の病理学的所見を反映して，CTにおいては白質に低吸収域がみられ[7]，MRIにおいてはT2強調像で白質に高信号がみられる[10) 11]。

　今回示した症例では，白質病変は皮質下U線維にまで及んでいたが，病理学的な検討によると皮質下U線維は保たれることが多いようである[5) 7]。この病理所見と画像所見の差異はU線維の可逆な脱髄との関係性が示唆されているが正確な原因は分かっていない。

　遅延性白質脳症が発現するかどうかに関係なく，淡蒼球の阻血または壊死は，一酸化炭素中毒のもう一つの特徴である[12]。しかし淡蒼球の病変は，低酸素血症を引き起こす他の疾患においても認められる[7) 8]。また必ずしも認められるわけではなく，また両側性である必要はなく，片側性の場合もある[13]。視床と被殻にはT2強調像で低信号を認めることがある。これは非ヘム鉄の軸索輸送の中断が白質病変によって引き起こされ，基底核と視床で鉄の沈着が沈着するためと考えられている[15]同じような病変が多発性硬化症や脳梗塞の患者で報告されている[14) 16]。一酸化炭素中毒による遅延性白質脳症の予後は，比較的良好である。75％は1年以内で回復する。しかし，一部には持続性の後遺症がみられる[2]。比較的良好な予後とMRIにおける白質の異常信号が，臨牀症状とあわせて改善することより，大部分の白質病変が不可逆性の壊死と軸索障害よりむしろ可逆的な髄鞘脱落から成ることを示唆する。

　画像所見のまとめは，脳室周囲白質と半卵円中心で両側性対称性のびまん的な異常信号がみられ，しばしば脳梁，内包，外包に達する。皮質下U線維は保たれる傾向がある。淡蒼球壊死は必ずしもみられるわけではない。視床と被殻にT2強調像で低信号を認めることである。

　治療はすみやかに100％酸素投与を開始して，一刻も早く一酸化炭素を洗い出し，組織低酸素状態の時間を短縮することである。高圧酸素療法は昏睡，痙攣，その他神経学的所見，心筋虚血をきたしている重症患者，妊婦の場合は考慮されるが，準備にかかる時間を考慮すると100％酸素投与が現実的である。

診　断：一酸化炭素中毒による遅延性白質脳症　delayed carbon oxide encephalopathy

■ 文　献

1) Medical toxicology–diagnosis and treatment of human poisoning Elsevier, 1988
2) Choi IS：Delayed neurologic sequelae in carbon monoxide intoxication. Arch Neurol 40：433-435, 1983
3) Lee MH：Clinical studies on delayed sequelae of carbon monoxide intoxication. J Korean Neuropsychiatr Assoc 15：374-385, 1978
4) Okeda R et al：The pathogenesis of carbon monoxide encephalopathy in the acute phase；physiological and morphological correlation. Acta Neuropathol 54：1-10, 1981
5) Ginsberg MD：Delayed neurological deterioration following hypoxia, (in) Davis JN, Rowland LP ed；Cerebral hypoxia and its consequences. p21-44, New York, Raven, 1979
6) Lapresle J, Fardeau M：The central nervous system and carbon monoxide poisoning. II. Anatomical study of brain lesions following intoxication with carbon monoxide (22 cases). Prog Brain Res 24：31-75, 1967
7) Kobayashi K et al：CT findings of the interval form of carbon monoxide poisoning compared with neuropathological findings. Eur Neurol 23：34-43, 1984
8) Kim KS et al：Acute carbon monoxide poisoning；computed tomography of the brain. AJNR Am J Neuroradiol 1：399-402, 1980
9) Ginsberg MD et al：Experimental carbon monoxide encephalopathy in the primate. II. Clinical aspects, neuropathology, and physiologic correlation. Arch Neurol 30：209-216, 1974
10) Horowitz AL et al：Carbon monoxide toxicity；MR imaging in the brain. Radiology 162：787-788, 1987
11) Tuchman RF et al：Carbon monoxide poisoning；bilateral lesions in the thalamus on MR imaging of the brain. Pediatr Radiol 20：478-479, 1990
12) Preziosi TJ et al：An experimental investigation in animals of the functional and morphologic effects of single and repeated exposures to high and low concentrations of carbon monoxide. Ann NY Acad Sci 174：369-384, 1970
13) Taylor R, Holgate RC：Carbon monoxide poisoning；asymmetric and unilateral changes on CT. AJNR Am J Neuroradiol 9：975-977, 1988
14) Drayer B et al：Reduced signal intensity on MR images of thalamus and putamen in multiple sclerosis；increased iron content? AJNR Am J Neuroradiol 8：413-419, 1987
15) Dietrich RB, Bradley WG Jr：Iron accumulation in the basal ganglia following severe ischemic–anoxic insults in children. Radiology 168：203-206, 1988
16) Cross PA et al：MR evaluation of brain iron in children with cerebral infarction. AJNR Am J Neuroradiol 11：341-348, 1990

河原正明，後閑武彦（52 巻 9 号，2007 より）

2　10年前の交通事故で頸椎捻挫し，数年前から慢性頭痛，起立時の頭痛増悪を自覚するようになった

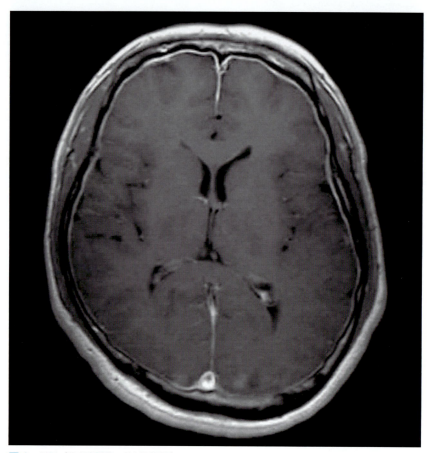

図1　MRI（Gd造影後，T1強調像）

★次頁にも画像所見（図2〜5）があります

症例　症例は30歳代，男性。
- **現病歴** ▶ 数年前より慢性頭痛を自覚するようになり，近医で加療されるも改善はみられなかった。起立時に頭痛の増悪を自覚するようになり，精査となった。
- **既往歴** ▶ 20歳時に交通事故，頸椎捻挫。
- **家族歴** ▶ 特記事項なし。
- **神経学的所見** ▶ 特記事項なし。
- **血液検査所見** ▶ 特記事項なし。

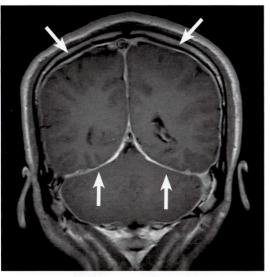

図2　MRI（Gd造影後，T1強調冠状断像）

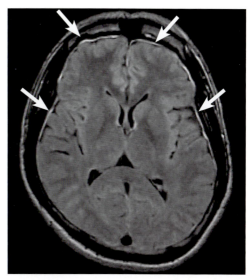

図3　FLAIR

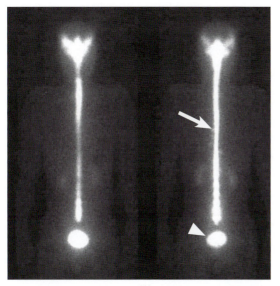

図4　脳槽シンチグラフィ（^{111}In-DTPA，6時間遅延像）

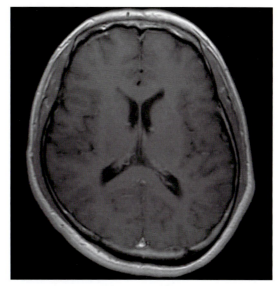

図5　MRI（Gd造影後，T1強調像）

画像所見

　硬膜にびまん性の造影増強効果が認められる（図1, 2⇒）。硬膜にびまん性の肥厚像が認められる。FLAIRでは脳脊髄液の信号が抑制されているため，硬膜肥厚像が容易に観察できる（図3⇒）。下部胸椎レベルで髄液漏が疑われる（図4⇒）。膀胱にも集積が認められる（図4△）。硬膜外自家血注入治療が施行され，硬膜の肥厚や造影増強効果は改善している（図5, 6）。

▌経　過

　起立性頭痛，MRI・RI 所見より低髄液圧症候群と診断され，硬膜外自家血注入治療が複数回行われた。症状，画像所見は改善し，その後再発はみられていない。

▌解　説

　低髄液圧症候群は，1938 年に Schaltenbland[1] により初めて報告された疾患概念で，病態は脳脊髄液産生の低下，吸収の亢進，硬膜外漏出などが考えられる。疾患の原因として，腰椎穿刺後，開頭術後，脊椎術後，外傷性，髄液シャントの過剰吸引などが挙げられるが，原因不明の特発例もしばしば存在する。

　低髄液圧（60 mmHg 以下[2]）に伴い，起立性頭痛，項部硬直，嘔気・嘔吐，耳鳴，複視などの臨床症状を呈する。起立性頭痛は特徴的な症状で，立位や座位で増悪し，臥位で改善する。

　診断は，起立時頭痛などの典型的な臨床症状，腰椎穿刺による低髄液圧所見，脳槽シンチグラフィによる髄液漏の描出と脳表くも膜下腔の描出不良，MRI でのびまん性硬膜肥厚・造影増強効果などの所見によりなされる。腰椎穿刺については危険性があり，MRI や脳槽シンチグラフィなどの低侵襲的検査が選択されることが多い。

　MRI では，硬膜肥厚像をとらえるために FLAIR や造影後 T1 強調像が有用であるとされる。また，硬膜下血腫や水腫を伴うこともあり，また，脳幹・小脳扁桃の下垂，橋前槽の狭小化，視交叉の下方偏位，脳下垂体の腫大などが見られる場合もある。FLAIR や矢状断像の追加により観察が可能である[3]。脳槽シンチグラフィでは，明らかな髄液漏が特定できないこともあり，早期像における膀胱集積像の有無も評価の対象となる[4]。

　画像上の鑑別として，髄膜炎（感染性，化学性，癌性など），術後性変化，くも膜下出血，サルコイドーシスなど髄膜の肥厚や造影増強効果を呈する疾患が挙げられる。臨床経過や特徴的な症状により，鑑別は比較的容易である。

　治療は，安静臥床や水分補給などで経過観察されるが，積極的な治療として硬膜外自己血注入（epidural autologous blood patch）が有効であるとされる。

> ### 診　断：低髄液圧症候群　spontaneous intracranial hypotension

■ 文　献

1) Schaltenbrand G：Normal and pathological physiology of the cerebrospinal fluid circulation. Lancet 1：805-808, 1953
2) Rando TA, Fishman RA：Spontaneous intracranial hypotension. Neurology 42：481-487, 1992
3) Tosaka M et al：Diffuse pachymeningeal hyperintensity and subdural effusion/hematoma detected by fluid-attenuated inversion recovery MR imaging in patients with spontaneous intracranial hypotension. AJNR Am J Neuroradiol 29：1164-1170, 2008
4) 高橋美和子ほか：低髄圧症候群の髄液漏出部位の診断に早期像を付加した脳槽シンチグラフィが有用であった 2 例. 臨床核医学 37：35-36, 2004

山砥茂也，古川又一，飯田悦史，松永尚文（54 巻 9 号，2009 より）

3 出生直後から無呼吸発作，チアノーゼが出現した

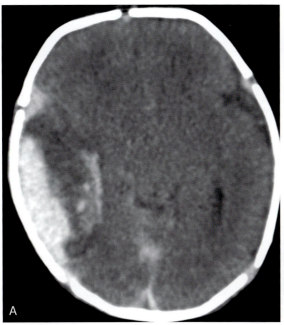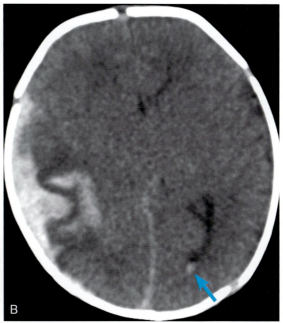

図1 頭部非造影CT（日齢2）

症例 症例は日齢2，男児。
主　訴 ▶ 無呼吸発作。
現病歴 ▶ 在胎38週1日に経腟分娩で出生した。出生時体重2,765g，アプガースコア9点（1分値）/9点（5分値）。在胎期間中，分娩経過とも異常なし。出生後から時々無呼吸発作とチアノーゼが出現した。前医で経過観察されていたが改善しないため，当院NICUへ搬送となった。
血液検査 ▶ WBC 14,900/μl，RBC 398×10⁴/μl，Hb 13.9 g/dl，Ht 40.4%，Plt 33×10⁴/μl，凝固系に異常なし。

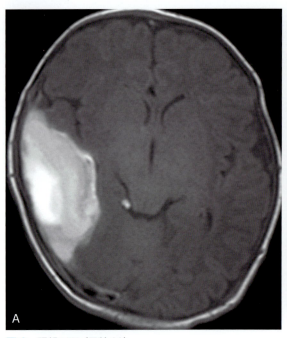
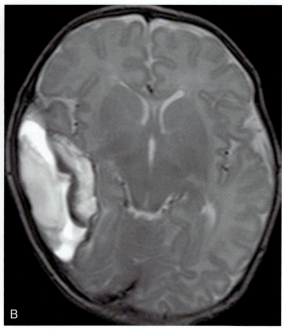

図2 頭部 MRI（日齢 23）
A：T1 強調像，B：T2 強調像

画像所見

　頭部非造影 CT（日齢 2，図 1）で右側頭葉実質内に高吸収域と低吸収域の混在する不整な病変を認める。高吸収域は実質内から脳表に達して広がっている。病変の腫瘤効果によって右側脳室は狭小化し，正中構造が左方に偏位している。左側脳室後角にも高吸収域が認められる（→）。

　頭部 MRI（日齢 23，図 2）で右側頭葉には T1 強調像（図 2A），T2 強調像（図 2B）とも不均一な高信号を呈する斑状病変が認められる。腫瘤効果は初回 CT（図 1）に比べて軽減している。

　頭部非造影 CT（日齢 59，図 3）で右側頭葉の病変は縮小し，不整な低吸収域に変化している。腫瘤効果も消失している。

経　過

　入院時の全身状態は良好で，神経学的異常はみられなかった。入院翌日から経口哺乳を開始したが問題なく，日齢 15 に施行した脳波や ABR（auditory brainstem response）に異常は認められなかった。日齢 25 に退院。

解　説

　初回の CT 所見から，右側頭葉の実質内出血とそれに随伴する浮腫と考えられる。出血は実質内から脳表，側脳室にも達していると思われる。日齢 23 に撮像された MRI は，亜急性期後期の血腫を示唆する所見であり，出血が周産期に生じたことが推測される。

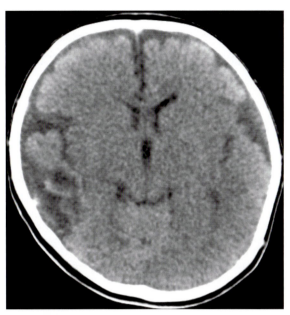

図 3　頭部非造影 CT（日齢 59）

　Huang らは，周産期に脳実質から脳表に広がる出血を生じた 7 例の正期産児をまとめ，spontaneous superficial parenchymal and leptomeningeal hemorrhage（SSPLH）という概念を報告している[1]。本症は，出血の原因となる基礎疾患や周産期異常がなく，出生児体重やアプガースコア（5 分値）が高い経腟分娩で出生した健常児に，生後 36 時間以内の無呼吸発作や痙攣で発症する，などの特徴を有する。出血は実質内から脳表に達する。脳表の出血は，新生児期には脳との接合が未熟な軟膜の下に貯留すると推測されているが，画像では硬膜下やくも膜下の出血と区別がつかない。側頭骨の縫合会合点に隣接する側頭葉に好発するため，発生機序として，分娩時に頭蓋に加わる外力による細静脈の損傷や圧排，閉塞が考えられている。

　本例は，健常の正期産児に無呼吸発作で発症していること，出血素因はなく，SSPLH の好発部位である側頭葉の実質内から脳表に広がる出血を CT で確認できたことから，SSPLH と考えられた。患児の全身状態が良好であったため保存的処置に留め，出血の増加がないことを確認して退院に至っている。その後の画像で血腫の吸収が確認され（図 3），生後 8 カ月時点の発達は正常である。

　これまで正期産児の頭蓋内出血は比較的まれで，周産期脳虚血や分娩外傷，出血素因，血管奇形など，何らかの原因を伴うことが多いといわれてきた。特に実質内出血と関連が深いのは生後 48 時間以内の血小板数で，$5×10^4/\mu l$ 以下の場合に出血の危険が高くなるとされている[2]。しかし近年の MRI の普及と撮像法の進歩などを背景に，基礎疾患を持たない無症候の正期産児であっても，出血の頻度が意外と高いことが報告されている[3]。出血は硬膜下に多いが，実質内やくも膜下にも認められる。こうした出血の大部分が経腟分娩で出生した児に発生していることから，SSPLH と同様に産道での頭蓋圧迫が原因と考えられている。一方，正期産児に発生した実質内出血の予後に関する検討によれば，小脳テント下に出血した例や，アプガースコア 5 分値が低い例で，死亡や脳性麻痺に移行する割合が高い[4]。つまり，テント上に好発し，ア

プガースコアの高い児にみられる SSPLH は，正期産児に生じる頭蓋内出血のうち，予後良好な一群を捉えている可能性がある。多くの症例は経過観察のみで生命や短期的な神経学的予後に問題がないため，本症と診断できれば過剰な処置を控えることが肝要だが，長期的な神経学的予後について不明な点も多く，今後の検討が必要である。

> **診　断**：脳実質から脳表・髄膜に広がる特発性出血
> spontaneous superficial parenchymal and leptomeningeal hemorrhage

■ 文　献

1) Huang AH, Robertson RL：Spontaneous superficial parenchymal and leptomeningeal hemorrhage in term neonates. AJNR Am J Neuroradiol 25：469-475, 2004
2) Jhawar BJ et al：Risk factors for intracranial hemorrhage among full-term infants：a case-control study. Neurosurgery 52：581-590, 2003
3) Looney CH et al：Intracranial hemorrhage in asymptomatic neonates：prevalence on MR images and relationship to obstetric and neonatal risk factors. Radiology 242：535-541, 2007
4) Brouwer AJ et al：Intracranial hemorrhage in full-term newborns：a hospital-based cohort study. Neuroradiology 52：567-576, 2010

小山雅司（56 巻 6 号，2011 より）

4 右上肢の運動障害，言語障害，頭痛，嘔吐をきたした

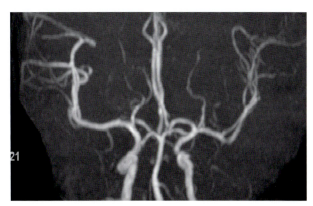

図1　第1病日のMRA

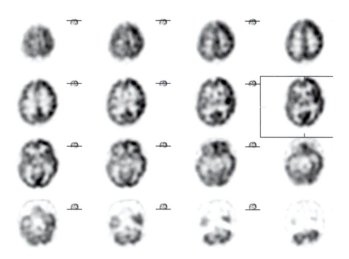

図2　第2病日の脳血流SPECT

★次頁にも画像所見（図3〜5）があります

症例	
	症例は10歳代，男性。
現病歴	▶ 食事中に食器が持てなくなり，呂律がまわらなくなった。頭痛と嘔吐もあったが，痙攣や意識障害はなかった。
既往歴	▶ 特記すべきものなし。
来院時身体所見	▶ 体温36.5℃。歩行において軽度のふらつきあり，右上肢の運動がやや低下している。精神遅滞はみられない。
家族歴	▶ 特記すべきものなし。
血液検査	▶ 特記すべき所見なし。
髄液検査	▶ 髄膜炎などを示唆する細胞増多の所見なし。

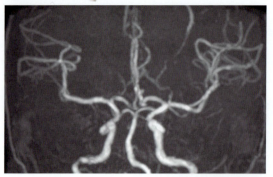

図3　第2病日のMRA

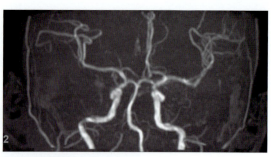

図4　第6病日のMRA

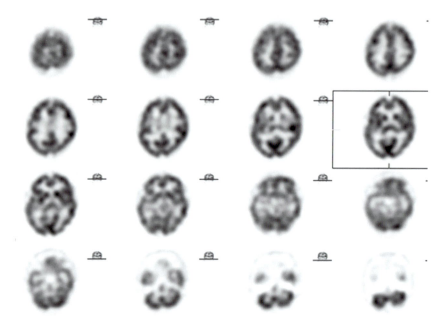

図5　第6病日の脳血流SPECT

画像所見

　第1病日のMRAでは脳底主幹部動脈に狭窄はなく（図1），左側の皮質枝の描出が対側よりも乏しかった。第2病日に施行された血流SPECTでは左大脳半球の皮質血流の増加を認め（図2），この所見は内頸動脈系と椎骨脳底動脈系の双方においてみられた。同日のMRAでは前日とは逆に左側の皮質枝は拡張し，SPECTでみられた血流増加所見と一致している（図3）。第6病日のMRAでは引き続き左側の血管拡張所見はみられるものの（図4），第2病日よりは目立たなくなっており，同日の血流SPECTでもわずかな血流増加がみられるものの，その程度は第2病日よりも目立たなくなっている（図5）。上記すべての検査において拡散強調像を含めてMRIでは特に異常所見はなかった（画像提示なし）。

経　過

　症状，画像所見と家族歴がないことから弧発性の片麻痺性片頭痛が考えられ，ペリアクチンの経口投与により外来で経過観察されている。この間1度，軽い脱力発作をおこしている。

解　説

　前兆が起こる片頭痛のなかで，失語，脱力といった可逆性の運動麻痺をともなうものが片麻痺性片頭痛（hemiplegic migraine）で[1]，主として若年者に発症する。診断基準には2度以上の発作の反復が含まれるが，本例では外来経過観察中に同様の発作を認めたことから該当する。家族性と弧発性とがあり，本例では明らかな家族歴がないことから，弧発性であると考えられた。この前兆や随伴症状は脳血管が攣縮することが関与していると考えられているが，本例のMRA所見はこれに矛盾しない。

　若年者に発症し，症状が類似することからしばしばてんかんと誤診されるが，治療法が異なることから鑑別は重要である。我々は類似症例を3例ほど経験しているが，共通してみられた画像上の特徴としては，（1）MRIで脳実質に異常を認めない，（2）MRAで脳底主幹部動脈に狭窄がない，（3）MRAにおいて日単位で変動する皮質枝の攣縮，拡張，正常化がみられる，（4）脳血流SPECTにおいても血流低下，血流増加，正常化といった日単位での変動がみられる，（5）SPECTでの血流異常は内頸動脈系，椎骨脳底動脈系の双方にわたる，が挙げられる[2]。画像診断上のポイントとしては，相対的な画像表示で診断する脳血流SPECTにおいては健側と病側の判断が困難で，読影には症状やMRA所見との対比が必要であること，数日以内に複数回のMRAを施行して経時変化を評価することが診断に有用であることが考えられた。

診　断：片麻痺性片頭痛　hemiplegic migrain

■文　献
1) The International Classification of Headache Disorders; 2nd Edition. Cephalalgia 24(Suppl 1)：9-160, 2004
2) 橋本順ほか：hemiplegic migraine における脳血流の経時変化. 核医学 47：381，2010

橋本　順，橋田和靖，川田秀一，今井　裕（56巻13号，2011より）

5 海外（ガーナ）旅行から帰国9日後より発熱，関節痛が出現し，抗生剤投与を受けるも，40℃台の発熱と意識障害のため救急搬送された

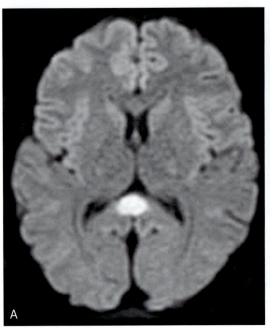
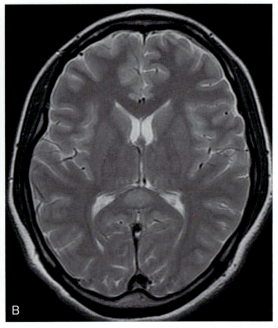

図1　入院第1日の頭部MRI
A：拡散強調像，B：T2強調像

★次頁にも画像所見（図2，3）があります

症例

症例は20歳，女性。

現病歴　海外（ガーナ）旅行より帰国9日後より発熱，関節痛が出現した。近医で抗生剤治療を受けたが症状が悪化，40℃台の発熱と意識障害のために救急搬送された。

既往歴　特記すべきものなし。

来院時身体所見　体温40.1℃，BP 106/61，HR 100/分，意識レベル GCS：E3V5M6，JCS：Ⅱ-10。

家族歴　特記すべきものなし。

血液検査　AST 68, ALT 45, γ-GT 27, ALP 83, T-Bil 1.7, D-Bil 0.5, LDH 743, Hb 11.3, WBC 3.8, Plt 1.2, CRP 10.3, Na 129, K 3.9, Cl 95, PT (sec) 13.8, PT (%) 69.3, INR 1.19, APTT (sec) 46.5, APTT (%) 49.4, FIB 97, FDP 289.7, FDP-DD 112.6。

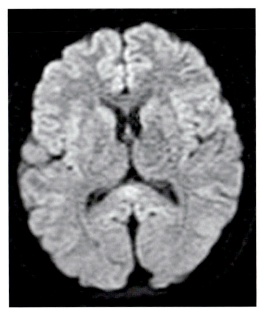

図2 入院第6日の頭部MRI（拡散強調像）

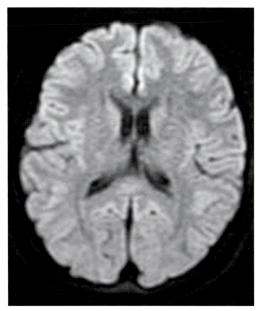

図3 入院第13日の頭部MRI（拡散強調像）

画像所見

　入院初日の非造影腹部CTでは肝脾腫を認めたが，膿瘍や腹水は認めない（非提示）。同日の頭部MRI拡散強調像（図1A），T2強調像（図1B）では脳梁膨大部に高信号域を認める。T1強調像では同部位にわずかな信号低下を認めた（非提示）。入院第6日（図2）と13日（図3）の頭部MRI・拡散強調像では徐々に異常信号が減弱しているのがわかる。T1およびT2強調像でも同様に所見が改善していった（非提示）。

経　　過

　海外渡航歴，血液検査で肝障害，LDHの上昇，血小板の減少，肝脾腫もあったので，マラリアの感染が疑われた。末梢血液の塗抹ギムザ染色の観察で熱帯熱マラリア原虫を認め，マラリア感染と診断された。意識レベルの低下や頭部MRI所見よりマラリア脳症の合併と診断された。併発DICの治療を行いつつ，抗マラリア薬を投与したところ入院7日で解熱した。解熱後も意識障害は遷延傾向だったが，頭部MRI所見の改善と併せて症状改善した。

解　　説

　マラリアはハマダラカに伝播される熱性疾患で，全世界の熱帯・亜熱帯に広く分布する。罹患患者数は年間3〜5億人，死亡例は150〜270万人におよぶと推定されている[1]。日本国内での流行は終息しているが，輸入感染症として年間数十例が報告されている[2]。数種類のマラリアの内，熱帯熱マラリアが多臓器に障害が及んで最も重篤になりやすい。マラリア脳症は致死的な合併症の1つで，2％程度の患者に発症する[3]。しかし，全身管理と抗マラリア薬の適切な治療で治癒も期待される。マラリア脳症の原因は結論に達していないが，感染赤血球が血管内

皮に接着して小血管内の血流を阻害することやサイトカインの作用が複合して関与すると予測されている[4]。マラリア血症患者の深昏睡状態で低血糖などの関与が否定されるとマラリア脳症と診断可能である[5]。

　CT での病巣検出率は低いが，MRI では脳室周囲白質，脳梁，皮質下や視床に T2 強調像や FLAIR で高信号がみられる[6][7]。脳梁では膨大部病変の頻度が高い[6][7]が，より広範囲なこともある[8]。T1 強調像で高信号や造影効果がみられて出血性梗塞の診断になる例もある[6]が，拡散強調像で拡散係数低下がないことより細胞性浮腫に陥っていないと考えられる例もある[7]。そのほか central pontine myelinolysis, posterior reversible encephalopathy（PRES）の報告もある[5][8][9]。MRI で経過をみた例では 5 カ月後に神経学的異常が消失したにもかかわらず異常所見が残った例[6]がある一方，症状が継続しても MRI 異常所見が消失した例[10]など様々である。また，postmalaria neurological syndrome（PMNS）は 1996 年に最初に使用された用語で，マラリア脳症とは区別される[11][12]。これは，マラリア回復後数週（平均 4 週，最大 9 週）後におこる神経異常をきたす状態で急性散在性脳脊髄炎（acute disseminated encephalomyelitis：ADEM）に類似した状態と推察されている[11][12]。

診　断：マラリア脳症　cerebral malaria

■ 文　献

1) 蟹江佳穂子ほか：熱帯熱マラリア急性期に視神経炎を合併した 1 例．あたらしい眼科 19：822，2002
2) 国立感染症研究所・感染症情報センター・感染症発生動向調査週報
　（http://idsc.nih.go.jp/disease/malaria/2010week38.html）
3) Sakai O et al：Diffusion-weighted imaging of cerebral malaria. J Neuroimaging 15：278, 2005
4) Looareesuwan S et al：Cerebral malaria：a new way forward with magnetic resonance imaging（MRI）. Am J Trop Med Hyg 81：545, 2009
5) Lacout A et al：Posterior reversible encephalopathy syndrome in neuro-malaria. Indian J Radiol Imaging 20：198, 2010
6) Cordoliani YS et al：MR of cerebral malaria. AJNR Am J Neuroradiol 19：871, 1998
7) Yadav Pet al：Magnetic resonance features of cerebral malaria. Acta Radiol 49：566, 2008
8) Kampfl AW et al：Isolated pontine lesion in algid cerebral malaria：clinical features, management, and magnetic resonance imaging findings. Am J Trop Med Hyg 48：818, 1993.
9) Das CJ et al：Central pontine myelinolysis in a case of cerebral malaria. Br J Radiol 80：e293, 2007
10) Hantson P et al：Reversible splenial lesion syndrome in cerebral malaria. J Neuroradiol 37：243, 2010
11) Mohsen AH et al：Postmalaria neurological syndrome：a case of acute disseminated encephalomyelitis? J Neurol Neurosurg Psychiatry 68：388, 2000
12) Mani S et al：Acute disseminated encephalomyelitis after mixed malaria infection（Plasmodium falciparum and Plasmodium vivax）with MRI closely simulating multiple sclerosis. Neurologist 17：276, 2011

久保田敬，仰木健太，青山信隆，鈴木裕介，片岡優子，宮武加苗，田所導子，小川恭弘（57 巻 8 号，2012 より）

6　5年前から緩徐な進行性右下肢痛が背部へも広がり，1年前からふらつき，ふるえ，動作緩慢，小声が生じ，8カ月前に転倒，6カ月前から症状が急激に悪化した

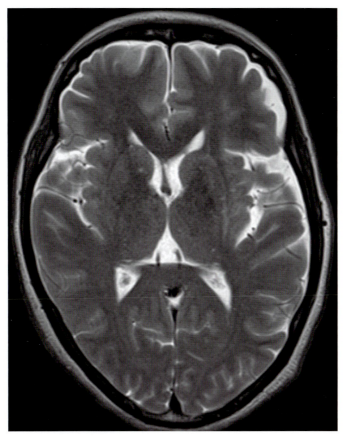

図1　MRI（T2強調像）

★次頁にも画像所見（図2，3）があります

症例

症例は53歳，女性。

主　訴　▶ 右下肢・背部痛，全身倦怠感，ふらつき。

現病歴　▶ 5年前より右下肢の疼痛を自覚。徐々に進行していき，2年前には疼痛は背部へと拡大した。1年半前からは，ふらつきやふるえが生じるようになり，1年前からは動作緩慢・しゃべりにくさ（小声）が生じるようになった。8カ月前にはふらついて転倒し，右大腿骨頸部骨折を来した。6カ月前から症状が急激に悪化した。

家族歴　▶ 母　精神病（詳細不明）。

生活歴　▶ 喫煙歴・飲酒歴・薬物アレルギー歴；なし。

神経学的所見　▶ ①安静時・姿勢時・動作時振戦　②右上下肢固縮　③右優位の協調運動障害　④自律神経障害（起立性低血圧，直腸膀胱障害）。

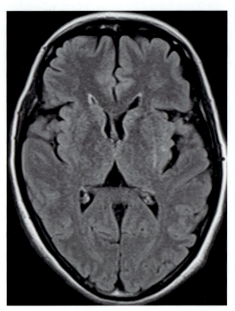

図2　FLAIR

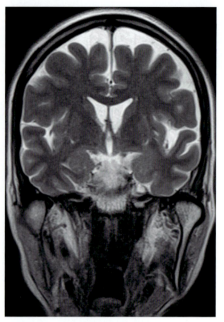

図3　MRI（T2強調像，冠状断像）

画像所見

MRIではT2強調像（図1），FLAIR（図2）にて左被殻外側部に線状の高信号域を認め，萎縮もあり直線化している．T2強調冠状断像（図3）でも左被殻外側部の高信号域，萎縮を確認できる．

経　　過

1) 孤発性，進行性，30歳以上の発症で，2) 自律神経障害（CVR-R低下，起立性低血圧，排尿障害），3) レボドパ反応不良性のParkinson症状，の3点が経過で確認された．支持所見として，運動症状発現3年以内の姿勢反射障害，MRIでの被殻萎縮がみられ，多系統萎縮症のほぼ確実例の診断基準[1]を満たした．

解　　説

多系統萎縮症（multiple system atrophy：MSA）とは40〜60歳代に発症し，錐体路，錐体外路，小脳，自律神経に広範かつ多彩な変性を示す疾患群であり，いずれも乏突起細胞内に嗜銀性封入体を有する．以前はShy-Drager症候群，線条体黒質変性症，オリーブ橋小脳萎縮症に分類されていたが，最近ではパーキンソニズムが主体のものをMSA-P，小脳失調が主体のものをMSA-Cと分類する．この2者の割合はMSA-Cが67％，MSA-Pが33％とされる[2]．Shy-Drager症候群は非常にまれである．神経学的な鑑別診断はレビー小体型認知症，進行性核上性麻痺，Parkinson病などが挙がるが，なかでもMSA-PとParkinson病との鑑別は臨床的に難しく，European MSA Study GroupがRed Flagsとして鑑別点を列挙している[3]．

MSA-Pの画像所見として特徴的なのは，T2強調像での被殻の低信号化，被殻外側部の線状

高信号，被殻の萎縮[4] であり，MSA-P を疑うべき所見といえる。被殻外側部の線状高信号域を来す疾患としては鑑別はあまりないが，すぐ外側の外包の高信号化は CADASIL や Binswanger 病などでみられる。被殻の萎縮を来す疾患として，Huntington 舞踏病が挙がるが，尾状核の萎縮が主となる。臨床的に鑑別のし難い Parkinson 病でも軽度ではあるが，被殻の低信号，外側辺縁の線状高信号はみられるとされ，鑑別に苦慮するが，被殻の萎縮はみられないと報告されている[4]。また MSA-C では被殻の萎縮はみられなかったと報告されている。MSA-C に特徴的とされる hot cross bun sign（橋の十字サイン）は，MSA-P でもみられる。またこの症例ではみられなかったが，T1 強調像での高信号が有意に Parkinson 病との鑑別に有用であるとの報告[5] もある。

　神経学的所見からは，Parkinson 病が鑑別疾患として挙がるが，T2 強調像での被殻の萎縮，外側辺縁の線状高信号域が MSA-P に特徴的である。

診　断：パーキンソン型多系統萎縮症
Parkinsonian variant of multiple system atrophy

■ 文　献

1) Gilman S et al：Second consensus statement on the diagnosis of multiple system atrophy. Neurology 71：670-676, 2008
2) Watanabe H et al：Progression and prognosis in multiple system atrophy. An analysis of 230 Japanese patients. Brain 125：1070-1083, 2002
3) Köllensperger M et al：Red flags for multiple system atrophy. Mov Disord 23：1093-1099, 2008
4) Bhattacharya K et al：Brain magnetic resonance imaging in multiple-system atrophy and Parkinson disease. Arch Neurol 59：835-842, 2002
5) Ito S et al：Putaminal hyperintensity on T1-weighted MR imaging in patients with the Parkinson variant of multiple system atrophy. AJNR Am J Neuroradiol 30：689-692, 2009

柏木淳之，森　宣（57 巻 9 号，2012 より）

7 嘔吐，下痢，傾眠傾向，体幹動揺や顔面・四肢の振戦，頭部 MRI で異常の見られた乳幼児

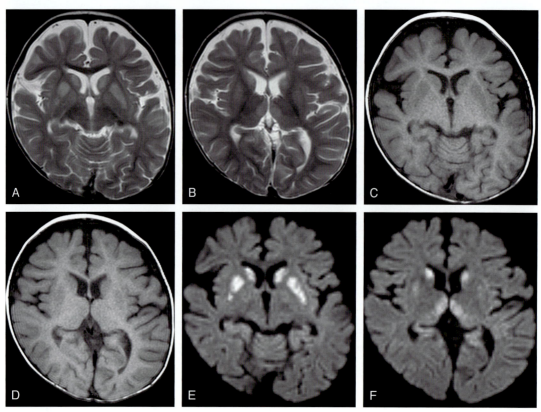

図1 MRI
A，B：T2 強調像，C，D：T1 強調像，E，F：拡散強調像

症例

症例は 11 カ月，女児。

主　訴 ▶ 嘔吐，下痢。

現病歴 ▶ 約 1 カ月前から嘔吐が出現。近医で点滴治療を受け，回数は減ったが続いていた。水様性下痢を認めるようになり，それまで可能だった伝え歩きができなくなった。

出生歴 ▶ 在胎 39 週 1 日，3,085 g で出生。周産期異常なし。発達は正常。

現　症 ▶ 体温 37.5℃。ややぐったりし，眼球陥凹や皮膚ツルゴール低下を認める。

血液検査 ▶ WBC 8,200/μl，RBC 386×104/μl，Hb 10.4 g/dl，Ht 33.0%，血小板 40.4×104/μl，CRP 0.5 mg/dl，乳酸 42.9 mg/dl（3.7〜16.3），ピルビン酸 2.08 mg/dl（0.3〜0.9）。（　）内は基準値。

入院後経過 ▶ 嘔吐，下痢による脱水と判断し，補液が開始された。嘔吐の回数は減少したが，傾眠傾向が出現し，体幹動揺や顔面・四肢の振戦を認めるようになった。

画像所見

頭部単純 CT（非提示）では，有意な異常は認められなかった。

MRI（図1）の T2 強調像（図1A, B），FLAIR 像（非提示）では，両側尾状核頭部，被殻，視床内側部の信号が対称性に上昇し，T1 強調像（図1C, D）では軽度に低下している。これらの領域は拡散強調像（図1E, F）で高信号，ADC map（非提示）で低信号を呈し，拡散低下が示唆される。

経　　過

入院時の採血によって血中ビタミン B1 の低値（7 ng/ml，正常値：20〜50）が判明し，小児 Wernicke 脳症と診断された。詳しい病歴聴取によって，患児が生後7カ月頃から乳児用イオン飲料を好み，1日に約1L 程度を飲み続けていたことが判明した。ビタミン B1 が補充され，症状と画像所見の改善が認められた。

解　　説

Wernicke 脳症は，ビタミン B1（thiamine）の欠乏によって生じる急性脳症である。ビタミン B1 は十二指腸で吸収され，活性型（thiamine pyrophosphate）に変換された後に，糖質や脂質の代謝，神経伝達物質の産生，酸化ストレスに対する防御などに関与する[1]。糖代謝経路では解糖系・TCA 回路に必要な補酵素として働くため，欠乏によって ATP 産生が低下し，エネルギーが不足する。その結果，アスロトロサイトの機能障害やアシドーシスを生じ，神経細胞壊死などの不可逆的障害に至る[1]。Wernicke 脳症はビタミン B1 の補充によって治療できるが，初期対応を誤ると後遺障害や致死的予後につながることもある。早期診断とビタミン B1 の十分な補充が重要で，そのためには本症の原因や症状，画像所見を知っておく必要がある。

ビタミン B1 欠乏のおもな原因は摂取不足である。ビタミン B1 の体内貯蔵量はおよそ18日分といわれ，3週間を超える補充不足によって血中濃度が低下する[1]。成人例の多くはアルコール中毒に伴う栄養障害や胃腸管切除後，妊娠悪阻，中心静脈栄養などと関連するのに対し，小児の場合は白血病治療や拒食症，過度の偏食が原因になることが多い。なかでも本邦に特徴的といわれる要因が，本例にみられた乳児用イオン飲料の過剰摂取とアトピー性疾患に対する厳格な食事制限である。前者は下痢などの際に勧められたイオン飲料を，回復後も大量に飲み続けている例が多く，離乳完了前後の乳児期後半から幼児期前半に好発する。食事制限は，患児に対してだけでなくアトピー性疾患を有する母親に対する制限が母乳栄養児のビタミン B1 不足につながる場合もある[2]。いずれも保護者には栄養不足の認識がなく，食生活に関して医師が気をつけて聴き出さないと誤診や治療の遅れにつながることになる。

Wernicke 脳症の古典的三徴は，意識障害，眼球運動障害，失調だが，これらが当初から揃うことはむしろ少ない。しかも小児の場合，嘔吐や下痢で発症する例が多く，しばしば急性胃腸炎と誤診される。脱水に対する補液によって糖が負荷されると，ビタミン B1 の不足が増長されて痙攣や意識障害を引き起こす。また感染の合併などによるエネルギー需要の増大が，症状の顕在化や悪化を招くことになる。

本症の画像所見は病変の性状と部位に特徴がある。CTでは病変部の吸収値が低下するが，検出感度は低い。MRIの有用性が高く，急性期の病変はT1強調像で低信号，T2強調像やFLAIR像で高信号に描出される。エネルギー不足に伴う細胞性浮腫や血液脳関門の障害によって，拡散低下や造影増強効果を認める場合もある。成人の典型例ではこうした異常が中脳水道周囲や第四脳室底，視床内側や乳頭体に分布する。小児例の病変も性状は同じだが部位に差違がみられる。小児例では視床内側の病変は症例の70％にみられ，中脳水道周囲や乳頭体に異常を認めるのは約半数である。30〜40％の症例に両側被殻や尾状核に異常を認め，20〜30％では前頭葉を中心とする皮質や白質のT2信号がびまん性に上昇する[3)4)]。

両側線条体病変は，乳幼児期の同部位がエネルギー不足の影響を受けやすいために生じると考えられており，Wernicke脳症以外にもエネルギー障害に関連する多様な代謝疾患で同様な所見を呈する。なかでもピルビン酸代謝異常によるLeigh脳症は，画像所見に加えて症状や血液所見（乳酸，ピルビン酸の上昇）が小児Wernicke脳症と類似するため，鑑別には食生活の評価やビタミンB1測定が不可欠である。

乳児用イオン飲料や食事療法は小児の健康維持に有益な手段であるが，適切さを欠くことで新たな疾患を引き起こす危険を，保護者と医師の双方が認識することが大切である。

診　断：小児ウェルニッケ脳症　pediatric Wernicke encephalopathy

■文　献
1) Sechi G, Serra A：Wernicke's encephalopathy：new clinical settings and recent advances in diagnosis and management. Lancet Neurol 6：442-455, 2007
2) Saeki K et al：Thiamine-deficient encephalopathy due to excessive intake of isotonic drink or overstrict diet therapy in Japanese children. Brain Dev 32：556-563, 2010
3) Zuccoli G et al：Neuroimaging finding in pediatric Wernicke encephalopathy：a review. Neuroradiology 52：523-529, 2010
4) Kornreich L et al：Thiamine deficiency in infants：MR findings in the brain. AJNR Am J Neuroradiol 26：1668-1674, 2005

小山雅司，塩田　勉（58巻3号，2013より）

8 緊急帝王切開で出生後，活気不良，酸素飽和度低下で緊急搬送された新生児

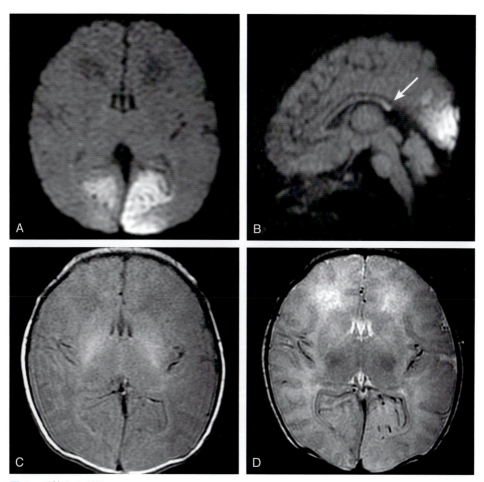

図1 日齢3のMRI
A：拡散強調（横断像），B：拡散強調（矢状断像），C：T1強調（横断像），D：T2強調（横断像）

★次頁にも画像所見（図2）があります

症例
症例は日齢2，男児。
主　　訴 ▶ 活気不良。
現 病 歴 ▶ 在胎41週0日に遅発性徐脈のため，緊急帝王切開で出生（前医）。出生時体重2,480g（SGA：small for gestational age），Apgar score 10/10点（1分値/5分値）。日齢1から哺乳が緩慢となり，日齢2の深夜には哺乳ができなくなった。活気不良と酸素飽和度の低下（85％）を認めたため，当院小児科に児搬送が要請された。
家 族 歴 ▶ 特記事項なし。

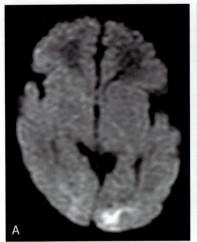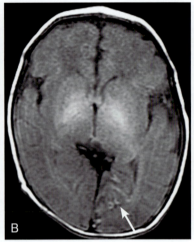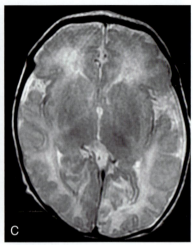

図2　日齢 10 の MRI
　　A：拡散強調横断像，B：T1 強調横断像，C：T2 強調横断像

画像所見

　初回（日齢 3）MRI（拡散強調像，図 1）では，両側後頭葉の皮質と皮質下白質に左側優位の高信号域を認める。脳梁膨大部の信号も軽度上昇している（図 1B ⇒）。ADC map ではこれらの領域の信号は低下していた（未呈示）。T1 強調像（図 1C）や T2 強調像（図 1D）では，左後頭葉における皮髄境界が不明瞭化している。

　日齢 10 の MRI（図 2）では初回時の拡散強調像で認められた後頭葉の高信号域は縮小し，皮質下白質主体の分布となっている。T1 強調像では，左後頭葉の皮質に沿った線状高信号域を認める（図 2B ⇒）。

経　　過

　前医では血糖の低値（21 mg/dl）が認められたため，経鼻胃管から 5％糖液が注入された。さらに当院小児科医が糖液を静注し，搬送となった。

　入院時の体重は 2,252 g，酸素飽和度 95％，心拍 150/分，血糖 27 mg/dl，インスリン 13.9 μU/ml（3.1〜17.0），遊離脂肪酸 378 μEq/L（140〜850），総ケトン体 18 μmol/L（0〜130）。（　）内は基準値。

　入院後，糖液の追加補充とステロイド投与が行われ，50 mg/dl 以上の血糖を維持できるようになった。入院時の脳波で発作波がみられたため，日齢 3 に初回の頭部 MRI が撮像された。

解　　説

　新生児の血糖値は生理的に低く不安定で，低血糖は新生児が遭遇することの多い病態の一つである。低血糖に対する明確な定義はないが，最近では出生体重や日齢によらず，全血で 40 mg/dl 未満であれば治療の対象と考えられている[1]。出生とともに臍帯を通じて供給されていたグルコースが途絶し，児の血糖は急激に低下する。これに対応して肝や筋に蓄積されているグリ

コーゲンの分解や糖新生，脂肪代謝によるケトン体の産生が始まり，エネルギー源として使用される。こうした反応の背景にはインスリンやグルカゴン，カテコラミン，ステロイド，成長ホルモンなどが関与し，とりわけインスリンの分泌抑制が重要な役割を果たす。新生児低血糖を生じる病因として，仮死や感染などによるエネルギー需要の増大，早産や低体重に伴うグリコーゲン不足，代謝やホルモン異常による糖新生や脂肪代謝の障害，母体の糖尿病や児の腫瘍などによるインスリン過剰状態が挙げられる。

本例はSGA児であったが，仮死や感染はみられず，糖尿病母体児でもない。低血糖にもかかわらずインスリンの低下がなく，一過性高インスリン血症と考えられている。甲状腺機能の低下も後に判明し，低血糖の一因になっていたと思われる。

脳は低血糖の影響を受けやすい臓器である。低血糖に陥った児は，活気不良や哺乳障害，嗜眠，呼吸異常，チアノーゼ，痙攣など様々な症状を呈する。脳障害予防の観点から早期発見と治療が重要で，低血糖の可能性を常に疑い，血糖を測定することが求められる。血糖値を50 mg/dl以上に維持することが推奨されるが，脳障害の発症には血糖値自体よりも，脳血流や脳内での糖利用状況，低酸素や高ビリルビン血症の有無，低血糖への曝露時間などが重要視されている[2]。

低血糖脳症の画像評価にはMRIが有用である。所見は経時的に変化し，急性期には皮質と皮質下白質の拡散低下が認められる[2][3]。T1強調像やT2強調像では，障害部位の皮質と白質の境界が不明瞭化する（missing cortex sign）。病変は頭頂後頭葉に好発するが，その理由は明らかではなく，脳梁膨大部や線条体，内包後脚に病変を認める例も少なくない[4]。亜急性期には，拡散の低下が皮質下白質主体となる。この時期の皮質に認められるT1強調像で高信号を呈する線状域は，皮質内壊死と考えられている。慢性期になると障害部位は萎縮し，瘢痕回や嚢胞状脳軟化に至る[2]。

主な後遺障害は痙攣と視力障害，精神運動発達遅延である。MRIによる病変の大きさや障害程度が神経学的予後と相関し，拡散強調像の異常信号域が障害範囲を示すといわれている[3][4]。

診　断：新生児低血糖脳症　neonatal hypoglycemic encephalopathy

■ **文　献**

1) Karimzadeh P et al：Hypoglycemia-occipital syndrome：a specific neurologic syndrome following neonatal hypoglycemia？ J Child Neurol 26：152-159, 2011

2) Schwartz ES, Barkovich AJ：Neonatal hypoglycemia, (in) Barkovich AJ, Raybaud C ed：Pediatric neuroimaging. p310-312, Lippincott Williams & Wilkins, Philadelphia, 2012

3) Kim SY et al：Neonatal hypoglycemic encephalopathy：diffusion-weighted imaging and proton MR spectroscopy. Pediatr Radiol 36：144-148, 2006

4) Burns CM et al：Patterns of cerebral injury and neurodevelopmental outcomes after symptomatic neonatal hypoglycemia. Pediatrics 122：65-74, 2008

小山雅司（58巻12号，2013より）

9 術後繰り返す菌血症に対しメトロニダゾールが投与され，歩行困難，右顔面神経麻痺，構音障害，意識レベル低下をきたした

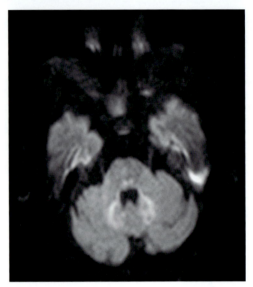

図1 MRI（小脳歯状核レベル，拡散強調像）

★次頁にも画像所見（図2）があります

症例

症例は80歳代，男性。

主　訴 ▶ 意識障害，構音障害。

現病歴 ▶ 認知症，閉塞性動脈硬化症，大動脈弁狭窄症置換術後，腹部大動脈瘤Y-graft置換術後，感染性心内膜症で通院中であった。繰り返す菌血症に対してX年3月よりメトロニダゾール内服加療が導入された。X年4月末に退院した。退院時点でのADLは認知症があるものの，自転車を押しながらの自力歩行が可能な程度であったが，徐々に食事摂取量の低下，自力歩行の困難が出現した。X年5月14日，右顔面麻痺と構音障害がみられたことからTIAが疑われ，緊急入院した。TIAまたは微小脳幹部梗塞が疑われ加療が行われたが，入院第9病日に意識レベルの低下が出現し，再度MRIが撮影された。

既往歴 ▶ 認知症，閉塞性動脈硬化症，大動脈弁狭窄症置換術後，腹部大動脈瘤Y-graft置換術後，感染性心内膜症。

入院時神経所見 ▶ 視野：失明/異常なし，対光反射：なし/迅速，眼瞼下垂：なし/なし，眼球運動：saccadic/平滑，複視：なし/なし。腱反射異常なし。病的反射なし。運動系異常なし。感覚系：右上肢痺れと膝以遠の痺れあり。膝踵試験：動揺/正常，位置覚異常なし。指鼻指試験異常なし。

血液検査所見 ▶ 特記すべき所見なし。

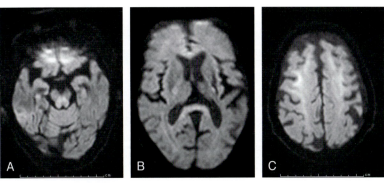

図2　MRI（拡散強調像）
　　　A：中脳レベル，B：脳梁レベル，C：半卵円中心レベル

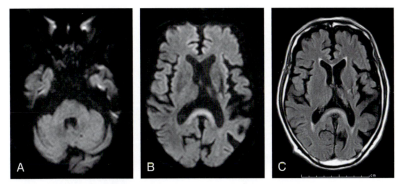

図3　フォローアップ MRI
　　　A：拡散強調像（小脳歯状核レベル），B：拡散強調像（脳梁レベル），
　　　C：FLAIR（脳梁レベル）

画像所見

頭部単純 MRI（入院第 9 病日）で脳実質のびまん性の萎縮を認めた。大脳白質，脳梁，中脳，歯状核に左右対称性の高信号域がみられる。ADC map で拡散制限はみとめられない（図1, 2）。FLAIR 法でも高信号を呈していた（非提示）。

経　過

画像所見よりメトロニダゾール脳症が疑われ，X 年 5 月 26 日内服を中止した。徐々に意識状態が改善した。フォローアップ時 MRI では異常信号の残存がみられたが，意識レベルは改善。休薬 8 日目には，左顔面下半麻痺が残存するものの，従命と両上肢の拳上が可能になるまで神経症状の回復がみられた。休薬後，フォローアップ MRI では脳梁部の異常信号が残存したが，歯状核や中脳の異常信号は改善がみられた（図3）。

解　説

メトロニダゾールは抗生物質であり，長く腟トリコモナス症の治療薬として用いられてきた。その後ヘリコバクターピロリ菌の除菌にも保険適用が拡大され，2012 年の公知申請以降，現在ではアメーバ赤痢，偽膜性腸炎や嫌気性菌に対する治療，肝膿瘍など広く治療に用いられるよ

うになってきている。

　中枢神経系の合併症，副作用としては小脳失調症状，脳症が知られており，構音障害，歩行障害，四肢の筋力低下，昏迷などの症状を呈することがある。使用量が1.5～2mg/dayを超えると末梢神経障害や小脳症状が出現するとされているが，文献上の累積投与量はさまざまであり，発症機序もいまだに不明な点が多い。

　メトロニダゾール脳症に関しては古くから報告があるが，画像所見は1995年にAhmedらによってはじめて報告された。診断にはMRIが有用で，T2強調像，拡散強調像，FLAIR法での高信号がみられる。T2強調像では高信号を呈し，造影効果を認めない。ADC値は低下を認める例と認めない例がある。現在までに複数の報告があるが，歯状核が最も多い病変でありほぼ全例に報告される。そのほか，中脳被蓋，赤核，中脳水道周囲，橋背側，延髄背側，脳梁病変の報告がある。小脳歯状核，赤核，橋背側，延髄病変は左右対称なことが多く，歯状核と下丘の高信号が特徴的ともされる。

　脳梁病変は全例にみられるものではないが，脳梁病変があるときには膨大部が必ず含まれる。中脳病変は中脳蓋が最も多く，ほかに中脳被蓋，赤核と続く。薬剤中止により，ほとんどの病変は可逆性に消失する。

　小脳歯状核に異常信号を呈する疾患の鑑別は多岐にわたるが，鑑別すべき疾患として，Wernicke脳症がある。Wernicke脳症はメトロニダゾールを使用する症例は消化管疾患が多いため，急性および慢性のビタミンB_1の吸収不全をきたしやすく，肝障害を伴うとビタミンB_1不足が悪化する。MIEもWernicke症ともにビタミンB_1の不足をきたす点から，類似点が多いのではないかという推察もある。両者の鑑別点として，Wernicke脳症では視床内側部，乳頭体，ロランド領域（中心前回および中心後回）の皮質のいずれか一つには病変があるとされる。

　中枢神経系以外には，最近では重篤な副作用として出血性大腸炎も報告されており，メトロニダゾールの保険適用の拡大とともに合併症への遭遇率も上昇すると考えられる。メトロニダゾール脳症に関しては特徴的病変分布から画像診断は比較的容易であり，鑑別として本症を上げて治療歴や内服歴を確認することが重要である。

診　断：メトロニダゾール脳症　metronidazol-induced encephalopathy

■ 文　献
1）佐藤志千帆ほか：メトロニダゾール脳症の1例．臨放58：1369-1373，2013
2）柳下章：神経内科疾患の画像診断．学研メディカル秀潤社，東京，2011
3）Kim E et al：MR imaging of metronidazole-induced encephalopathy：lesion distribution and diffusion-weighted imaging findings. AJNR Am J Neuroradiol 28：1652-1658, 2007
4）高橋昭喜：中毒性疾患，高橋昭喜編：脳MRI2　代謝・脱髄・変性・外傷・他．第1版．p290，秀潤社，東京，2008

八木奈緒美　波多野久美　ベル望美　村上幸三　後閑武彦（60巻4号，2015より）

10 左内斜視，左視力低下，左視神経萎縮が出現し，頭部 MRI 検査で異常が認められた 4 歳，男児

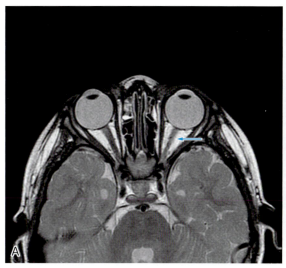 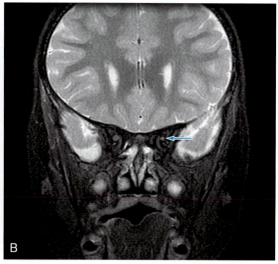

図1 MRI
A：眼窩部（T2 強調，横断像），B：脂肪抑制 T2 強調（冠状断像）

★次頁にも画像所見（図2）があります

症例

症例は 4 歳，男児。
主　訴 ▶ 左内斜視，視力低下。
経　過 ▶ 妊娠分娩歴に特記所見はなし。左内斜視を主訴に当院眼科へ受診された。眼科診察上，左視力低下・左視神経萎縮がみられたため，眼窩内・頭蓋内病変の検索目的で頭部 MRI 検査を施行された。
血液検査 ▶ 異常所見なし。

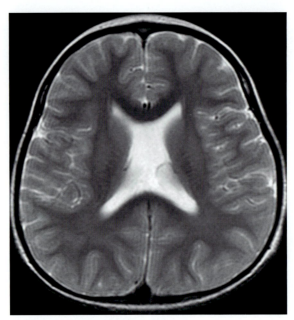

図2 全脳 MRI（T2 強調，横断像）

画像所見

　左視神経は視交叉よりも前方にて強い萎縮を認める（図1A→）。脂肪抑制 T2 強調像冠状断像にて，左視神経は右に比べて軽度信号上昇を呈する（図1B→）。頭蓋内においては，透明中隔の欠損あるいは形成不全がみられる（図2）。MRI 上は下垂体の形態・サイズは正常で，異常信号域は認められない。皮質形成異常は認められない。また，眼窩内に明らかな異常所見は認められない。

　視神経の萎縮と透明中隔欠損/低形成を伴っており，septo-optic dysplasia と考えられた。

経　　過

　左内斜視，左視力低下については，現在も当院眼科で経過観察されている。気管支喘息，アトピー性皮膚炎を合併しているのみで，下垂体機能低下はみられていない。

解　　説

　septo-optic dysplasia（SOD，中隔視神経異形成症）は，1956 年に de Morsier が視神経低形成と透明中隔欠損を合併した36例を症候群として最初に報告した。ついで下垂体機能異常との関連がわかり，視神経異常，透明中隔欠損，下垂体機能異常が SOD の 3 徴とされた。これらの 3 徴がすべてそろうのは 30％未満で，下垂体機能低下を起こすものが 62％，透明中隔欠損を起こすものが 60％とされる。下垂体機能低下は新生児期を過ぎてから初発症状として見つかることもある。75％で新生児期に持続性の低血糖を認めるとされ，臨床診断に重要である[1]。

　この疾患の原因は不明であるが，前脳の吻側ないし腹側部の発生に関与する領域の遺伝子異常や胎生期の障害によると考えられている。発生頻度は 1 万人出生に対して 1 人である。家族

性の発症もあり，*HESX1* 遺伝子異常が確認されている。*HESX1* 遺伝子は前脳正中部の誘導の責任遺伝子であり，さらに下垂体発生に関与するラトケ嚢原基にも発現していて，この遺伝子異常により SOD の 3 徴を生じていると考えられる。環境的因子としては，若年での妊娠と関連があるといわれ，母体の 1/3 は 10 歳代とされる[2]。

Miller らは，SOD を次のように分類している。裂脳症などの皮質形成異常を伴う SOD を SOD-plus，それ以外を isolated-SOD としている。SOD-plus は痙攣，発達遅延などを呈しやすい。画像所見としては，裂脳症（皮質形成異常で最も高頻度），多小脳回を認める。透明中隔は残存する場合がある。一方，isolated-SOD は，透明中隔欠損が大きな特徴で，側脳室前核は箱状となる。視神経の萎縮は 75～80％でみられるが，軽度の場合は画像で認識できるのは 50％程度とされる。視神経萎縮は大部分が両側性である。下垂体も低形成であり，その他，大脳白質の低形成も 80％で認められる[3]。また，最近では SOD に中脳—後脳の異常を合併すると報告されており，延髄，橋，小脳虫部の低形成が SOD の 50％異常にみられるとされている。

透明中隔欠損がある場合，全前脳胞症，脳梁低形成，裂脳症などが鑑別に挙がるが，透明中隔欠損が単独で起こることはまれであり，随伴する異常があるかを確認する必要がある。

診　断：中隔視神経異形成症　septo-optic dysplasia

■ 文　献
1) Barkovich AJ et al：Septo-optic dysplasia：MR imaging. Radiology 171：189-192, 1989
2) Kelberman D et al：Septo-optic dysplasia-novel insights into the aetiology. Horm Res 69：257-265, 2008
3) Miller SP et al：Septo-optic dysplasia plus：a spectrum of malformations of cortical development. Neurology 54：1701-1703, 2000
4) Severino M et al：Midbrain-hindbrain involvement in septo-optic dysplasia. AJNR Am J Neuroradiol 35：1586-1592, 2014

清永麻紀，本郷哲央，松本俊郎，森　宣（60 巻 5 号，2015 より）

11 咽頭痛と発熱，約1週間後に目のかすみ，左視力低下を自覚するようになった

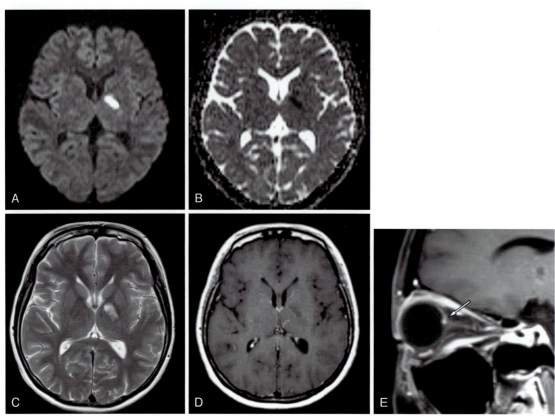

図1 MRI
A：拡散強調像（b＝1,000 mm^2/s），B：ADC map，C：T2強調（横断像），D：造影後T1強調（横断像），
E：脂肪抑制T1強調（矢状断像）

★次頁にも画像所見（図2）があります

症例 症例は30歳代，女性。
主訴と経過 ▶ 咽頭痛と37℃台の発熱あり。近医を受診し，漢方薬にていったん症状は軽快したが，約1週間後に目のかすみ，左眼視力低下を自覚するようになった。症状が持続するため，当院眼科紹介受診となった。
神経学的所見 ▶ 左視力低下（右1.0，左0.05），左中心部視野狭窄。
身体所見 ▶ 右鼠径部リンパ節腫大。
眼底検査 ▶ 漿液性網膜剥離を伴う視神経網膜炎，星芒状白斑（＋）。

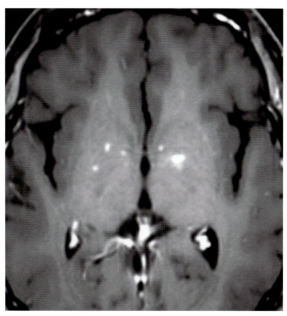

図2　MRI（脂肪抑制T1強調，横断像）

画像所見

　頭部MRIでは，左基底核に拡散強調像で高信号（図1A），ADC mapで低信号（図1B）を呈する病変が認められ，T2強調像では淡い高信号（図1C）を呈していた。脂肪抑制造影後T1強調像（図1D）では，病変部の外側下方辺縁に小結節状の造影効果が認められた。また，左視神経乳頭部に結節状の増強効果が認められた（図1E）。右下肢のしびれが出現し，約2週間後のMRIでは，左基底核の増強結節は増大し，両側基底核に新たな結節状の造影効果が多数出現していた（図2）。左視神経乳頭部の増強結節には変化はみられなかった。

経　過

　血清 Bartonella henselae 抗体価陽性（IgM抗体40倍，IgG抗体512倍）で，右鼠径部のリンパ節生検でも猫ひっかき病の初期像で矛盾しないとの診断であった。自宅で猫を8匹飼っており，頻繁に噛まれる生活を送っていることが問診にて確認された。眼底所見も猫ひっかき病に特徴的であり，猫ひっかき病と診断された。ステロイドと抗生剤，抗結核薬（LVFX＋RFP）内服により，MRIで認められた増強結節はほぼ消失し，左視力低下も改善を認めた。

解　説

　猫ひっかき病はグラム陰性桿菌の Bartonella henselae によって引き起こされる人畜共通感染症のひとつである。まれな疾患であり，アメリカでは年間10万人あたり2.5例の発症報告がある[1]。本邦では正確な統計はとられていないが，猫飼育件数の増加に伴い，猫ひっかき病の件数が増加していると思われる。発症年齢や性差に一定傾向は認められないが，若年成人の報告例が多い。主な感染経路は菌を保有する猫との接触であり，咬傷やひっかき傷によって感染す

る。典型的な症例では受傷後約1，2週間後に，受傷皮膚周囲の小結節や有痛性のリンパ節腫大が認められ，発熱や倦怠感などの全身症状を伴う[1-3]。

合併症として，脳症や視神経網膜炎，多発性肝脾肉芽腫，関節炎，骨髄炎，肺炎などが症例全体の5～14％に認められる[2]。中枢神経系の合併症は0.17～2％に認められ，脳症や急性期梗塞，脳動脈炎，視神経網膜炎，末梢神経炎の報告がある。

猫ひっかき病による視神経症は非常に特徴的なMRI所見を呈し，一側の視神経と眼球の境界部に結節状の造影効果を示す。造影効果は約半数に認められる。その他，基底核や乳頭体，橋，小脳に造影効果を示す多発病変が認められたという報告がある。本例でも左視神経乳頭部に増強効果のある結節を初診時MRIより認めており，基底核に多数の小さな増強結節が経過中に出現した。

鑑別疾患としては，サルコイドーシスやトキソプラズマ感染，乳頭炎，悪性リンパ腫，レプトスピラ症，黄色肉芽腫など血管炎や肉芽腫様病変が挙げられる。

2～3週間で自然治癒する症例も多いが，脳症などを合併した場合は，抗生剤や抗結核薬，ステロイドの投与が必要となる。

診　断：猫ひっかき病　cat scratch disease

■ 文　献
1) Rocha JL et al：Acute hemiplegia associated with cat-scratch disease. Braz J Infect Dis 8：263-266, 2004
2) Reddy AK et al：Utility of MR imaging in cat-scratch neuroretinitis. Pediatr Radiol 37：840-843, 2007
3) Schmalfuss IM et al：Optic neuropathy secondary to cat scratch disease：distinguishing MR imaging features from other types of optic neuropathies. AJNR Am J Neuroradiol 26：1310-1316, 2005

亀田ふみ，重本蓉子，古川又一，松永尚文（60巻9号，2015より）

12 日齢 12 に発熱し，日齢 17 に無呼吸発作，発作時に右手を小刻みに動かしていた女児

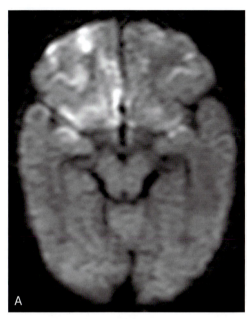 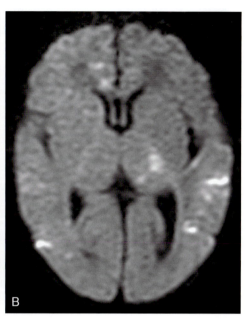

図 1　日齢 12 の MRI（拡散強調像，b＝1,000）

症例	症例は日齢 12，女児。
主　　訴	▶ 発熱。
現 病 歴	▶ 在胎 38 週 3 日で出生（2,600 g，APS 9/10）。NICU で管理中，日齢 12 に 38.5℃の発熱が出現した。日齢 17（発熱 6 日目）に無呼吸発作を認めるようになった。発作時には右手を小刻みに動かしている。
血液検査	▶ WBC 15,500/μl，CRP＜0.1 mg/dl。
髄液検査	▶ 細胞数 276/μl，蛋白 178 mg/dl，糖 35 mg/dl。

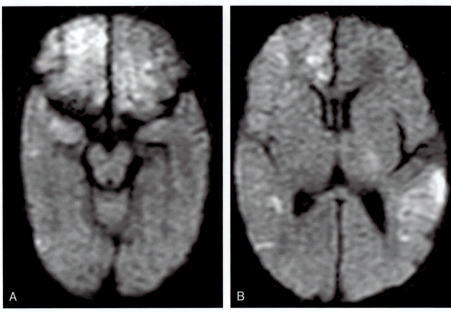

図2 日齢16のMRI（拡散強調像，b＝1,000）

画像所見

　MRI（日齢12，図1）拡散強調像では，右側優位の両側前頭葉，左側優位の側頭葉の皮質に沿った高信号域を認める．左視床や内包後脚にも結節状の高信号域を認める．いずれもADC map（未提示）では低信号を呈し，拡散の低下が示唆された．同時に撮像されたT1強調像やT2強調像，FLAIR像では異常を指摘できなかった（未提示）．

経　　過

　脳波検査で痙攣波を認め，頭蓋内感染症に伴う痙攣性無呼吸が疑われた．各種培養検査の実施とともに抗菌薬とアシクロビルの投与が開始された．培養では有意な細菌は検出されなかったが，血清単純ヘルペスウイルス（HSV）IgG抗体価の上昇（36.5，基準値＜0.8）と上記のMRI所見から新生児単純ヘルペス脳炎（NHSE）が強く疑われた．髄液からHSV DNAが検出され（PCR法），NHSEの診断が確定された．

　初回MRI（図1）から4日後（日齢16）の拡散強調像（図2）では，異常高信号域が白質側に拡大している．さらに初回から11日後（日齢23）のMRIでは，拡散強調像（未提示）の高信号域が消失し，T2強調像（図3）で以前の病変部に一致する高信号域と，左側脳室前角上衣下の点状低信号域（図3B→）が認められる．この低信号域はGRE法によるT2*強調像（未提示）で磁化率効果を示し，出血と考えられた．

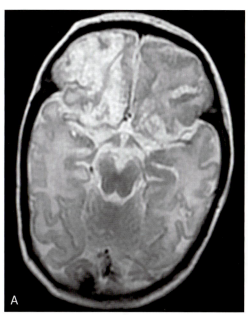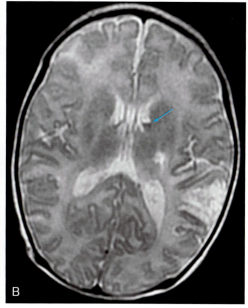

図3　日齢23のMRI（T2強調像）

解　説

　小児の発熱は頻度の高い症候の一つで，大部分は良性に経過する。しかし新生児や乳児期前半の発熱については，その免疫機能の未熟さゆえに重症感染症に由来する危険が高く，とりわけ38℃を超える場合には十分な評価と対応が必要となる。想起すべき病原体は児の日齢によって異なり，生後28日までの新生児ではB群溶連菌，大腸菌，リステリア，腸球菌，黄色ブドウ球菌，HSVが対象となる。したがって痙攣を伴う本児の場合，まずこれらの病原体による頭蓋内感染を念頭に検査と治療が進められる。具体的には髄液を含めた各種培養検査が重要で，並行して，予想される病原体に対する治療が開始される。HSV感染症は，細菌感染に比べて頻度は低いが重篤化しやすいため，疑われる場合には診断確定前であってもアシクロビルの使用を検討する。

　HSV感染症は，口腔領域を冒すことの多い1型ウイルスや，性器ヘルペスの原因となる2型ウイルスに起因する。新生児感染例の大部分（85％）は産道感染に由来し，残りが分娩末期の子宮内感染と出生後感染である。臨床的に多臓器が冒される全身型，中枢神経が傷害される中枢神経型，皮膚や眼，口に限局する表在型に大別される。NHSEは全身型の部分症としての脳炎や中枢神経型を含み，年長児や成人のHSV脳炎とは異なる病態や臨床像を示す。つまり，成人例がHSV1型による側頭葉中心の局在性脳炎であるのに対し，NHSEは2型による全脳炎を生じやすく，しかも2型によるNHSEは1型例に比べて神経学的後遺障害や再燃の頻度が高い[1]。

　通常，NHSEは生後3週以内（平均11日）に発熱や哺乳不良，痙攣などで発症する。急性期には血液検査で軽度の炎症反応を認め，髄液検査では単核球優位の細胞増多や蛋白増加，血性髄液，糖低下を示すことが多い。診断にはHSVの証明が不可欠で，PCR法などによって髄液

中の HSV DNA を検出できれば確定する。アシクロビルの登場で生命予後は改善したが，神経学的予後は依然として悪く，約70％の症例に神経系障害を遺す。早期診断，早期治療が原則だが，症状の非特異性や検査の偽陰性，感染源である母体性器ヘルペスの無症候性などのために診断に至らないこともある。そのため NHSE の早期診断に果たす画像の役割は大きく，とりわけ拡散強調像の有用性が高く評価されている[2-4]。

NHSE で認める拡散強調像所見の特徴は，散在性に多発する拡散低下域とその経時的変化である[3]。発症から48時間以内の早期には，結節状あるいは不整な拡散低下域が大脳皮質に多発する。病変は前頭葉や側頭葉に好発し，動脈支配域に依存しない非対称分布を示す。その後，発症7日目までの間に拡散低下域は皮質下白質に拡大する。こうした分布や変化は，NHSE に対する診断的価値の高い所見である。さらに予後との関連について，発症1週間以内に大脳深部（基底核，視床，内包）が両側性に冒される例の神経学的予後不良が報告されている[3]。

通常の T1，T2 強調像や FLAIR 像，CT で病変を認識できるのは発症から数日を経過した頃からで，早期診断に対する有用性は拡散強調像に劣る。初期の所見は皮髄境界の不明瞭化や浮腫，脳回や軟膜に沿った造影増強などである。発症後1週を超えると，病巣が壊死や軟化巣へと変化するため，T1 強調像や T2 強調像の信号は延長し，CT では吸収値が低下する。しばしば萎縮を合併する。その他の所見として，分水嶺に一致する虚血性変化や出血の合併も報告されている[4]。

診　断：新生児単純ヘルペス脳炎　neonatal herpes simplex encephalitis

■ 文　献
1) Kimura H et al：Quantitation of viral load in neonatal herpes simplex virus infection and comparison between type 1 and type 2. J Med Virol 67：349-353, 2002
2) Bajaj M et al：Clinical and neuroimaging findings in neonatal herpes simplex virus infection. J Pediatr 165：404-407, 2014
3) Okanishi T et al：Diffusion-weighted MRI for early diagnosis of neonatal herpes simplex encephalitis. Brain Dev 37：423-431, 2015
4) Vossough A et al：Imaging findings of neonatal herpes simplex virus type 2 encephalitis. Neuroradiology 50：355-366, 2008

小山雅司（60巻10号，2015 より）

13 もの忘れ，歩行の不安定性があり，脳 SPECT で異常のみられた 70 歳代，男性

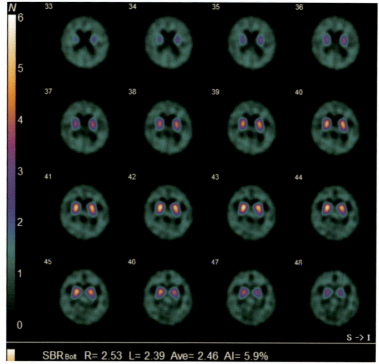

図1 ^{123}I-FP-CIT 脳 SPECT の Bolt 法による定量解析画像
specific binding ratio（SBR）の当院での正常下限値はおよそ 4 である。

★次頁にも画像所見（図2）があります

症例	
	症例は 70 歳代，男性。
主　訴	▶ もの忘れ，歩行の不安定。
経　過	▶ 2 年ほど前からもの忘れが目立ち，最近歩行の不安定性を指摘される。MMSE のフルタームは 18 点。振戦は目立たない。
既往歴	▶ 肺癌手術。

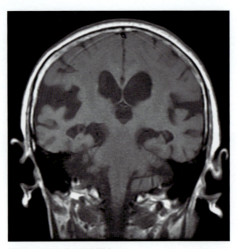

図2　MRI（冠状断像）

画像所見

図1のごとく，当院の^{123}I-FP-CIT 脳 SPECT における specific binding ratio（SBR）の正常下限値が約4であることから，本例の FP-CIT 集積の定量値は両側性に低下している。一方で，画像を視覚的に評価すると両側基底核の集積はおおむね良好で，パーキンソン病もしくはその類縁疾患でみられるような被殻優位の集積低下パターンではない。本例の MRI（冠状断像）を図2に示す。脳室拡大，シルビウス裂拡大がみられる。脳室角も小さく，頭頂部の脳溝の狭小化（tight high convexity）を認め，正常圧水頭症が疑われた。

経　　過

後に行われた髄液タップテストが陽性であり，最終的に正常圧水頭症と診断された。

解　　説

正常圧水頭症（normal pressure hydrocephalus：NPH）は認知症，歩行障害，尿失禁を特徴とし，外科的治療により症状の改善が得られる認知症である（treatable dementia）。くも膜下出血や髄膜炎などに続発する二次性の NPH と特発性の NPH（iNPH）に分かれ，認知症の鑑別診断で問題となるのは後者である。iNPH の診断基準では60歳以上の発症で上記3徴の1つ以上があり，明らかな先行原因疾患のない脳室拡大があり，髄液圧が正常であれば possible iNPH，そのなかで髄液タップテスト（髄液排除試験）で症状が改善したものが probable iNPH，シャント術で症状が改善したものが definite iNPH である。歩行障害に特徴があり，歩幅が狭く（small-step gait），すり足（magnet gait）で方向転換時に不安定性が増す[1]。認知症やパーキンソン症状を呈するほかの疾患との鑑別の目的で核医学検査が行われることがしばしばあり，^{123}I-FP-CIT（ダットスキャン）による脳 SPECT も，黒質線条体ドパミン神経機能低下を除外する目的で行われることがある。

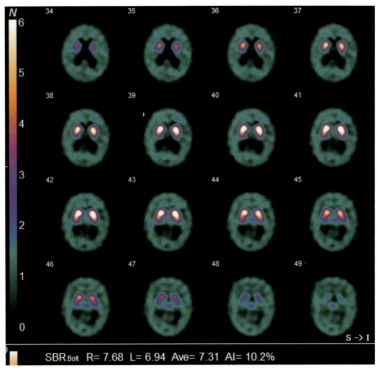

図3　別の参考症例（正常圧水頭症）の^{123}I-FP-CIT脳SPECT

　本例の^{123}I-FP-CIT脳SPECT所見の特徴として，画像の視覚評価とSBRの測定値との間に乖離が存在することがある。すなわち，視覚的には両側線条体の集積が良好であるものの，定量値が低下している。

　本例とは別の正常圧水頭症例の^{123}I-FP-CIT脳SPECT画像を参考画像として図3に示す。この症例では視覚的に線条体の集積は良好で，定量値も正常範囲内である。この相違の原因を考察するために，本例と参考症例の^{123}I-FP-CIT脳SPECTの代表的な1スライスの画像とBolt法による解析のquality control（QC）画像を併せたものをそれぞれ図4と図5に示す。バックグラウンド集積の状況から，どちらの症例も脳室拡大とシルビウス裂開大が存在する点は同様であるが，本例の脳脊髄液スペースの拡大が腹側優位である（つまり線条体周囲で目立つ）のに対して，参考症例では背側優位（側脳室背側部分で目立つ）である。この影響で，参考症例と比較して本例では，QC画像で示されている関心領域の範囲内に含まれている脳脊髄液スペースが大きい。

　線条体全体を含む関心領域を設定するBolt法の定量解析の長所として，定量値が画像ノイズや部分容積効果の影響を受けにくく，解析の再現性が高い点が挙げられるが[2]，短所として，関心領域内に脳脊髄液スペースが入ってくるとSBRの値の過小評価を生ずることが知られている。本例ではこの影響でSBRの定量値に過小評価を生じ，正常圧水頭症では通常黒質線条体ドパミン神経機能低下は存在しないが，定量値の基準のみからはドーパミントランスポータの低下があると判断されてしまう。

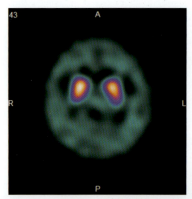
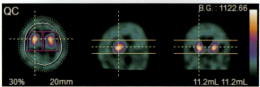

図4 本例の¹²³I-FP-CIT脳SPECTの代表的な1スライスとBolt法による解析のquality control（QC）画像

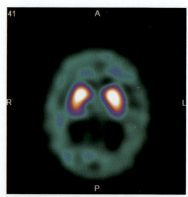
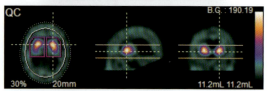

図5 参考症例の¹²³I-FP-CIT脳SPECTの代表的な1スライスとBolt法による解析のQC画像

　¹²³I-FP-CIT 脳 SPECT はパーキンソン病とその類縁疾患を本態性振戦，アルツハイマー病などのその他の疾患と鑑別する際に有用で，本邦でも上市以降急速に普及が進んでいる検査である。読影は線条体の形状と Bolt 法などの所定の方法で求めた RI 集積の定量値に着目して行われる。ただし，一部のスライスの線条体の形状と定量値のみで判断するとピットフォールに陥る危険性がある。線条体の形状は SPECT 再構成の断面の切り方やスライス面に対する頭位の傾き，撮像装置の空間分解能などの影響を受け，本例のデータからも分かるように定量値はバックグラウンド集積の状況やシルビウス裂開大の影響を受ける。視覚的に評価した集積の左右差と定量値上の左右差が一致しない場合もあり[3]，SBR の値が過小評価により負になる症例も日常臨床において時折経験される。線条体のみをみているのではなく，QC 画像も含めて画像全体を広い視野で吟味することが読影に際して重要であるといえる。

診　断：正常圧水頭症　normal pressure hydrocephalus

■ 文　献
1) 橋本順，佐々木貴浩：脳血流 SPECT による認知症の鑑別診断．臨放 55：1386-1407，2010
2) Tossici-Bolt L et al：Quantification of ［123I］-FP-CIT SPECT brain images：an accurate technique for measurement of the specific binding ratio. Eur J Nucl Med Mol Imaging 33：1491-1499, 2006
3) 石毛章代ほか：¹²³I-FP-CIT SPECT における視覚評価と SBR/AI の相関の検討．臨放 61：687-692，2016

橋本　順（61巻9号，2016 より）

14 半年前に前頸部の腫瘤を自覚し，CTで甲状腺腫瘍と診断された

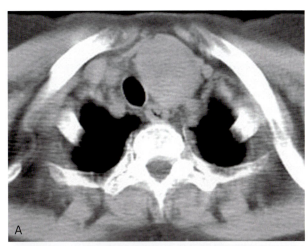

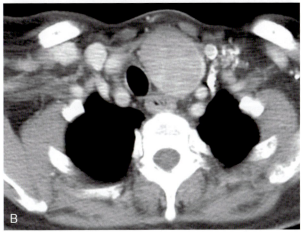

図1 CT
A：造影前，B：造影後

★次頁にも画像所見（図2）があります

症例

症例は59歳，女性。

主　訴 ▶ 前頸部腫瘤。

現病歴 ▶ 半年前に前頸部の腫瘤を自覚した。3カ月前に近医を受診し，CTによって甲状腺腫瘍と診断されたため，加療目的で当院を受診した。自発痛や気道閉塞感などの症状はない。

既往歴・家族歴 ▶ 特記事項なし。

現　症 ▶ 前頸部に軟部腫瘤を触知する。圧痛なし。

血液検査 ▶ 甲状腺機能を含め，有意な異常を認めない。

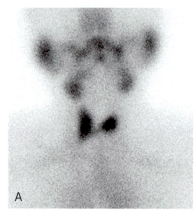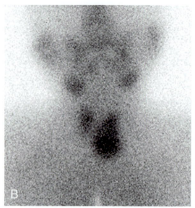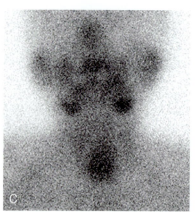

図2　シンチグラム
　　　A：$^{99m}TcO_4^-$，B：^{201}Tl（早期像），C：^{201}Tl（後期像）

画像所見

　CTでは甲状腺左葉下極の腹側寄りから上縦隔に連続する4cm大の軟部腫瘤が認められる（図1A）．内部は比較的均一で，軽度の造影効果を認める（図1B）．

　^{99m}Tc pertechnetate（$^{99m}TcO_4^-$）と^{201}Tl chloride（^{201}Tl）を用いたシンチグラフィで，腫瘤への核種集積は$^{99m}TcO_4^-$で欠損し（図2A），^{201}Tlは亢進している（図2B）．しかも^{201}Tlの集積は，3時間後の後期像でも残存している（図2C）．

経　　過

　以上の所見から甲状腺左葉の悪性腫瘍が疑われ，吸引細胞診が施行された．リンパ球を多く認めたが悪性細胞は検出されなかったため，甲状腺腫の術前診断で摘出術が行われた．

　腫瘍は甲状腺左葉下極との癒着がつよく，結果的に甲状腺左葉とともに摘出された．割面は充実性，多結節状を呈し，組織ではケラチン陽性の紡錘細胞とリンパ球の密な増生が認められたが，核の異型や分裂像は乏しく，胸腺腫（AB型）と診断された．

解　　説

　胸腺は第三咽頭嚢と第四咽頭嚢の腹側翼から形成される．胸腺原基は胎生6週に咽頭嚢と連続する左右一対の管腔構造（thymopharyngeal duct）として尾側に移動を始める．胎生7週半ばには咽頭嚢と離れ，塊状となって甲状腺下に集まり，胎生9週までに前縦隔に入り込む[1]．この過程で下降が不十分だったり，本来退縮すべき組織が遺残したり，経路で分画した組織が，頸部胸腺や胸腺嚢胞などの発生母地になると考えられている[1]．

　頸部胸腺腫もこうした組織に由来する疾患の一つである．理論的には，咽頭から縦隔のいずれにも発生しうるが，胸隔入口部とりわけ甲状腺左葉の下極近傍に好発する．女性優位で，40歳前後に頸部腫瘤として発見されることが多い[2]．これは頸部胸腺が主に小児にみられるのと異なる．良性例が大半で，術後再発や転移はほとんどない．また縦隔胸腺腫と異なり，重症筋無力症を合併する頻度は低い[3]．

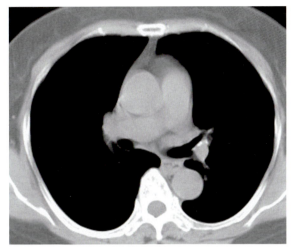

図3 CT

　画像上，数cm大の境界明瞭な充実性腫瘤として認められる．通常の胸腺腫と同様に，内部は均一で，均質な造影効果を示す[3)4)]．タリウムシンチグラフィでの集積亢進も報告されている[4)]．

　鑑別は頸部に発生する充実性腫瘍が対象となる．甲状腺腫瘍や腫大リンパ節，神経原性腫瘍があげられるが，いずれとも区別は難しい．経過，発生部位，性，年齢，タリウムの集積などから頸部胸腺腫の可能性をあげることになる．本例の様に細胞診でリンパ球が得られた場合には本症を疑う傍証となる．

　さらに前縦隔にも本症を疑うヒントがあると考え，本例の胸部CTを示す（図3）．思春期以後，胸腺は退縮して脂肪に置換されていくため，中高年の胸部CTでは前縦隔に矢頭状の脂肪組織として描出されることが多い．ところが本例の胸部CTでは，前縦隔の組織は左半分が欠損した形を示す．小児にみられる異所性胸腺の副所見として正常胸腺の欠損があげられるように，前縦隔脂肪織の形態異常は胸腺の下降に何らかの障害あったことを反映している可能性がある．頸部に胸腺組織が遺残していることが必ずしも胸腺腫の発生につながるわけではないが，本症を疑う一助になると考えている．

診　断：頸部胸腺腫　cervical thymoma

■ 文　献
1) Benson MT et al：Congenital anomalies of the branchial apparatus；embryology and pathologic anatomy. RadioGraphics 12：943-960, 1992
2) Chan JKC et al：Tumors of the neck showing thymic or related branchial pouch differentiation；a unifying concept. Hum Pathol 22：349-367, 1991
3) Miller WT et al：Thymoma mimicking a thyroid mass. Radiology 184：75-76, 1992
4) Kiyosue H et al：MRI of cervical masses of thymic origin. J Comput Assist Tomogr 18：206-208, 1994

小山雅司，大場　覚（51巻3号，2006より）

15 生後 2 カ月頃から繰り返す呼気性喘鳴, 犬吠様咳嗽を呈した 5 カ月, 女児

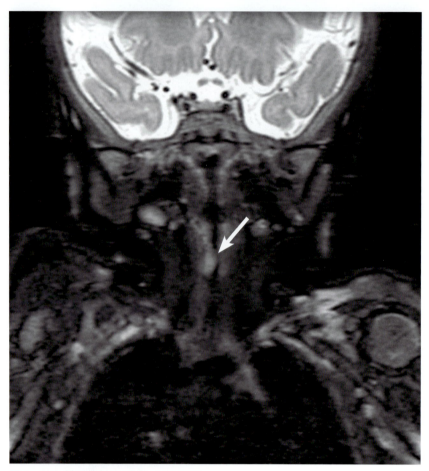

図 1　MRI（脂肪抑制 T2 強調, 冠状断像）

★次頁にも画像所見（図2）があります

症例

症例は 5 カ月, 女児。
- **主　　訴** ▶ 喘鳴, 咳嗽。
- **現 病 歴** ▶ 数日前から主訴が続いている。
- **現　　症** ▶ 呼気性喘鳴と犬吠様咳嗽を認める。体温 37.1℃。
- **家 族 歴** ▶ 気管支喘息（父親・母親の兄弟）。
- **既 往 歴** ▶ 今回受診の 20 日前に同様な喘鳴と咳嗽による入院歴がある。気管支喘息とクループが疑われ, ステロイド治療で軽快退院となっている。また母親は生後 2 カ月頃から患児が泣き始めるときに変な音がすることに気づいていたという。

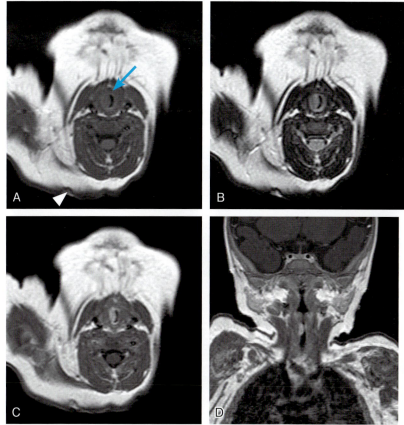

図2 MRI
A：T1強調（横断像）
B：T2強調（横断像）
C：造影後T1強調（横断像）
D：造影後T1強調（冠状断像）

経過

　喘鳴が呼気性だったことと家族歴から気管支喘息が疑われたが，胸部X線には有意な異常を認めなかった。さらに犬吠様咳嗽からクループ症候群が疑われて頸部X線を撮影したが，声門下狭窄や気腔の変形，喉頭蓋の腫大などの異常を指摘できなかった。
　短期間に同様な症状を繰り返し，しかも犬吠様咳嗽は前回退院後も続いていたことが判明してMRIが撮像された。

画像所見

　MRIのT1強調像（図2A→）では右声門下が結節状に盛り上がっている。この隆起はT2強調像（図2B）や脂肪抑制T2強調像（図1）では高信号を呈し，Gd-DTPA投与後（図2CD）に濃染される。右頸部皮下にはT1強調像低信号（図2A△），T2強調像高信号（図2B），造影効果を呈する数mm大の結節を認め（図2C），理学的に苺状血管腫と確認されている。
　喉頭ファイバー（図3）で右声門下に赤い腫脹を認め，血管腫と診断された。

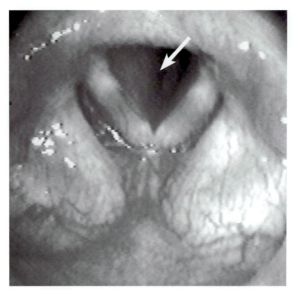

図3　喉頭ファイバー

解説

　喘鳴は乳幼児期に頻度の高い症候のひとつで，一般的には呼気性喘鳴が主体の場合には気管下部から気管支レベル，吸気性の場合には鼻道から気管上部での狭窄が疑われる[1]。したがって画像手段として呼気性では胸部，吸気性では頸部のX線が最初に選択されることが多い。

　呼気性喘鳴を生じる気管支喘息や細気管支炎の胸部X線所見は，両肺の過膨張と横隔膜平定化であるが，異常を認めないことも少なくない。犬吠様咳嗽を特徴とするクループ症候群はいくつかの急性喉頭疾患の総称で，通常は吸気性喘鳴を生じる。ウィルス感染による急性喉頭気管気管支炎（狭義のクループ）の頻度が高く，頸部正面X線では声門下腔が左右対称性に先細り状に狭窄して（pencil sign），特徴的な wine bottle appearance を呈する。

　本例の場合，X線はいずれも欠いているが，症候や家族歴から気管支喘息やクループを合併した細気管支炎は十分に考えうる。しかしながら退院後も続く犬吠様咳嗽や啼泣時に気づかれていた変な音からは，これらの急性疾患以外に潜在する器質的な病変が疑われた。

　新生児期にクループ様症状で発症する疾患の一つに声門下血管腫があげられる。新生児・乳児期の声門下腫瘤として最多の本症は，生後徐々に増大し，2歳頃から学童期にかけて退縮するが，ときに重篤な気道閉塞を生じる。約半数の症例で頸部などの皮膚や粘膜に血管腫を合併することが知られている。頸部X線正面像では声門下腔の左右非対称な狭窄が典型像だが，こうした所見は本症の半数程度でしか認められず[2]，しかも嚢胞や肉芽などとの鑑別も難しい。診断は臨床徴候やX線から本症を疑い，喉頭ファイバーで声門下の血管腫を確認することで確定されるが，この時期のファイバー検査は麻酔を含めて決して容易ではない。こうした状況でMRIは腫瘍の存在や大きさを明瞭に描出でき，しかも通常の血管腫と同様なT2強調像高信号と強い造影効果を示す所見は質的診断にも結びつくため，本症を診断する上で有力な手段となっている[3]。

診　断：声門下血管腫　subglottic hemangioma

■ 文　献

1) 川崎一輝：喘鳴，症状からみた小児の画像診断．臨放 42（臨時増刊号）：1218-1229，1997
2) Cooper M et al：Congenital subglottic hemangioma；frequency of symmetric subglottic narrowing on frontal radiographs of the neck. AJR Am J Roentgenol 159：1269-1271, 1992
3) Nozawa K et al：MR imaging of a subglottic hemangioma. Pediatr Radiol 25：235-236, 1995

小山雅司，大場　覚（52巻7号，2007より）

16 頸部痛，嚥下痛が出現し，血液検査にて炎症反応の軽度上昇がみられた

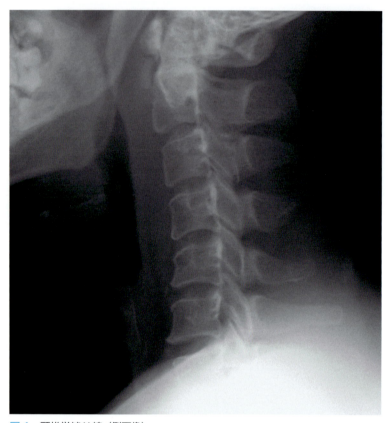

図1 頸椎単純X線（側面像）

★次頁にも画像所見（図2, 3）があります

症例

症例は30歳代，男性。
- **主　　訴** ▶ 頸部痛，嚥下痛。
- **現 病 歴** ▶ 3日前より増悪する後頸部痛と嚥下痛が出現した。血液所見にて炎症反応の軽度上昇を認める以外は，特記事項は認めなかった。
- **既 往 歴** ▶ 特記事項なし。
- **血液検査所見** ▶ WBC 13,200/μl，CRP 2.0 mg/dl。

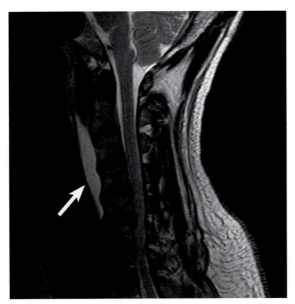

図2　頸椎 MRI（T2 強調，矢状断像）

画像所見

　頸椎単純 X 線側面像（図1）で，後咽頭腔の拡大と，C2 椎体前方の軟部陰影内に石灰化がみられる。頸椎 MRI（T2 強調，矢状断像）（図2）で C2 から C5 椎体レベルの咽頭後間隙に液体貯留を思わせる高信号域を認める（⇨）。頸部造影 CT（図3A）では咽頭後間隙に液体貯留がみられる（→）が，液体周囲の造影効果は認めない。頸部 CT の MPR 矢状断像の骨条件（図3C）では頸椎単純 X 線でみられた C2 椎体前方椎前部の軟部陰影内の石灰化がより明瞭に描出されている。

経　　過

　来院時に強い頸部痛を自覚したため，頸椎単純 X 線を撮影後，椎体椎間板炎等も考慮し頸椎 MRI を施行した。咽頭後間隙に液体貯留を認めたことから咽頭膿瘍等を疑い造影 CT を施行したが，液体周囲には造影効果がみられなかった。

　炎症反応の上昇は軽度であり，来院時撮影されていた単純 X 線において C2 椎体前方に石灰化がみられ，頸部 CT では石灰化がより明瞭に描出されていた。このため今回の強い頸部痛の原因は石灰化腱炎によるものと診断した。

　NSAIDS 投与により頸部痛は改善し，投与 5 日後に撮影された頸部造影 CT において頸椎前方の咽頭後間隙への液体貯留がほぼ消失し（図3B），自覚症状もほぼ消失した。

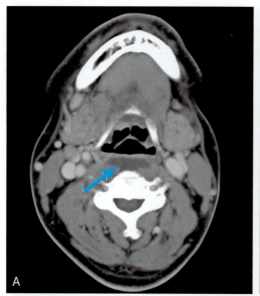
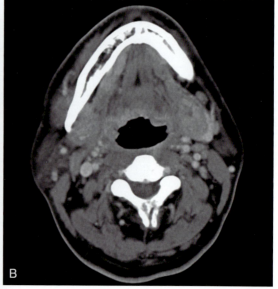
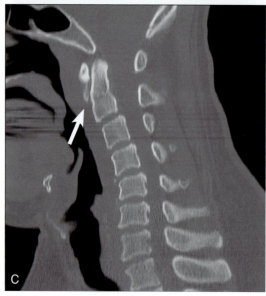

図3 頸部CT
A, B：造影CT, C：CT（矢状断像, 骨条件）

解　説

　頸部石灰化腱炎（calcific prevertebral tendinitis）は1964年Hartleyにより初めて報告されている。頸長筋の頭側筋腱へハイドロキシアパタイトが沈着し石灰化がみられ, 石灰化の吸収過程において異物性の炎症が生じ, 急性の頸部痛で発症するまれな良性疾患である。ハイドロキシアパタイトの沈着原因は不明だが, 新旧の外傷や, 変性した血流の乏しい組織に沈着しやすいとの推測がある[1-4]。

　この疾患は頸長筋頭側筋腱への石灰化が生じる疾患である。頸長筋とは椎骨から起こって椎骨に付着する筋肉で, 頸椎の前外側にみられ, 環椎から第3胸椎の間まで延びる筋肉である。
　頸部石灰化腱炎の画像的特徴は, ①第1, 2頸椎前方の石灰化, ②頸椎前方の咽頭後間隙への

造影効果を伴わない液体貯留，③椎前部軟部組織の肥厚等が挙げられる[1-4]。

症状は急性の頸部痛，嚥下痛，嚥下困難である。初期症状は強く，外傷や咽頭膿瘍，椎体炎に症状がよく似ているが，炎症反応の上昇は軽度であり，白血球数の値は1万〜1万5千程度の上昇であることが多い。好発年齢は30〜60歳である。

治療はこの疾患が感染ではなく炎症性変化であることから，抗炎症薬のNSAIDS投与が有効であり，ドレナージなどの外科的治療の必要は無い。大部分の症状はNSAIDS投与後1週間以内に消失する。また頸部の安静も症状の改善に有効である[1)3)4)]。

鑑別は咽頭周囲膿瘍がまず挙げられる。臨床症状が似ているため他の所見からの鑑別が有用である。画像所見の鑑別のポイントはC1-2椎前部付近の石灰化の有無，また両者に認める咽頭後間隙の液体周囲の造影効果の有無といった2点が重要で鑑別に役立つ。血液検査では石灰化腱炎では炎症反応の上昇は軽度という点が，そして咽頭周囲膿瘍は咽頭後部のリンパ節が3歳頃から萎縮してしまうことから，最近は増加傾向にあるものの成人ではまれという点も鑑別に役立つ[1)]。化膿性椎体炎も初期症状が強いことから鑑別に挙がるが，鑑別にはMRI検査が有用である。

本例では，①第1，2頸椎前方の石灰化が認められ，②咽頭後間隙に貯留した液体周囲に造影効果がみられないという画像所見と，③軽度の炎症反応の上昇，④成人の頸部痛，という臨床所見も踏まえて頸部石灰化腱炎と診断した。

診　断：頸部石灰化腱炎　calcific retropharyngeal tendinitis

■ 文　献

1) Kusunoki T et al：A case of calcific retropharyngeal tendinitis suspected to be a retropharyngeal abscess upon the first medical examination. Auris Nasus Larynx 33：329-331, 2006

2) James D et al：Retropharyngeal effusion in acute calcific prevertebral tendinitis：diagnosis with CT and MR imaging. AJNR Am J Neuroradiol 19：1789-1792, 1998

3) Gelineck J et al：Retropharyngeal tendinitis：radiographic and magnetic resonance imaging findings. Acta Radiol 47：806-80, 2006

4) Chung T et al：Retropharyngeal calcific tendonitis：case report and review of literature. Emerg Radiol 11：375-380, 2005

高谷　周，橋爪　崇，後閑武彦（53巻8号，2008より）

17 咽頭痛があり，下根部の腫大を指摘された

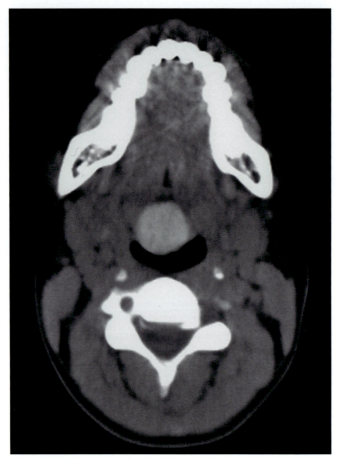

図1 単純CT

★次頁にも画像所見（図2，3）があります

症例
症例は20歳代，女性。
主　訴 ▶ 咽頭痛。
現病歴 ▶ 一週間前より咽頭痛があり近医を受診し，舌根部の腫大を指摘され当院へ紹介された。
既往歴 ▶ 特記事項なし。
身体所見 ▶ 舌根部正中に平滑な隆起を認めた。前頸部に甲状腺は触知できない。
血液検査所見 ▶ TSH：5.66μg（上昇）。freeT3 2.7 pg/ml，freeT4 0.9 ng/dl（低下）。他には特記事項なし。

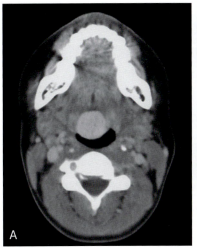
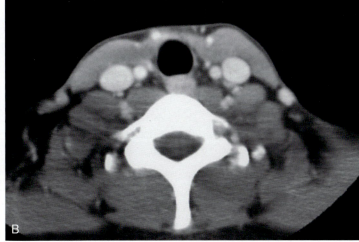

図2 造影CT

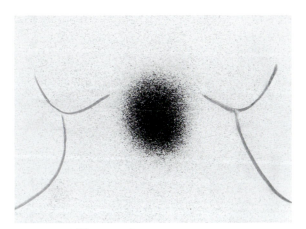

図3 甲状腺 ^{123}I シンチグラフィ

画像所見

単純CTにて舌根部正中に径2cmの境界明瞭な平滑腫瘤を認める。内部は均一な高吸収値を呈する（図1）。造影CTにて腫瘤内部の増強効果ははっきりしない（図2A）。また甲状腺は本来存在するべき部位に存在しない（図2B）。甲状腺ヨードシンチグラフィでは舌根部の腫瘤部位に集積を認める（図3）。

経　過

以上より舌根部異所性甲状腺と診断した。甲状腺機能低下を認めたため、甲状腺ホルモン内服にて経過観察とした。

▌解　説

　甲状腺発生異常には，無甲状腺，甲状腺低形成，異所性甲状腺があり，前2者は胎生3〜4週頃より発生する甲状腺原基の形成不全，異所性甲状腺は正常に発生した甲状腺原基の下降障害が原因とされる[1]。異所性甲状腺はその存在部位により，舌根甲状腺，舌下甲状腺，喉頭前面甲状腺，胸腔内甲状腺，心臓内甲状腺などと呼ばれるが[2]，このうち舌根部に生ずるものが45〜90%と最多である[4]。70%の症例においては異所性甲状腺が唯一の甲状腺であるとされるが，本来の部位（正所性）と異所性の両方に甲状腺が存在することもある[2-6]。舌根部異所性甲状腺の発生頻度は3,000〜20万人に1人と，報告者により差がある[3-6]。しかし，小さいものを含めると剖検例の10%に舌根部甲状腺組織を認めたという報告もあり[4][5]，実際の発生頻度は臨床的報告に比し高いと思われる。男女比は1：3〜7で女性に多い[2][4][5]。甲状腺機能は低下例が約30%で，残りのほとんどは正常と言われている[4-6]。

　本例のように舌根部に腫瘤を認めるときは本疾患も念頭に置いて診断すべきであるが，甲状腺[123]Iシンチグラフィで腫瘤に一致して集積を認めれば異所性甲状腺と診断される[3-5]。CTでは甲状腺組織と同等の高吸収腫瘤として描出され，正確な腫瘤のサイズ，腫瘤内の腫瘍合併の有無などが評価できる[3-5]。

　治療は甲状腺機能低下例，またはそれによる代償性甲状腺腫大を認める場合は，甲状腺ホルモン補充療法が施行される[3-6]。出血を頻発する例や，高度腫脹のため気道狭窄，嚥下困難，構音障害を伴う例，異所性甲状腺内に腫瘍を合併した例などでは手術が選択される[4-6]。

診　断：異所性甲状腺　ectopic thyroid gland

■文　献

1) 巽圭太：甲状腺発生異常．日本臨床別冊　内分泌症候群 I：536-538，2006
2) 家入蒼生夫：異所性甲状腺．日本臨床別冊　内分泌症候群 I：539-542，2006
3) 都築健三ほか：舌根部異所性甲状腺の1症例．耳鼻咽喉科・頭頸部外科 76：639-642，2006
4) 宮田耕志ほか：舌根部甲状腺の3例．口腔・咽喉科 16：299-304，2004
5) Kalan A et al：Lingual thyroid gland：clinical evaluation and comprehensive management. Ear Nose Throat J 78：340-349, 1999
6) Koch CA et al：Ectopic lingual thyroid：an otolaryngologic emergency beyond childhood. Thyroid 10：511-514, 2000

　　　　　　　　　　　　　　　　　　　　　　　　工藤　祥，大塚貴輝，平川浩一（53巻13号）

18 次第に増大する左頬部腫脹があり，疼痛も次第に増悪してきた

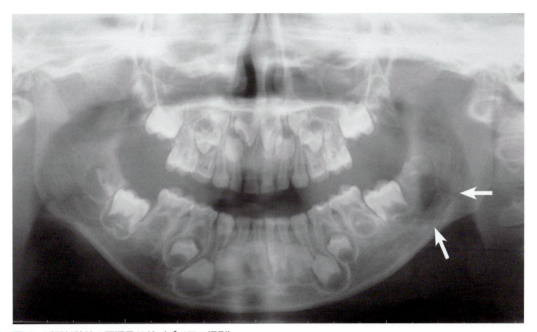

図1 近医初診時の下顎骨X線（パノラマ撮影）

★次頁にも画像所見（図2～5）があります

症例 症例は5歳，男児。
主　訴 ▶ 左頬部腫脹・疼痛。
現 病 歴 ▶ 約2週間前より左頬部腫脹に気づき，疼痛もあり次第に増悪してきたため近医を受診した。そこで，下顎骨X線（図1）にて左第6, 7歯槽骨部に骨溶解像がみられたため，当初抗菌薬にて治療を受けたが改善せず，腫瘍性病変を疑われ本院を紹介された。
既 往 歴 ▶ 特記事項なし。
理学所見 ▶ 左頬部腫脹あり。
血液検査所見 ▶ 特記事項なし。

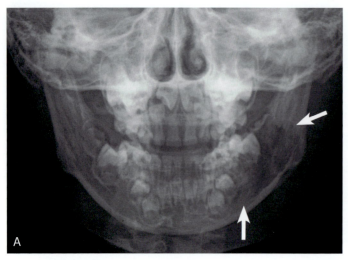
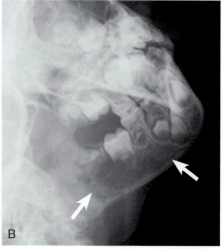

図2　本院撮影X線
　　A：下顎骨正面像，B：下顎骨斜位像

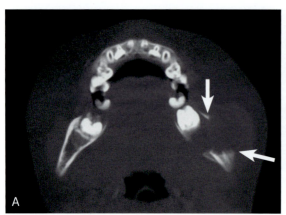
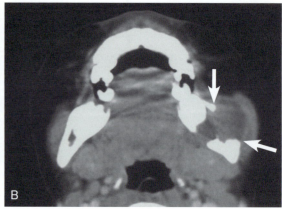

図3　CT
　　A：CT（骨条件），B：造影CT（軟部条件）

画像所見

　前医で撮影されたパノラマ撮影（図1）では，下顎骨左第6，7歯槽骨部に骨溶解像がみられる。辺縁はやや不整で，硬化縁はもたない。その8日後に本院で撮影されたX線（図2）では，病変は第4～7歯槽骨部へと拡大しており，辺縁はさらに不整となっている。X線ではいわゆるfloating teethサインといえる所見であり，ランゲルハンス細胞組織球症が強く疑われた。その6日後に撮影されたCT（図3）では，腫瘤は下顎骨を不整形に溶解し，骨外へ大きく進展し，造影剤による増強効果もみられる。その翌日行われたMRI（図4）では腫瘤の骨外進展とともに造影剤による腫瘤および周囲組織の増強効果がより明らかである。骨シンチグラム（図5）では下顎左側に異常集積がみられたが，他部位に異常集積はみられなかった。

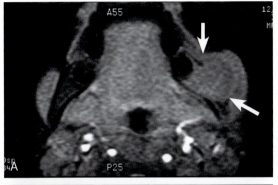
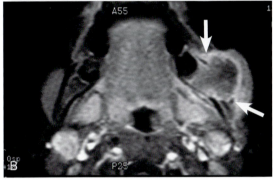
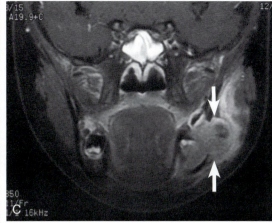

図4 MRI
　A：造影前（脂肪抑制T1強調，横断像）
　B：ダイナミック造影（中期脂肪抑制T1強調，横断像）
　C：造影後（脂肪抑制T1強調，冠状断像）

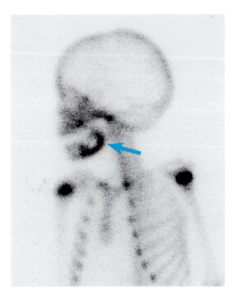

図5　骨シンチグラム（左顔面像）

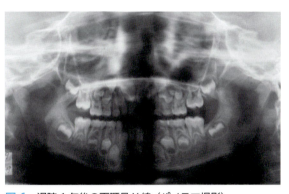

図6　退院1年後の下顎骨X線（パノラマ撮影）

経　過

　腫瘤の生検にてランゲルハンス細胞組織球症の病理診断が得られ，全身検索では他部位に病変はみられなかった。病変のサイズや進行速度を勘案し，日本ランゲルハンス組織球症研究グループのプロトコールに従って化学療法が行われた。経過は良好で，退院1年後のパノラマ撮影（図6）では病変は同定困難となっており，他部位での再発もみられていない。

■ 解　説

　ランゲルハンス細胞組織球症 Langerhans cell histiocytosis は，以前は histiocytosis X として好酸球肉芽腫，Letteler-Siwe 病，Hand-Shüller-Christian 病の 3 型に分類されていたものであるが，1987 年頃より次第にランゲルハンス細胞組織球症の名称に統一され，WHO 分類を取り入れた 2010 年発行の「造血器腫瘍取扱い規約第 1 版」ではリンパ系腫瘍のうち，組織球および樹状細胞腫瘍 histiocytic and dendritic cell neoplasms の 1 つとして分類されている[1]。原因は不明であるが，骨髄由来のランゲルハンス細胞が種々の臓器にモノクローナルに浸潤増殖する疾患である[2]。単一臓器を冒す場合は骨が多く，多臓器の場合は皮膚，骨の頻度が高く，他に肝臓，脾臓，骨髄，リンパ節，肺，中枢神経などが冒される[3][4]。

　骨病変は頭蓋骨の頻度が高く，上肢の長管骨，肋骨，骨盤，脊椎骨なども冒される。小児に多いが成人発症もみられる。歯槽骨部に発生した場合，本例のように floating teeth サインを呈することがある。小児では発症年齢が低いほど不整な骨溶解像，骨膜反応，骨周囲軟部腫瘤など悪性腫瘍を思わせる画像所見を呈することが多い[3][4]。臨床経過は様々で，自然治癒例やステロイド局所注入で治癒する例も多いが，再発例や死亡例もあるため，大きな病変や多発病変の場合は小線量放射線療法や化学療法が選択される[4][5]。単発病変や単一臓器病変は比較的予後は良く，我が国における小児 91 名の集計では，単一臓器発症 32 例では 97％の治癒で死亡例はなく，多臓器発症 59 例では 78％の治癒で，5％の死亡であったと報告されている[6]。

診　断：floating teeth サインを呈したランゲルハンス細胞組織球症
Langerhans cell histiocytosis with floating teeth

■ 文　献

1) 日本血液学会・日本リンパ網内系学会編：造血器腫瘍取扱い規約第 1 版. p112, 金原出版, 東京, 2010
2) Willman CL et al：Langerhans cell histiocytosis (histiocytosis X：a clonal proliferative disease). N Eng J Med 107：613-610, 1994
3) Stull MA et al：Langerhans cell histiocytosis of bone. RadioGraphics 12 801-823, 1992
4) Hindman BW et al：Langerhans cell histiocytosis：unusual skeletal manifestations observed in thirty-four cases. Skeletal Radiol 27：177-181, 1998
5) Howarth DM et al：Langerhans cell histiocytosis：diagnosis, natural history, management, and outcome. Cancer 85：2278-2290, 1999
6) Morimoto A et al：Improved outcome in the treatment of pediatric multifocal Langerhans cell histiocytosis. Cancer 107：613-619, 2006

　　　　　　　　　　　　　　　　　　　　工藤　祥，大塚貴輝，平川浩一（55 巻 8 号，2010 より）

19　15年前から口腔内腫瘤が緩徐に増大してきた

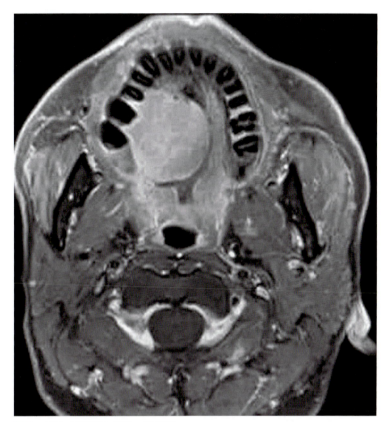

図1　MRI（造影T1強調，横断像）

★次頁にも画像所見（図2）があります

症例

症例は40歳代，男性。
主　訴 ▶ 口腔内腫瘤。
現 病 歴 ▶ 15年程前より口蓋部に腫瘤を自覚した。緩徐な増大傾向があり当院受診した。
既 往 歴 ▶ 特記事項なし。
身体所見 ▶ 口蓋右側に表面平滑な腫瘤を触知。圧痛なし。頸部に明らかなリンパ節腫大なし。
血液検査所見 ▶ 特記事項なし。

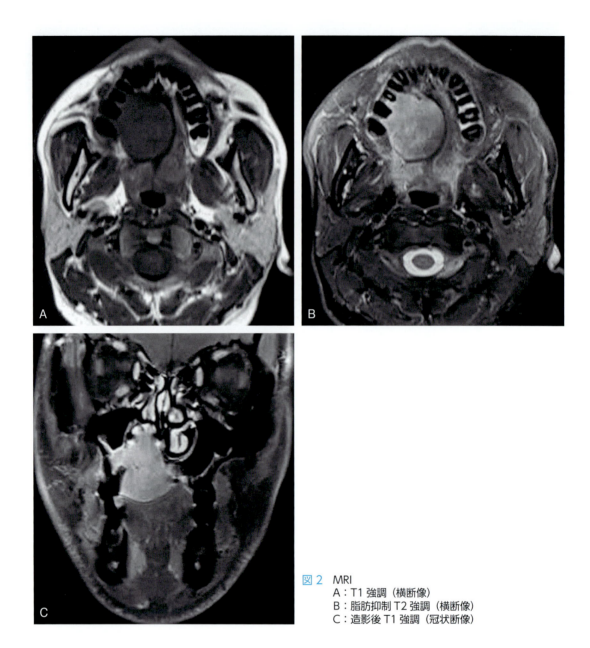

図2 MRI
A：T1強調（横断像）
B：脂肪抑制T2強調（横断像）
C：造影後T1強調（冠状断像）

画像所見

　MRI（T1強調，横断像）にて口蓋右側〜上顎歯肉に径約4cmの，境界明瞭で辺縁平滑を認める。内部は造影前T1強調像で筋肉と同等の低信号（図2A），脂肪抑制T2強調像で軽度高信号を呈し（図2B），造影後T1強調像では比較的均一に濃染される（図1，2C）。冠状断像では右鼻腔底〜上顎洞底部の骨破壊を認め右鼻腔・上顎洞内への浸潤が認められる（図2C）。口腔内局所所見および画像所見より小唾液腺由来の悪性腫瘍が疑われた。

経　過

　手術が施行され，病理所見は腺様嚢胞癌であった。術後約 2 年経過するが，現在まで局所再発や転移は認められていない。

解　説

　口腔内の小唾液腺腫瘍はまれな腫瘍であり，全唾液腺腫瘍の約 10〜15％を占める。このうち悪性腫瘍の割合は 50〜70％で，耳下腺に比して悪性腫瘍の比率が高いことが特徴である[2]。日野らの全国集計によると，年齢分布は 12〜90 歳にみられ，60 歳代が最も多く，男女比は 2：3 であった。また初診時に頸部リンパ節転移を約 10％，遠隔転移を 3％に認めた。局在別の発生頻度は硬口蓋が 36.7％と最も高く，他に口腔底 13.4％，頬粘膜 10.4％，軟口蓋 9.5％，臼後部 7.5％，口唇 5.0％，上顎洞 4.5％等と報告されている[1]。病理組織別発生頻度は，粘表皮癌 43.8％，腺様嚢胞癌 33.8％，腺癌 10.4％，多型腺腫の悪性転化が 5.0％，その他 7.0％となっている[1][2]。

　腺様嚢胞癌は腫瘍化した腺上皮細胞と筋上皮細胞から構成され，篩状に形成された偽腺管内に筋上皮細胞が産生した粘液・硝子様物質の貯留を特徴としている[3]。画像上は比較的境界明瞭で辺縁平滑なものから顕著に辺縁不整なものまで多彩な形態を呈する。MRI では細胞密度が低い篩状のものでは T2 強調像で高信号，細胞密度が高くなると低信号を呈し，ガドリニウムにより増強効果が認められる。臨床的に緩徐な増大傾向を示すが，神経に沿った浸潤傾向や高い再発率が特徴である[3]。

　小唾液腺腫瘍は悪性腫瘍の比率が多いが，画像所見は多彩で良性腫瘍と鑑別が困難な例が多い。また放射線や化学療法に抵抗性であることが多く[2]，初回手術による完全摘出が望ましいとされる。

診　断：小唾液腺由来の腺様嚢胞癌
adenoid cystic carcinoma derived from the minor salivary gland

■ 文　献
1) 日野剛ほか：小唾液腺癌の全国集計．頭頸部腫瘍 22：185-190，1996
2) 岡崎鈴代ほか：小唾液腺腫瘍 6 例．耳鼻臨床 98：395-400，2005
3) Sigal RS et al：Adenoid cystic carcinoma of the head and neck：evaluation with MR imaging and clinical-pathological correlation in 27 patients. Radiology 184：95-101, 1992

大塚貴輝，平井徹良，工藤　祥（56 巻 5 号，2011 より）

20 以前から右耳下腺腫脹を繰り返していた5歳，女児

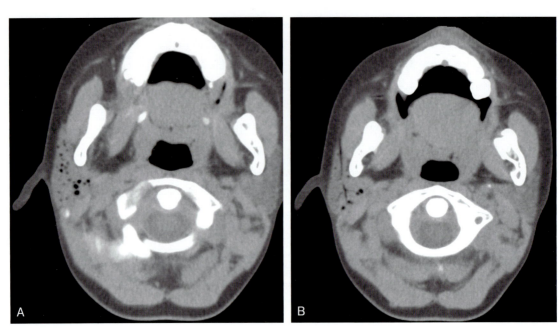

図1 単純CT（連続する2スライス，BはAの3mm尾側のスライス）

症例	症例は5歳，女児。
主　訴	▶ 右耳下部腫脹。
現病歴	▶ 以前より右耳下部腫脹を繰り返しており，その度，近医にて抗生剤の内服治療を行っていた。
既往歴	▶ 特記すべきものなし。
家族歴	▶ 特記すべきものなし。
来院時血液検査	▶ 白血球増加なし，CRP陰性。

画像所見

右耳下腺内に多数の小円形，線状，分枝状の低吸収域を認める（図1A, B）。この低吸収域は空気と等吸収である。さらに線状低吸収域が，耳下腺前方から頬部へ続いており，Stensen管に沿っていると考えられる（図1B）。右耳下腺実質は左に比べてわずかに高吸収で，尾側部分は左よりもやや大きいように思われる。繰り返す炎症によるものと推測される。

経　　過

受診時には炎症所見が乏しかったため，経過観察となった。炎症の再発時には，保存的治療を行うこととした。

解　　説

pneumoparotid は，耳下腺や Stensen 管に空気の入った状態で，1865 年に Hyrtl により定義された。そこに逆行感染を合併した場合は，pneumoparotitis と呼ばれる。

通常，Stensen 管には逆流防止機構が存在している。その例として，Stensen 管開口部のスリット状の形状と，開口部における頬粘膜のフラップにより，口腔内圧上昇時に開口部が閉鎖されること，Stensen 管開口部径が上流の管径よりも小さいこと，Stensen 管が頬筋を貫通しており，頬筋収縮時には Stensen 管が圧迫されること，などが考えられている。

pneumoparotid では，このような逆流防止機構の機能不全が存在し，口腔内圧上昇時に，管内や腺内に空気が逆流すると考えられている。咬筋の肥大や，頬筋の緊張低下，Patulous Stensen 管（常に開口状態の Stensen 管），粘液栓による一過性の Stensen 管閉塞は，より逆流しやすい要因となると言われている。また本疾患を繰り返すうちに，線維化などに伴い Stensen 管が拡張し，さらに逆流しやすい状態になると考えられている。

pneumoparotid/pneumoparotitis は小児に多いと記載している文献もあるが，成人例もかなり報告されている。

本疾患は，管楽器奏者，ガラス吹き工，全身麻酔にあたり陽圧換気を受けた患者，鼻をかむ動作，風船を膨らませる動作，咳を抑える動作，スキューバダイビング時の急激な減圧，歯列矯正器具などと関連があると考えられている[1]。この様に，意図せず発症してしまう場合がある一方で，患者自身が意図的に pneumoparotid を発生させている場合がある[2]。この様な例は小児に多く，周囲の注意を自分に向けようとしたり，学校を休む口実にしたりすることがある。それ以外にも，精神科的な要因から，頬を膨らませる行動をとり，本例を発症するような場合がある[3]。

病変は片側性または両側性で，耳下部腫脹は短いもので数分，長いものでは数日間持続する場合がある。無痛性，有痛性のいずれの場合もある。局所の熱感や紅斑を伴うこともある。約50％の患者では，触診時に crepitus（捻髪音）を認める。さらに耳下腺部の圧迫により，Stensen 管開口部から，泡沫状の唾液流出を認めることがある。報告例をみる限りは，発熱，白血球増多や CRP 上昇は，認められない場合が多いようである。空気が耳下腺を超えて広がった場合は，皮下気腫，縦隔気腫，気胸に至ることもある[3]。

耳下腺腫脹を来す疾患は数多く，感染症（ウイルス，細菌，真菌，抗酸菌），腺管閉塞（唾石），腫瘍，自己免疫性疾患（シェーグレン症候群，ウェゲナー肉芽腫症），アレルギー性疾患，リンパ増殖性疾患，内分泌疾患（糖尿病，クッシング症候群，甲状腺機能低下症），サルコイドーシス，妊娠，肝不全，薬剤，アルコール，栄養失調などがある一方で，pneumoparotid/pneumoparotitis はまれである。

　診断は問診や診察から可能な場合がある一方で，予期せぬケースでは，画像診断が有用と考えられる。報告例では，唾液腺造影，CT，超音波断層画像（US）などにより，異常所見を認めている。X 線の有用性は低いようである。今日の診療では，おそらく耳下腺 US をまず行うことが多いと思われる。US では空気が高輝度スポットとして認められるが，石灰化，唾石と鑑別を要する[4]。この点，CT では石灰化と空気の鑑別は極めて容易で，US よりも客観性にも優れる[5]。ただし X 線被曝のデメリットを考慮しなければならない。特に小児では，頸部（特に甲状腺）への被曝を極力避けた方が良いことは，周知の事実である。唾液腺造影をルーチンで行っている施設は少ないと思われる。Stensen 管内の空気は filling defect として認められるが，X 線陰性結石との鑑別を要する。また医原性の空気とも鑑別しなければならない。私個人としては，CT が一番理解しやすいと思うが，US 所見で本疾患を疑って，診察により，前述の所見（crepitus や泡沫状の唾液流出）が認められれば，CT は不要のように思われる。ただし，縦隔気腫や気胸になる場合もあることを念頭において，画像検査方法を選択しなければならない。

　治療は対症療法が主だが，それでコントロールできない場合は，外科的処置が選択される[6]。また特に小児例で，精神科的な要因が関与する場合は，カウンセリングなども必要になると言われている。

診　断：耳下腺気腫　pneumoparotid / pneumoparotitis

■ 文　献

1) Prabhu SP：Pneumoparotitis. Pediatr Radiol 38：1144, 2008
2) Luaces R：Pneumoparotid：a case report and review of the literature. J Oral Maxillofac Surg 66：362-365, 2008
3) Balasubramanian S：Pneumoparotitis with subcutaneous emphysema. Indian Pediatr 45：58-60, 2008
4) Ghanem M：Pneumoparotitis：a diagnostic challenge. Int J Oral Maxillofac Surg 41：774-776, 2011
5) Grainger J：Bilateral pneumoparotid. Otolaryngol Head Neck Surg 34：531-532, 2006
6) Zuchi DF：Pneumoparotitis. Braz J Otorhinolaryngol 77：806, 2011

北原　均（57 巻 10 号，2012 より）

21 めまい，嘔気，耳鳴りが出現した

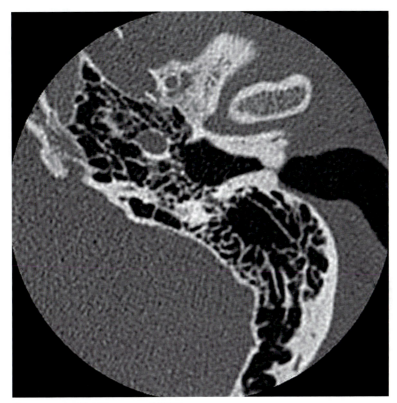

図1　CT（左外耳道レベル，横断像）

★次頁にも画像所見（図2）があります

症例　症例は40歳代，男性。
主　訴 ▶ めまい，嘔気。
現病歴 ▶ 1週間前，車の運転中にめまい，嘔気が出現し近医受診するも，血液検査や心電図では異常所見を認めず。その後もめまいや耳鳴があり，左手がしびれることもあった。耳鼻科受診にて良性発作性頭位眩暈症が疑われたが，診察時に左外耳道の高度狭窄が認められた。右外耳道にも軽度の狭小化が認められた。左の狭窄は以前より自覚しており，周囲には圧痛も認められる。
既往歴 ▶ 尿管結石。
家族歴 ▶ 特記事項なし。

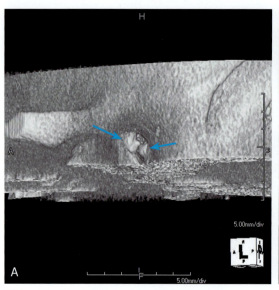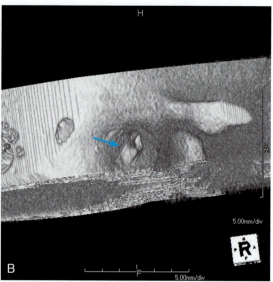

図2 3D-CT
　　A：左外耳道をのぞき込むように見た 3D-CT，B：右外耳道をのぞき込むように見た 3D-CT

画像所見

　左骨性外耳道の前壁と後壁から内腔に向けて広基性の骨性隆起が認められ，これらにより左外耳道内腔は著明に狭窄している（図1，2A →）。右外耳道後壁にも軽症ながら類似の骨性隆起が認められた（図2B →）。

解　説

　外耳道外骨腫は骨性外耳道壁の骨が過形成を起こし広基性に隆起したもので，通常は両側性にみられ，同側にも多発することが知られている。20～50歳代でみられることが多く，また男性に多いとされる。軽症のうちは無症状であるが，外耳道狭窄が高度になると，伝音性難聴，耳鳴，耳痛を認めたり，外耳道炎を繰り返したりする。治療は，無症状であれば経過観察になるが，前述のような症状の程度のよって，外科的な処置が行われる。

　原因は解明されたわけではないが，1937年に van Gilse が，冷水スイマーと温水スイマーを比較し，前者に外耳道外骨腫の発生が多い点を指摘し，成因に水温が関係するという説を提唱した。その当時，海水の刺激が外耳道外骨腫の発生に関与すると考えられていたが，1951年の Harrison による報告で，海水と淡水で外耳道外骨腫の発生に差のないことが証明された。その後，水温17.5℃以下で外耳道外骨腫の発生が促されるという報告や，水温の高い地域では外耳道外骨腫の発生に，より時間がかかるとする報告などがなされた[1]。

　本疾患は漁師や潜水夫などの職業，ヨット，サーフィン，スキューバダイビングなどのマリンスポーツとの関連が知られている。とりわけサーファーとの関連が有名で，1977年に Seftel が surfer's ear と命名した。サーファーに関する報告では，南カリフォルニアでの調査で有病率73.5％，サーファー歴が長いほど有病率が増加する傾向が示され[1]，宮崎県での調査では有病率が59.8％，サーファー歴にサーフィンの頻度を加味した surfing index を定義し，この指標

が大きいと重症例の割合が増えることが示された[2]。この様に，こういった集団においては，外耳道外骨腫はまれな疾患ではないことがわかる。

　サウナ入浴と外耳道外骨腫との関連については，2004年にGotoらにより2例の症例報告がなされている。1例は，15年間にわたり，週2，3回の頻度でサウナに行き，サウナ入浴と水風呂に頭までつかることを，そのつど4，5回繰り返していたという報告，もう1例は，15年間にわたり，毎日サウナに行き，サウナ入浴と水風呂に頭までつかることを繰り返していたという報告である[3]。この生活習慣と外耳道外骨腫の発生の因果関係を証明するには，より大規模な調査を行わなければならないが，これまでの知見から推測すれば，おそらく関連があると考えるのが自然である。ただ，ここで新たな疑問として，果たして外耳道外骨腫は，外耳道を持続的に冷水に曝露することで発生するのか，それとも冷水と常温（または高温）の曝露を繰り返すことが刺激になるのか，宮崎での調査や後藤らの報告では，後者の可能性もありうると解釈できるように思われる。蛇足ではあるが，本疾患のことを surfer's ear に対して sauna's ear とする記載を発見したが，この命名はまだ市民権を得ていないように思われる。

　外耳道外骨腫に関する過去の報告では，診断は主に耳鏡検査によりなされているが，今日ではCTによる精査が行われることとなる。本疾患のCT所見は，外耳道の広基性骨隆起で，通常は両側性にみられ，片側にも多発することが多い。外耳道壁のどの面に多いかに関しては，特に有意差は無いようである。鑑別疾患として重要なのは骨腫である。外耳道の骨腫は通常片側性であり，有茎性の骨隆起の形態をとるとされている。また，外耳道の高度狭窄例では，先天性外耳道閉鎖との鑑別を要するかもしれない。臨床的にはこの様な鑑別が必要になることはまずないと思われるが，あえてCTでの鑑別点を挙げれば，先天性骨性外耳道閉鎖では，当然ながら外耳道に相当する構造がないほか，鼓室の狭小，ツチ骨，キヌタ骨の奇形や鼓室壁への固着がみられる。

　最後に，本例は組織学的に確定診断がなされたわけではない。左外耳道病変に関しては手術適応と臨床判断されているが，患者自身が手術を受けるかどうか決めかねている状態である。しかし組織学的な証拠が得られずとも，本例は外耳道外骨腫の典型的な像を呈しており，診断は間違いないものと考えている。

診　断：外耳道外骨腫　external auditory canal exostosis

■ 文　献
1) Wong BJ：Prevalence of external auditory canal exostoses in surfers. Arch Otolaryngol Head Neck Surg 125：969-972, 1999
2) Nakanishi H：Incidence of external auditory canal exostoses in competitive surfers in Japan. Otolaryngol Head Neck Surg 145：80-85, 2011
3) 後藤隆史ほか：サウナ習慣者に発症した外耳道外骨腫の2症例. Otol Jpn 14：427，2004

北原　均（58巻8号，2013より）

22 食欲低下，易疲労感が出現し，他院で甲状腺機能亢進症と診断され，メルカゾール内服するも症状が悪化した

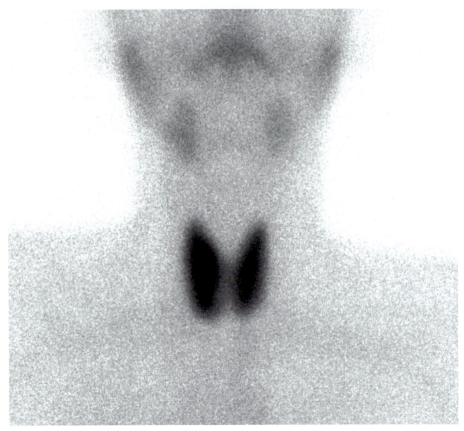

図1 ⁹⁹ᵐTc 甲状腺シンチグラフィ（正面像）
投与30分後の摂取率は4.5%（正常範囲は0.3〜4.0%）

症例 症例は20歳代，男性。

主　訴 ▶ 食欲低下，易疲労感。

経　過 ▶ X年8月に熱中症になり，その後食欲低下，易疲労感が出現した。他院で甲状腺機能亢進症と診断され，メルカゾールの内服を開始したが，症状がやや悪化した。

理学所見 ▶ 動悸や手指振戦はない。心音，呼吸音正常。血圧106/60。

血液所見 ▶ TSH 1.88 μU/ml（正常範囲は0.39〜4.01），FT3 5.30 pg/ml（2.13〜4.07），FT4 2.05 ng/dl（0.83〜1.71），レセプタ抗体陰性。

既往歴，家族歴 ▶ 特記事項なし。

画像所見

甲状腺シンチグラフィを図1に示す。びまん性の甲状腺腫大と軽度の摂取率高値を認め，局所的な集積低下や集積増加はみられない。この所見から，甲状腺ホルモン濃度上昇をきたす疾患のなかで結節性甲状腺腫（Plummer 病）と亜急性甲状腺炎は否定的である。摂取率軽度高値から軽度の Basedow 病や回復期の無痛性甲状腺炎が鑑別に挙がるものの，血液所見からいわゆる不適切 TSH 分泌（syndrome of inappropriate secretion of TSH：SITSH）が考えられた。次に行うべき画像検査は，TSH 産生腫瘍を除外する目的での下垂体 MRI となる。本例では下垂体 MRI では明らかな異常所見がなかった（画像提示なし）。

経　　過

甲状腺ホルモン不応症が疑われ，TRH 負荷試験が行われた。負荷前と比較して TSH の 150％以上の上昇を認めた。

解　　説

下垂体から分泌される TSH は甲状腺ホルモンの合成・分泌を促し，一方，甲状腺ホルモンは TSH の合成を抑制する。なんらかの理由でこの抑制機構に異常があると，甲状腺刺激ホルモン不適合分泌状態となる。血中遊離型甲状腺ホルモンが高値であるにもかかわらず，それに見合った TSH 分泌の抑制がみられない状態が SITSH である。血中の甲状腺ホルモン濃度が高値で，TSH の値が高値もしくは正常範囲内である場合に SITSH を考えるが，主に2つの病態が含まれる。

1つは TSH 産生腫瘍で，通常甲状腺中毒症状を呈する[1)2)]。本例では動悸，手指振戦，発汗といった甲状腺中毒症状はなく，MRI で下垂体に明らかな腫瘍を認めなかった。TSH 産生腫瘍では90％程度が macroadenoma であり，microadenoma はまれである。また ACTH 産生腫瘍では下垂体以外の臓器由来のものもあるが，TSH 産生腫瘍では異所性はほとんどない。したがって MRI 所見から TSH 産生腫瘍の可能性は低いと判断された。注意すべき点として，macroadenoma の TSH 産生腫瘍ではその3分の2が鞍上部や海綿静脈洞に進展し，腫瘍の増大にともなう下垂体機能低下の影響で甲状腺機能亢進症状が出ない場合があること，一方で，下垂体腺腫がしばしば非機能性であるために MRI で下垂体腫瘍が存在しても TSH 産生性とは限らないことなどが挙げられる。また microadenoma では MRI 偽陰性となる場合があり，後述する TRH 負荷試験などで反応性がない場合にはフォローアップして下垂体 MRI を再検することが考慮される。

本例のように甲状腺ホルモン高値もしくは正常範囲内で，甲状腺中毒症状がない場合には甲状腺ホルモン不応症を疑う[3-6)]。本症は Basedow 病と誤診されることがきわめて多い。1967 年に Refetoff らにより報告された疾患である。症状は様々であるが，共通に認められる所見は FT4 が上昇しているにもかかわらず，血中 TSH が抑制されないもので，産生された甲状腺ホルモンに対する組織の反応性が悪い病態である。血中 TSH の動きは FT4 の変動よりも遅く，Basedow 病の再燃や破壊性甲状腺炎の初期にはこのような血中所見を呈することがあり，血液検査

は1カ月後に再検することが推奨されている。本症例では1カ月半後の再検でも同様の所見であった。血中の甲状腺ホルモン高値と末梢組織でのホルモンに対する反応性の低下が釣り合い，代謝状態が正常範囲に入るために多くの症例では甲状腺機能亢進症状も機能低下症状もみられない。TSHによる持続的な甲状腺刺激の影響で，大部分の症例でびまん性の甲状腺腫を認め，図1のごとく本例でもみられた。

　TSH産性腫瘍との鑑別ではT3抑制試験やTRH負荷試験が行われる。T3抑制試験はT3を経口投与して下垂体よりのTSH分泌を抑制することにより，甲状腺摂取率が低下するかどうか，すなわち摂取率がTSH依存性であるか否かを判定する検査で，Basedow病の診断と治癒判定に用いられる。普通に摂取率検査を行った後，T3を継続投与し，再び摂取率の検査を行う。通常T3の投与後の摂取率が1/2以下になれば，T3抑制試験は陽性と判定される。TSH産生腫瘍では抑制がかからない。TRH負荷試験では負荷前と比較してTSHの上昇が有意であれば，甲状腺ホルモン不応症が疑われる。これらの検査は下垂体卒中などのリスクを伴うため，省略して後述する受容体検査がなされることも多い。

　この病態では甲状腺ホルモンの生物活性や代謝には異常がないことから，標的臓器におけるホルモン作用機構上の問題，特に甲状腺ホルモン受容体（thyroid hormone receptor：TR）の異常が当初から想定されてきた。TR遺伝子解析が可能になった後には，実際に大部分の症例でTR異常が認められた。ヒトのTRには$\alpha1$とβがあり，機能的には同等であるが，これまでにみいだされた異常はもっぱらTRβの異常であった。本例においてもTRβ受容体検査が計画されている。最近TRαの異常を有する疾患も発見されたが，SITSHを呈することがないとされる。一方で，約15%の症例ではTRの異常がなく，TRに結合するコファクタ（転写共役因子）などの異常による甲状腺ホルモン不応症が今後みつかってくる可能性が高いことが指摘されている。

診　断：甲状腺ホルモン不応症　resistance to thyroid hormone

■ 文　献
1) McDermott MT, Ridgway EC：Central hyperthyroidism. Endocrinol Metab Clin North Am 27：187-203, 1996
2) 磯崎収，吉崎愛：TSH産性腫瘍の診断と治療，伴良雄編：よくわかる甲状腺疾患のすべて　改訂第二版．298-305，永井書店，東京，2009
3) Refetoff S et al：Familial syndrome combining deaf-mutism, stuppled epiphyses, goiter and abnormally high PBI：possible target organ refractoriness to thyroid hormone. J Clin Endocrinol Metab 27：279-294, 1967
4) Refetoff S et al：The syndromes of resistance to thyroid hormone：update 1994. Endocrine Rev 2：336-343, 1994
5) 中村浩淑：甲状腺ホルモン不応症の診断と治療，伴良雄編：よくわかる甲状腺疾患のすべて　改訂第二版．293-297，永井書店，東京，2009
6) Schoenmakers N et al：Resistance to thyroid hormone mediated by defective thyroid hormone receptor alpha. Biochim Biophys Acta 1830：4004-4008, 2013

橋本　順（60巻13号，2015より）

23 転落後頸部痛，両側上肢筋力低下，しびれをきたし，緊急搬送された

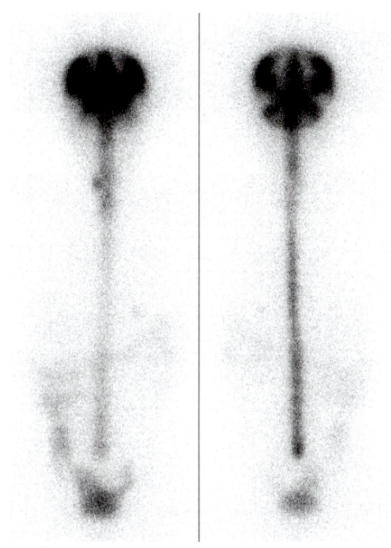

図1 ¹¹¹In-DTPA脳槽シンチグラフィ前後像（投与24時間後）

★次頁にも画像所見（図2）があります

症例	症例は20歳代，男性。
主　訴	▶ 頸部痛，両側上肢筋力低下，しびれ。
経　過	▶ 脚立からおよそ1.5m下のコンクリートに転落し，右前頭部を打撲した。当院救急外来搬送時に意識レベル30〜300で，不安定であった。痙攣発作，外傷性健忘あり。
既往歴	▶ 特記事項なし。

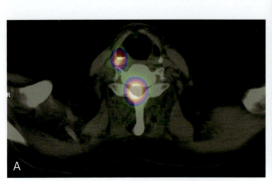
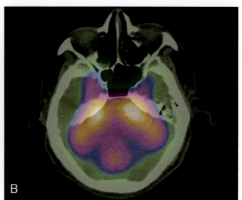

図2 ¹¹¹In-DTPA 脳槽シンチグラフィの前後像
　A：SPECT/CT 融合画像（下咽頭レベル）
　B：SPECT/CT 融合画像（副鼻腔レベル）

表1　鼻部に挿入された綿球のカウント

	2 時間後	5.5 時間後	24 時間後
右側	62	37,821	45,492
左側	162	122	17,336

単位は cpm，バックグラウンドカウントは 60

画像所見

　図1の全身像でみられる異常集積は頸椎の右側近傍と腹部の集積である。頸部の集積は主訴が頸部痛であったため，当初この部位からの漏出も疑われたが，打撲部位が右前頭部であったため，前頭蓋底から鼻部での漏出を評価する目的も兼ねて頭部から頸部のSPECT/CT撮像が追加された。図2AのSPECT/CT融合画像より，頸椎右の集積は梨状窩に位置していることがわかる。図1の腹部の集積はその形状から消化管への集積が示唆され，鼻腔に漏出したRIが嚥下され，その一部が右梨状窩に停滞し，腹部消化管の集積も嚥下されたRIが移動したものをみているものと考えられた。しかし鼻部のSPECT/CT融合画像（図2B）では，右側の鼻腔上部から後篩骨洞に液体貯留がみられるものの，同部にRIの集積はみられなかった。同時に計測された鼻部に挿入した綿球のカウントを表1に示す。データから右側の鼻腔に髄液漏出があることがわかる。以上より，鼻部からの漏出が少ない，あるいは撮像のタイミングの問題でSPECT/CT画像に漏出部位の所見が描出されていないことが考えられた。本症例では右側前頭蓋底に骨折があり，上記の漏出所見から手術適応と判断された。

解　説

　髄液鼻漏は外傷後の前頭蓋底やトルコ鞍の骨折などに伴う髄液の鼻腔への漏出が病態であり，鼻出血，嗅覚や視覚の異常を主症状とする。自然治癒することが多いが，漏出が続くと頭蓋内への細菌の侵入による髄膜炎や脳炎を生ずることがあるため，予防的に外科手術が行われる。脳槽シンチグラフィは髄液漏出の有無や部位の判定に用いられる。以前はプラナー像を用

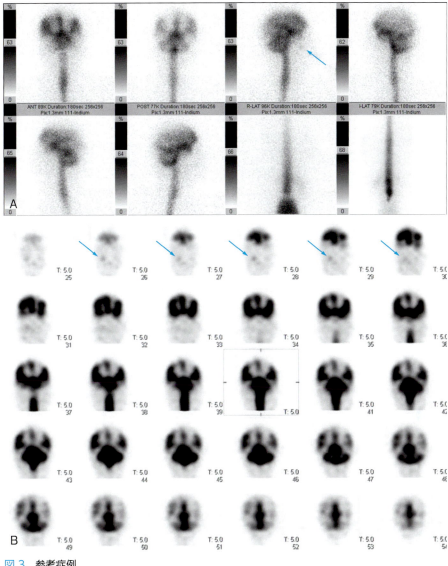

図3 参考症例
A：111In-DTPA 脳槽シンチグラフィプラナー像，B：SPECT

いての評価が主であったが，近年はSPECT/CTの使用により漏出についてより詳細な評価が可能となった。

　本例とは別の典型例を参考症例として図3に示す。本例ではプラナー像（図3A）で腹部消化管の異常集積はみられず，頭部側面像で右の顔面付近にごく淡い異常集積がみられる。この画像のみで異常集積を指摘するのは困難であるが，SPECTではより明瞭に観察される（図3B）。ただし，SPECT像でみられるRI集積の位置は前頭蓋底，トルコ鞍や鼻腔よりも尾側である印象を受け，髄液鼻漏と関連する集積であると確信がもてない。そこでSPECT/CT撮像が追加で行われた（図3C）。SPECT像とCT像との間で若干の位置ずれ（misregistration）がみられるものの，異常集積は右上顎洞の下端付近にあることがわかる。以上より，右側の髄液鼻漏が

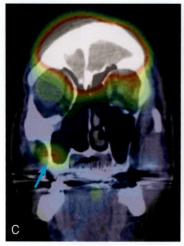 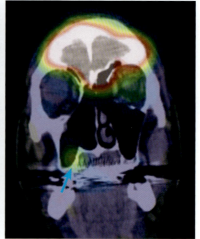

18 時間後　　　　　　　　25 時間後

図3　参考症例（つづき）
　　　C：SPECT/CT 融合画像

表2　鼻部に挿入された綿球のカウント（参考症例）

	2 時間後	5.5 時間後	24 時間後
右側	56	708	798
左側	68	59	62

単位は cpm，バックグラウンドカウントは 67

　存在し，漏出した RI が上顎洞下端に貯留しているものをみていると判断される．本例の鼻部に挿入した綿球のカウントを表2に示すが，データより右側に髄液鼻漏が存在することが確信できる．

　この2症例の画像所見から，脳槽シンチグラフィによる髄液鼻漏の診断ではいろいろな所見を総合的に拾い上げて判断することが重要であると考えられた．プラナー像，SPECT像，SPECT/CT融合画像に加えて綿球のカウント測定は鋭敏であり，正確な診断のためには必須であると考えられた．過去の報告でも綿球のカウント測定は画像所見よりも鋭敏に髄液漏出を検出するとされている[1]．

■ 診　断：髄液鼻漏　cerebrospinal fluid leak

■ 文　献
1) 仙田宏平：脳脊髄腔シンチグラフィ，久田欣一監修，利波紀久，久保敦司編：最新臨床核医学．p129-136, 金原出版，東京，2005

橋本　順（61巻2号，2016より）

24　左眼痛が持続し，その後複視が出現してきた

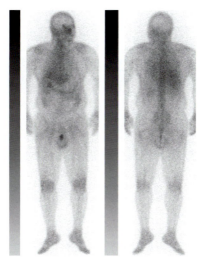

図1　ガリウムシンチグラフィ（全身像）

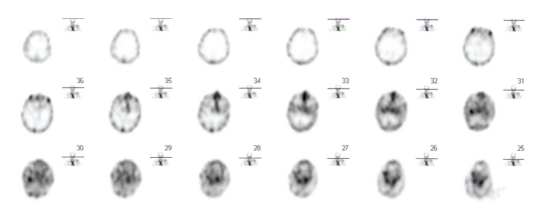

図2　頭部ガリウムSPECT（横断像）

★次頁にも画像所見（図3）があります

症例	症例は50歳代，男性。
現病歴	▶ X年9月下旬に左眼痛が持続した。他院にてMRI，CT，血液検査，髄液検査施行するも異常なし。11月上旬より複視が出現し，当院受診した。
既往歴	▶ 高血圧，糖尿病，虫垂炎（手術）。
身体所見	▶ 血圧160/83 mmHg，眼位はほぼ正中，左眼外転制限あり，複視あり（正中視，垂直方向，水平方向注視時）。
血液検査	▶ WBC 12,600/μl，HgA1c 6.9%，その他著変なし。

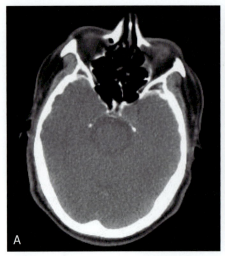
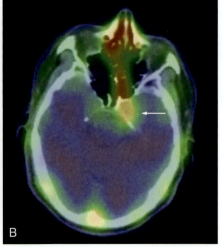

図3 CT (A) と SPECT/CT 融合画像 (B)

画像所見

図1の全身像では涙腺や鼻腔の生理的集積の影響もあり，明らかな異常集積を指摘できない。図2のSPECT像で鼻腔の生理的集積から左背側に達する異常と思われる集積を認め，集積の最も背側の部分はSPECT/CT融合画像で左海綿静脈洞に一致していることがわかる（図3⇒）。単純CTではあるがCT像でも海綿静脈洞の拡張がみられる。臨床症状，理学所見から症状の原因となっている病変部位として矛盾しない。

経　過

ガリウム集積がみられたのは海綿静脈洞付近のみで，Tolosa-Hunt症候群が疑われた。鑑別としてリンパ腫，結核，サルコイドーシス，IgG4関連疾患などが挙がるが，病変の分布がやや非典型的である。髄液検査の結果ではCytologyがClassⅡ，真菌，結核菌培養陰性で，その他著変なかった。血液検査でANCA陰性，ACE，IgG4，IL-2は正常範囲内であった。

ステロイド治療が行われ，治療前後のCT像を図4に，ガリウムシンチグラフィを図5に示す。治療後と比較して左海綿静脈洞の拡張の程度に大きな変化はないが，ガリウムの集積が明らかに増強し，活動性の増悪が示唆される（図5→）。

ステロイド治療をパルス療法に変え，その後1日40mg内服，1週間に10mgずつの減量を行い，症状が消失した。

解　説

Tolosa-Hunt症候群は眼窩先端部，上眼窩裂や海綿静脈洞周辺の硬膜炎に由来する有痛性の肉芽腫による症候群である。眼窩後部の持続性疼痛，動眼，滑車，外転神経の障害による眼球運動障害と三叉神経第1枝領域の感覚障害を認め，ステロイドによく反応する[1]。国際頭痛学会の診断基準を表1に示す[2]。

部位的に生検が容易ではなく，ステロイドによく反応するという特性から，鑑別が困難な場

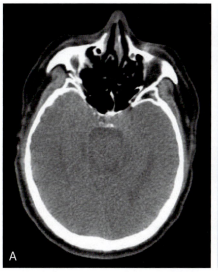 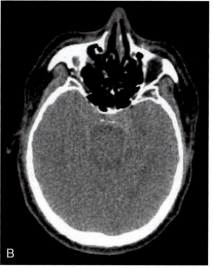

図4 治療前後のCT（横断像，海綿静脈洞レベル）
　　A：治療前，B：治療後

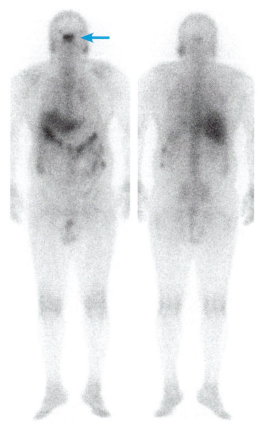

図5 治療後のガリウムシンチグラフィ（全身像）

表 1　Tolosa-Hunt 症候群の診断基準

・未治療の場合，数週間続く反復性一側性眼窩部痛。
・第 3，4，または第 6 脳神経のうち，1 本またはそれ以上の麻痺を伴い，MRI あるいは生検にて肉芽腫が証明される。
・麻痺が痛みの出現と同時，あるいは 2 週間以内に出現。
・痛みと麻痺がステロイド治療後 72 時間以内に改善。
・適切な検査で他疾患を除外。

合には診断的治療としてステロイドの投与が試みられる。ただし，サルコイドーシスやリンパ腫などでもステロイドに反応するため，注意を要する。本例では初回のステロイド治療後にガリウムシンチグラフィで集積増強を認めた。サルコイドーシスやリンパ腫などの腫瘍，その他結核，梅毒，IgG4 関連疾患，血管炎，骨髄炎，動静脈瘻などとの鑑別が問題となった。

　局所病変の性状評価には MRI が有用であるが，病変が局所のみであるのか，全身性疾患の一部をみているものかの評価が鑑別診断に重要である。この場合に FDG-PET に保険適用がないため，ガリウムシンチグラフィが用いられることがある。涙腺，鼻腔などの生理的集積が付近に存在し，病変が深部に位置することもあり，プラナー像では診断が困難なことがある。SPECT撮像により検出能が上昇するが，図 2 のごとく集積の解剖学的な位置がわかりにくい場合には SPECT/CT が有用である（図 3）。また図 4, 5 のように病勢の評価や治療効果判定では形態画像よりも機能画像である核医学検査が有用なことがある。集積の強さの評価では，表示条件により画像の印象が大きく異なる SPECT/CT 融合画像よりもプラナー像を用いるほうが良い。

診　断：トロサ・ハント症候群　Tolosa-Hunt syndrome

■ 文　献
1）田村麻子ほか：脂肪抑制 MRI T$_2$強調画像で病巣側に "tram-track" sign と "donut configuration" がみられた Tolosa-Hunt 症候群．臨神経 48：271-274，2008
2）Headache Classification Subcommittee of the International Headache Society：The International Classification of Headache Disorders：2nd edition. Cephalalgia 24 Suppl 1：131, 2004

橋本　順（61 巻 10 号，2016 より）

25

顎下部の腫脹を自覚し，左顎下部に熱感を伴う4 cm大の硬結を触知できたため，当初セフェム系抗菌薬が投与されたが，その後ニューキノロン系抗菌薬に変更するも病変は増大してきた

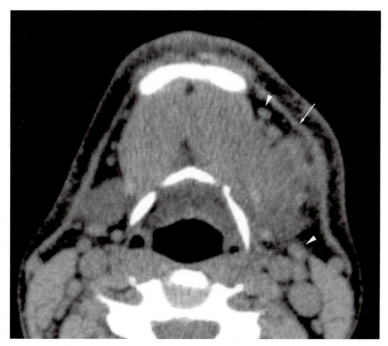

図1　頸部単純CT

★次頁にも画像所見（図2，3）があります

症例	症例は40歳代，男性。
主　　訴	▶ 左顎下部腫脹。
家族歴	▶ 特記事項なし。
既往歴	▶ 特記事項なし。
現病歴	▶ 左顎下部の腫脹を主訴として近医を受診した。左顎下部に熱感を伴う4 cm大の硬結を触知できたため，感染性疾患が疑われセフェム系抗菌薬にて加療されたが改善しなかった。第17病日にニューキノロン系抗菌薬に変更するも，病変は増大し，第38病日に当院耳鼻咽喉科へ紹介となった。
検査データ	▶ 第24病日の血液検査では軽度のCRP上昇（1.14 mg/dl）が認められたが，その後，陰性化した。
現　　症	▶ 当院初診時は左顎下部の腫脹のみであったが，第48病日に疼痛・発赤が出現した。

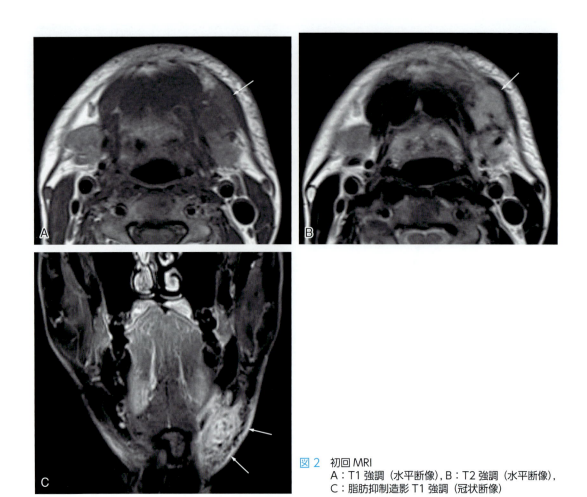

図2 初回 MRI
A：T1 強調（水平断像），B：T2 強調（水平断像），
C：脂肪抑制造影 T1 強調（冠状断像）

画像所見

　単純 CT（第 17 病日）では，左顎下腺の腹側に顎下腺と比して軽度高吸収を呈する境界不明瞭な軟部影がみられた（図1 ⇒）。左広頸筋や皮膚の肥厚，周囲脂肪織の軽度濃度上昇など炎症・浮腫を示唆する所見も認められた。周囲リンパ節に軽度腫大がみられた（△）。

　初回 MRI（第 25 病日）では，左顎下部腫瘤（最大径 30 mm）は筋肉と比して T1 強調像で等〜軽度高信号（図 2A ⇒），T2 強調像では高信号を呈していた（図 2B ⇒）。造影後 T1 強調像では強い造影効果が認められ内部に点状の造影不良域を伴い強く造影されていた（図 2C ⇒）。顎下部皮膚の肥厚と造影増強効果も認められた。再検時の MRI（第 52 病日）では顎下部腫瘤は増大し，初回 MRI と比べ T2 強調像で低信号を呈し（図 3A ⇒），造影後 T1 強調像では皮膚への進展が明瞭であった（図 3B，C ⇒）。

経　　過

　左顎下部腫瘤摘出術が施行され，病理にて放線菌症と診断された。ペニシリン系抗菌薬を処方され経過観察中であり，再発は認められていない。

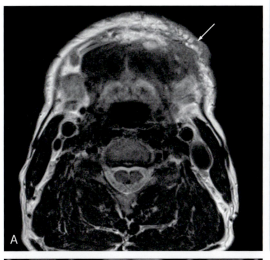
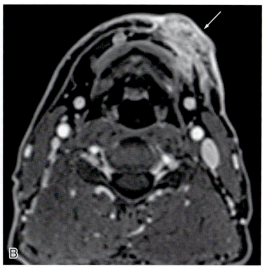
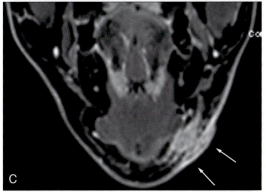

図3 再検時 MRI
　A：T2強調（水平断像）
　B：脂肪抑制造影 T1 強調（水平断像）
　C：脂肪抑制造影 T1 強調（冠状断像）

解　説

　放線菌症はグラム陽性嫌気性桿菌の Actinomyces 属によって起こる感染症で，口腔，咽頭，消化管および女性生殖器などの粘膜に常在する Actinomyces israelii が起炎菌となることがほとんどで，頸部（口腔，顔面）での感染が50〜65％を占める。

　免疫正常成人に発症することが多く，急性期では疼痛，開口障害，板状硬結がみられ，亜急性期〜慢性期では，無痛性の硬い腫瘤として触知され，多発性膿瘍を形成し，皮膚への進展や瘻孔形成をきたす。骨髄炎を伴うこともある。感染の契機としては齲歯，抜歯など歯原性のものが最多で，そのほかに外傷や慢性扁桃炎，中耳炎などが知られている。また放射線照射後やビスホスホネート製剤使用による顎骨壊死も感染のリスクを増大させる。下顎角部や顎下部が好発部位で，頬部や頤下，咀嚼間隙に起こることもある。

　頸部放線菌症では，放線菌のもつ蛋白分解酵素により，しばしば正常頸部筋膜解剖を無視した進展と周囲への強い浸潤傾向を示す。また病変内の豊富な肉芽腫と線維成分のため硬い腫瘤として触知され，臨床的に悪性腫瘍との鑑別が重要となる。

　CTやMRIでは均一な造影効果を呈する浸潤性腫瘤性病変として認められることが多い。また小さな壊死や膿瘍を反映し微小な造影欠損域が内部にみられることがあるとされ，本例でも

造影後 T1 強調像で描出されていた。周囲の脂肪織の炎症・浮腫を示唆する所見や皮膚の肥厚・造影増強効果もよくみられる所見であり，腫瘤性病変は経過中に皮膚へと進展する。

CT では病変と隣接する顎骨の硬化性変化や破壊性変化の評価に有用である。また病変内のガス像や隣接する顎骨の骨膜反応を指摘できる場合もある。

MRI では，病変は筋肉と比して T1 強調像で等信号，T2 強調像で中等度から高信号を呈するとされ，周囲軟部組織や骨髄へと波及する炎症の範囲や微小膿瘍の指摘も容易となる。本例では，初回 MRI と比して再検時は T2 強調像で腫瘤性病変の信号低下が認められ，経時的な線維成分増加を反映していると考えられた。

一般に頸部放線菌症では浸潤性病変の割にリンパ節腫大は軽度のことが多いとされ，他の感染症やリンパ節転移を伴う悪性腫瘍との鑑別点と考えられている。

放線菌はペニシリンに感受性があり，軽症例ではペニシリン系抗菌薬を 2 カ月程度内服することで治療される。一方，重症例や難治例では手術による局所病巣切除後に長期の内服が必要となることが多い。

診　断：顎部放線菌症　actinomycosis in the mandible

■ 文　献

1) Heo SH et al：Imaging of actinomycosis in various organs：a comprehensive review. RadioGraphics 34：19-33, 2014
2) Sasaki Y et al：Actinomycosis in the mandible：CT and MR findings. AJNR Am J Neuroradiol 35：390-394, 2014

藤澤利充，飯田悦史，松永尚文（61 巻 12 号，2016 より）

26　他院で右冠動脈左室瘻が指摘されており，辺縁に円弧状の石灰化を有する巨大な腫瘤性病変がみられた

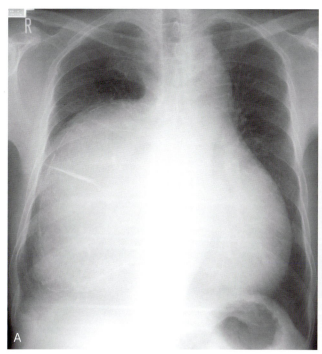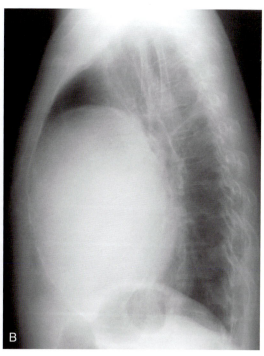

図1　胸部X線
　　　A：正面像，B：側面像

★次頁にも画像所見（図2）があります

症例	
	症例は69歳，男性。
主　　訴	▶ 呼吸困難，下肢浮腫。
現 病 歴	▶ 16年前，不整脈を主訴に受診した他院で右冠動脈左室瘻を指摘されていた。手術を勧められたが拒否し，保存的に経過を観察していたところ，6年前より下肢の浮腫と呼吸苦を自覚するようになった。最近，症状が悪化してきたために入院となる。
既 往 歴	▶ 66歳時：胸膜炎。
家 族 歴	▶ 特記事項なし。
現　　症	▶ 脈拍66/分，血圧160/90 mmHg，聴診上，胸骨左縁第4肋間に収縮期雑音（Levine III度）を聴取する。呼吸音には異常ない。両下肢に著明な浮腫と色素沈着を認め，右季肋下に肝を4横指触知する。

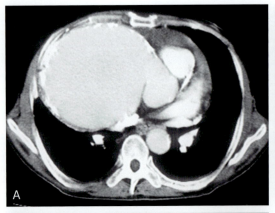
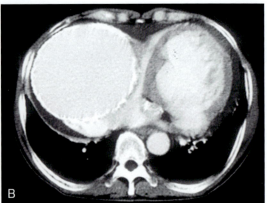
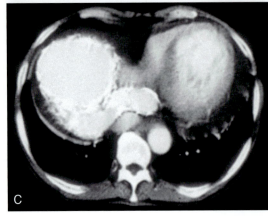

図2 造影CT

画像所見

　胸部X線正面像（図1A）では，縦隔陰影が右方に拡大し，その辺縁に弧状石灰化が認められる。この陰影に重なって肺紋理を確認できるが，心臓右縁は同定できない。右中肺野には索状影が認められ，板状無気肺が疑われる。側面像（図1B）では，拡大した心陰影によって，気管が背側に圧排されている。心陰影の前縁には線状石灰化が認められる。

　造影CT（図2）では，心臓の右方に径11 cm大の腫瘤性病変を認める。上行大動脈と連続し，大血管と同様な造影効果を呈している（図2A）。この病変は，心後縁では太い管状構造となって拡大した左室腔に向かっている（図2BC）。壁には石灰化が強い。この病変によって右室や右房は圧排されている。心嚢水が認められる。

経　　過

　心臓カテーテル検査が施行された。右冠動脈は入口部より瘤化し，左室後壁から左室腔内に流入していた。左室造影では壁運動にびまん性低下が認められた。圧測定では，肺動脈と右室の圧は正常だったが，右房圧が上昇していた。大動脈圧は128/36 mmHgと脈圧が大きく，重度の大動脈弁閉鎖不全が認められた。巨大な瘤による右心系や大動脈弁への圧迫が，両心不全を惹起したと考えられた。

■ 解 説

　胸部 X 線正面像では，右方に張り出した縦隔陰影に重なって肺血管を確認できるが，心臓の辺縁を同定できない。この所見から，病変は心臓自体か，心臓に接して肺門よりも前方に存在すると考えられる。側面像で気管が背側に偏位している点も矛盾しない。

　次に正面像，側面像のいずれでも病変の辺縁に曲線状の石灰化が認められることから，病変が球形であることが推測される。このような石灰化を呈する心臓自体の病変としては，心室瘤や心膜石灰化があげられる[1]。しかし，本病変が心室瘤のできる左ではなく，右方に張り出していることや，心膜石灰化のような石灰化の厚みがないことから，いずれの可能性も低くなる。所見からは，壁に石灰化を生じた前縦隔腫瘍（奇形腫など）や動脈瘤などの，心臓以外の病変が考えやすい。

　造影 CT の所見から，病変が血管であることは明白であり，右冠動脈左室瘻に合併した右冠動脈瘤の診断に至る。

　冠動脈瘻は拡張・蛇行した冠動脈が，心腔や肺動脈に直接開口する先天奇形である。まれな病態と考えられていたが，近年の冠動脈造影や心エコーの普及に伴い，成人例の報告が増加している[2]。検査技術の向上が，自覚症状に乏しい本症の発見率を高めていると考えられる。さらに流出冠動脈は，右冠動脈に多いといわれた従来の報告に対して，両側冠動脈の割合が高くなり，流入腔も小児例では右心系，成人例では肺動脈に多いことが知られるようになっている[2]。

　冠動脈瘻と冠動脈瘤の合併は 15％程度で少なくない[2]。巨大瘤の報告も散見されるが[3][4]，破裂例はまれである。流出冠動脈と流入腔の圧差が瘤の成因と考えられている。

診　断：右冠動脈左室瘻に合併した右冠動脈瘤
right coronary artery aneurysm associated with right coronary artery-left ventricular fistula

---

■ 文　献

1) 大場覚：心疾患の X 線像の鑑別，大場覚；胸部 X 線写真の読み方．p53-61，中外医学社，東京，1999
2) 小野稔ほか：先天性冠動脈瘻─最近 5 年間の本邦報告例の集計と検討．心臓 27：3-11，1995
3) Nimura H et al：Coronary-artery fistula with a giant aneurysm. N Engl J Med 346：1211，2002
4) Yang TY et al：Giant coronary artery aneurysm mimicking a paracardiac mass. Chang Gung Med J 26：133-137，2003

小山雅司，大場　覚（50 巻 1 号，2005 より）

27 胸部不快感で右心不全と診断され，心カテーテル検査で右心系の酸素飽和度が上昇していた

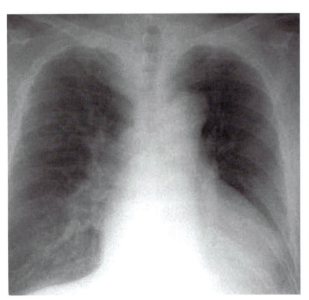

図1 胸部ポータブルX線（正面像）

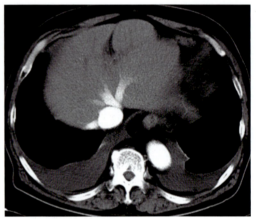

図2 造影CT（横隔膜レベル）

★次頁にも画像所見（図3）があります

症例

症例は76歳，男性。

主　訴 ▶ 胸部不快感，胸痛。

現病歴 ▶ 胸部不快感で近医を受診し，心臓超音波検査にて肺動脈および右心圧が高く，右心不全と診断された。心臓カテーテル検査で，右心系での酸素飽和度が上昇していることから何らかのシャント疾患が疑われたが，原因がはっきりしないため当院に紹介入院となった。

検査所見 ▶ 赤血球数 444×10^{10}/l，Hb 12 g/dl，白血球数 6,960×10^6/l，CRP 1.56 mg/dl，AST 35 IU/l，ALT 36 IU/l，クレアチニン 1.67 mg/dl，BUN 15.6 mg/dl，LDH 264 IU/l，ヒト脳性Na利尿ポリペプチド（BNP）1,207.2 pg/ml。

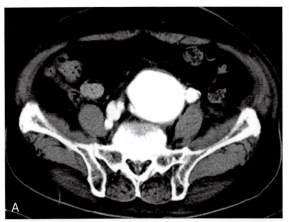
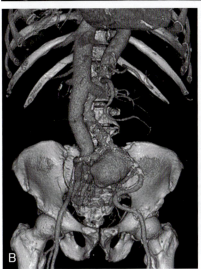
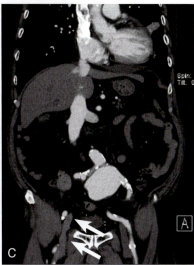
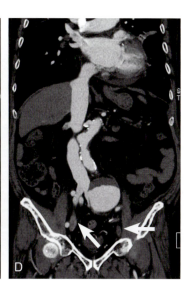

図3　造影CT
　A：骨盤部造影CT
　B：造影CT（動脈相，3次元再構成像）
　C：造影CT（MPR再構成像）
　D：造影CT（MPR再構成像）

画像所見

　胸部単純ポータブルX線で，心拡大と肺血管陰影の拡張から肺うっ血が示唆される（図1）。心臓カテーテル検査で心内にはシャントは存在しないと判断され，他部位に何らかの動静脈瘻が疑われた。横隔膜レベルの造影CTでは，両側胸水貯留と下大静脈拡張，肝静脈への造影の逆流があり，右心圧の上昇が示唆される（図2）。腹部造影CT検査で，嚢状の大きな左総腸骨動脈瘤が認められ（図3A），著明に拡張した下大静脈が腹部大動脈と同程度に濃染されている（図3B）。造影CT（動脈相）冠状断像で，両外腸骨動脈や大腿静脈は造影されていない（⇒）のに，瘤のレベルより頭側の下大静脈は動脈と同程度に造影されており（図3CD），左総腸骨動脈瘤が左総腸骨静脈に穿破し，瘻孔を形成しているものと思われる。

経　過

　採血からBNPも高値を呈し，CTなどから高血流シャントに伴う心不全状態と判断され，造影CT翌日に準緊急で左総腸骨動脈瘤切除術が施行された。術後，動静脈短絡に伴う右心負荷は軽減した。

■ 解　説

　機械様雑音を伴った拍動性腹部腫瘤が触知される例で，高負荷による心不全や下肢の浮腫，繰り返す深部静脈血栓症，拍動を伴った下肢静脈瘤が認められた場合には，大動脈・下大静脈瘻や各種レベルでの動静脈瘻が疑われる。腸骨動静脈瘻の3徴として，突発的に発症した高拍出性心不全，腹壁の thrill や血管性雑音を伴う腹部拍動性腫瘤の触知，片側下肢の腫脹がある。

　腸骨動静脈瘻の穿孔部位は，左総腸骨動脈・左総腸骨静脈瘻，右総腸骨動脈・右総腸骨静脈瘻，左総腸骨動脈・右総腸骨静脈瘻，右総腸骨動脈・左総腸骨静脈瘻などがあり，左総腸骨動脈・左総腸骨静脈瘻が多いとされる。

　本症を診断するためには，動静脈瘻を疑い検査する必要があり，心内のシャントがない場合には怒張した静脈がないか全身をよく検索する必要があり，超音波検査で静脈波形の変化や造影 CT や MR angiography で早期に描出される静脈がないか検査する必要がある。

　腹部大動脈瘤の破裂形態の1つにも大動脈・下大静脈瘻（aorto-caval fistula）があり，腹部大動脈破裂の6%に認められ[1]，急激な心不全症状として認められる。

　動脈瘤に動静脈瘻を合併した症例の手術成績は，大量出血に対するコントロールや心筋梗塞，腎不全，凝固異常などに対して如何に対応できるかが鍵となり，通常の動脈瘤手術と比較し予後不良である。原則として外科的瘤切除術が選択されるが，術中出血量を軽減するために，術前の瘻孔評価（瘻孔サイズや形態）が重要となる。瘻孔をバルーンカテーテルなどで閉塞すると出血量は軽減できる場合もあり，近年ではステントグラフト留置術などの血管内治療が行われる場合もあるが[2]，ステントグラフト留置術は遠隔成績が懸念されるため各種解剖学的適応を厳密に検討する必要がある。

診　断：左総腸骨動脈瘤破裂による左総腸骨動静脈瘻
common iliac arteriovenous fistula due to ruptured common iliac artery aneurysm

---

■ 文　献

1) Tsolakis JA et al：Aortocaval fistula in ruptured aneurysms. Eur Vasc Endovasc Surg 17：390-393, 1999
2) Beveridge CJ et al：Aortoiliac aneurysm with arteriocaval fistula treated by a bifurcated endovascular stent-graft. Cardiovasc Intervent Radiol 21：244-253, 1998

岡田宗正，松永尚文（53巻5号，2008より）

28 胸痛と意識喪失で救急搬送され，心電図異常がみられた

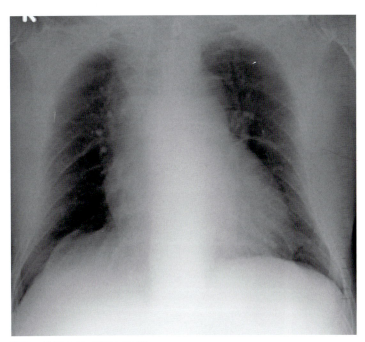

図1 胸部X線（臥位正面像）

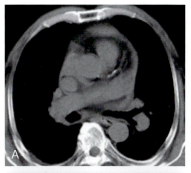
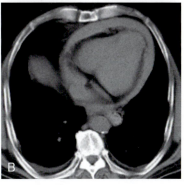

図2 胸部単純CT

★次頁にも画像所見（図3）があります

症例	
	症例は60歳代，男性。
主　訴	▶ 胸痛，意識消失。
現病歴	▶ 数日前より左肩が痛かったが，早朝の勤務中に胸痛を覚え，徐々に意識を消失した。救急隊により近医へ搬送されたときJCS-III-300で失禁状態であったが，その後意識は回復した。ただし，経過中に一過性の右片麻痺がみられた。心電図で急性心筋梗塞を疑う所見がみられたため，心筋梗塞，あるいは大動脈解離疑いとして本院へ転送された。転送時は意識清明となっていた。
既往歴	▶ 特記事項なし。
理学所見	▶ 血圧80/60，心拍数77。
血液検査所見	▶ Hb 12.6 g/dl（13.5～17.6 g/dl），CRP 0.31 mg/dl（0～0.30 mg/dl），BNP（脳性ナトリウム利尿ペプチド）150 pg/ml（0～20 pg/ml）。H-FABP（ヒト心臓由来脂肪酸結合蛋白）陽性。（　）内は正常値。
心電図所見	▶ II，III，aVF誘導にてST上昇がみられた。

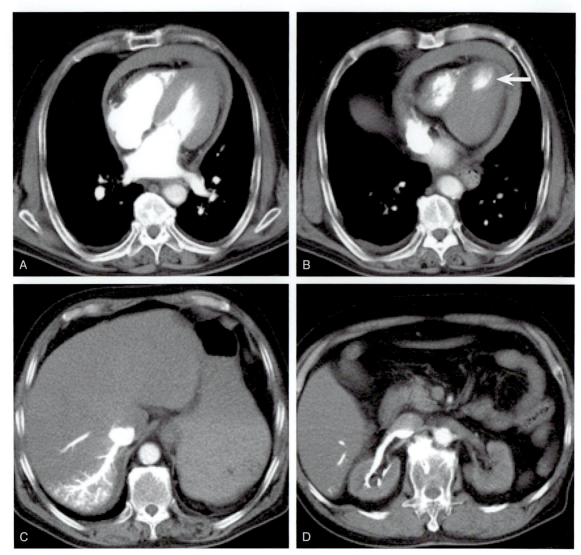

図3 胸部造影CT

画像所見

　心臓超音波検査では，心尖部に限局した壁運動低下とともに，輝度の高い心囊水貯留がみられた。胸部X線臥位正面像（図1）では，心陰影の拡大と間質影増強がみられ，左心不全による間質性肺水腫の所見と考えられた。大動脈解離の有無の診断目的で行われた胸部CTでは大動脈解離の所見はみられず，冠動脈石灰化（図2A），少量の両側胸水，および吸収値が血液と同等（CT値50前後）の心囊液貯留を全周性に認めた（図2B）。造影後のCTでも大動脈解離の所見はみられなかったが，心囊液貯留の他，左室尖端部下壁を貫く造影剤貯留（図3B⇒）がみられ，この部が破裂して心タンポナーデを来したものと考えられた。また，心タンポナーデによる右室負荷のため，上肢より注入された造影剤の肝静脈および右腎静脈への逆流がみられた（図3CD）。

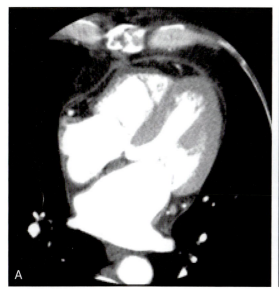
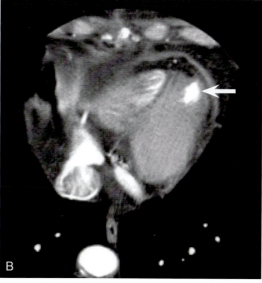

図4 退院時胸部造影CT

経　過

　急性心筋梗塞に伴う左室自由壁破裂の診断のもと緊急手術が行われた．まず，心膜切開にて心タンポナーデの解除を行ったところ，活動性の出血はみられなかった．次いで心尖部梗塞部位および破裂部位を確認し，破裂部のパッチによる修復・補強を行った．術後行われた心臓カテーテル検査では梗塞部も含め有意の狭窄病変は指摘できなかった．術後の造影CTでは，術前CTでみられたと同様に梗塞部が仮性心室瘤となって残存していた（図4B ⇒）．その後の経過は順調で，合併症もなく退院となった．

解　説

　心臓破裂は急性心筋梗塞の1〜10％に合併するとされ，本例のように心筋梗塞発症とほぼ同時の発生もあれば，心筋梗塞発症後数日経過して起こる場合もある[1-4]．また，急性心筋梗塞による死亡例の剖検では30％に破裂がみられたという報告もある[5]．心破裂の症状には，心膜刺激による持続性・反復性の胸痛，不安感，嘔吐，失神，静脈怒張などがあり，急速に心原性ショックに至る．心破裂に特有な検査所見としては，CRP（C-reactive protein），脳性ナトリウム利尿ペプチド（brain natriuretic peptide：BNP）などが高値となることがある[1]．心破裂のリスク・ファクターとしては65歳以上，女性，高血圧，初回の心筋梗塞，1枝病変などが挙げられており，血栓溶解療法も心破裂のリスクを高めるという説もある[1]．

　破裂の部位は左室自由壁，右室自由壁，僧帽弁乳頭筋（断裂），心室中隔（穿孔，シャント形成）などがあるが，特に頻度も緊急性も高いのが左室自由壁破裂である．2001年の我が国における多施設調査では，急性心筋梗塞32,537例中，433例（1.3％）に左室自由壁破裂がみられ，破裂例の生存退院率は30.7％であった[4]．急性心筋梗塞後の左室自由壁破裂は，症状の発現様式により急性型（blow-out型），亜急性型（slow rupture型），慢性型に分類される[3,4]．急性

型では急激な心タンポナーデによりショック，心停止に至るため院内発症であっても救命困難な場合が多い。亜急性型では，血腫や心膜により出血部位がふさがれ，本例のようにある程度内科的な循環維持が可能となる。心筋梗塞の急性期を脱して仮性心室瘤がみられる場合は慢性型とされる。

　治療法としてはほとんどの症例で開胸手術が行われ，心膜切開によるタンポナーデ解除，フィブリン糊による止血，壊死部の切除，破裂部直接縫合術，破裂部パッチ修復手術などが選択される[1-4]。まれに，経皮的穿刺によるフィブリン糊止血が行われることもある。

診　断：急性心筋梗塞による心破裂　cardiac rupture due to acute myocardial infarction

■ 文　献

1) Wehrens XHT et al：Cardiac rupture complicating myocardial infarction. Int J Cardiol 95：285-292, 2004
2) Shirani J et al：Out-of-hospital sudden death from left ventricular free wall rupture during acute myocardial infarction as first and only manifestation of atherosclerotic coronary disease. Am J Cardiol 73：88-92, 1994
3) 荻原正規ほか：急性心筋梗塞後の左室自由壁破裂症例の検討. 胸部外科 50：848-853, 1995
4) 許俊鋭ほか：急性心筋梗塞後の左室自由壁破裂に対する治療の検討：過去5年間の全国アンケート調査. 循環器科 50：517-520, 2001
5) Hutchins KD et al：Cardiac rupture in acute myocardial infarction：a reassessment. Am J Forensic Med Pathol 23：78-82, 2002

工藤　祥, 大塚貴輝, 江頭秀哲（54巻10号, 2009より）

29　4年前妊娠時に子宮筋腫を指摘されるも放置していて，CTで子宮腫瘍と下大静脈内腫瘍が指摘された

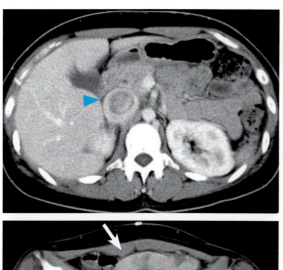
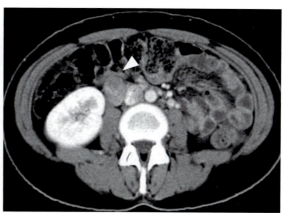
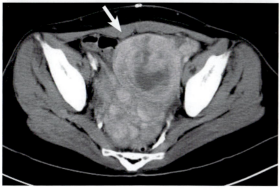

図1　腹骨盤部造影CT（横断像）

★次頁にも画像所見（図2〜4）があります

症例	症例は30歳代，女性。
既往歴	24歳時・26歳時に経腟分娩の既往あり。
現病歴	26歳の妊娠時に子宮筋腫を指摘されたが放置していた。下腹部痛があり，子宮付属器炎の診断で抗生剤投与されたが改善なく，近隣の総合病院を紹介された。CTにて子宮腫瘍と下大静脈内腫瘍を指摘され，当院紹介となった。
血液データ	WBC 4,650/μl, RBC 373万/μl, Hb 9.8 g/dl, Plt 30.9万/μl, CA125 24 U/ml, CA19-9 5.7 U/ml。

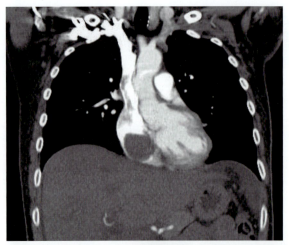
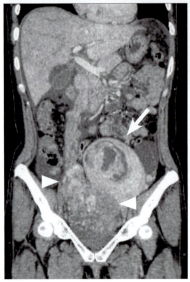
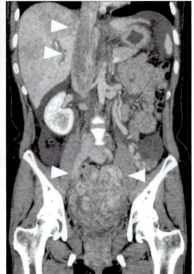

図2　胸腹骨盤部造影CT（冠状断像）

画像所見

　腹骨盤部造影CT横断像（図1）で子宮に約8×7×10cm大の内部不均一な腫瘍が認められた（⇨）。子宮右側から右卵巣静脈，下大静脈，右房にかけて内部不均一な造影効果を有する腫瘤影が認められ，腫瘍栓と思われた（▲）。

　腹骨盤部造影CT冠状断像（図2）で子宮腫瘍と右卵巣静脈〜下大静脈内に腫瘍栓がみられ，右房内へ進展していた（△）。

　骨盤部MRI（図3）でT2強調像にて子宮内に内部不均一な腫瘍が認められ，造影T1強調像にて不均一に造影された（⇨）。変性筋腫と思われたが，画像上は肉腫等の可能性も否定はできなかった。T2強調像，造影T1強調像にて子宮右側には静脈内腫瘍栓と思われる造影効果を有する腫瘍が認められた（△）。

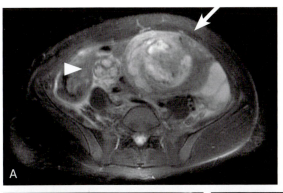
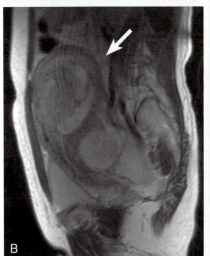
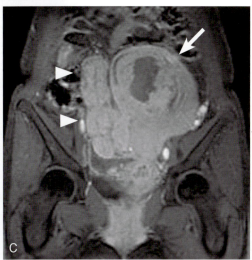

図3 骨盤部 MRI
A：脂肪抑制 T2 強調（横断像）
B：T2 強調（矢状断像）
C：造影後 T1 強調（冠状断像）

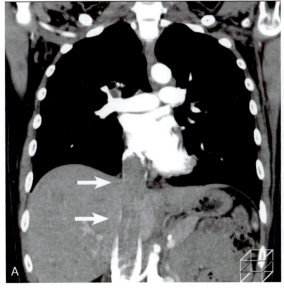
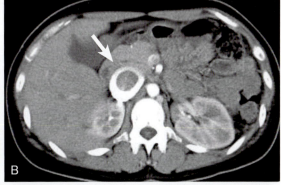
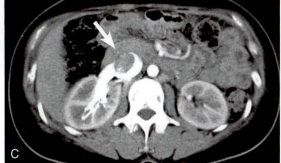

図4 胸腹骨盤部造影 CT（右下肢より造影剤を注入）
A：冠状断像，B，C：横断像

胸腹骨盤部造影CT（右下肢静脈より造影剤を注入）（図4）で下大静脈～右房にかけて認められる腫瘍栓は表面平滑で境界も明瞭であった（⇨）。一部下大静脈壁と接していたが，明らかな浸潤所見は認められなかった。

経　過

　CT，MRI所見より静脈内平滑筋腫症が疑われたが，子宮腫瘍は平滑筋肉腫の可能性が完全には否定できなかったため，試験開腹にて子宮腫瘍の生検がなされ，平滑筋腫と診断された。まず産婦人科にて単純子宮全摘，両側付属器切除が施行され，その後心臓血管外科にて人工心肺下に下大静脈内腫瘍摘出術が施行された。血管内腫瘍は卵巣静脈の下大静脈合流部にて軽度の癒着が認められたが，その他に周囲組織への明らかな浸潤所見なく，完全摘出が可能であった。病理学的にintravenous leiomyomatosisと診断された。

解　説

　intravenous leiomyomatosisは1896年Birsh-Hirschfeldにより初めて報告され[1]，"血管内に発育する良性の平滑筋腫を特徴とした子宮腫瘍"と定義されるまれな腫瘍である。腫瘍は子宮静脈や卵巣静脈内を進展していくことが多い。症状としては過多月経，月経困難，不正性器出血といった子宮筋腫の随伴症状が多く，基本的に偶然発見されることが多い。腫瘍が心臓に達する場合には心不全症状を呈す事があり，突然死の原因となることもある[2]。

　治療法としては外科的摘出術が第一選択であるが，不完全摘出例では約30％に再発が認められる[3]。肺転移の報告例もある[4]。

　子宮腫瘍が存在するあるいは子宮筋腫術後で，子宮静脈や卵巣静脈に腫瘍進展が認められた場合に本疾患が疑われる。自験例のように腫瘍が下大静脈や右房まで及ぶ場合には，血管内進展傾向が強い割には多臓器病変やリンパ節腫大が認められないことから，悪性腫瘍との鑑別が可能で，術前診断も比較的容易と思われる。また造影検査で血管内腫瘍が濃染されることから静脈血栓症との鑑別も可能であるが，子宮肉腫や子宮内膜間質肉腫の否定のため組織診断は必要である。腫瘍が卵巣静脈や子宮静脈に留まるような症例では画像のみでの術前診断は困難となる。

　診　断：静脈内平滑筋腫症　intravascular leiomyomatosis

■文　献

1) Birch-Hirschfeld FV：Lehrbuch der pathologischen anatomie, 5th ed. Leipzig, Germany：Vogel, 266, 1896
2) Kaszar-Seibert DJ et al：Intracardiac extension of intravenous leiomyomatosis. Radiology 168：409-410, 1988
3) Daimaru Y et al：Intravenous leiomyomatosis：a case report. Jpn J Cancer Clin 41：1807-1810, 1995
4) Kwon YI et al：Benign pulmonary metastasizing leiomyomatosis：case report and review of the literature. Korean J Intern Med 21：173-177, 2006

鷲田康雄，岡田宗正，小林大河，松永尚文（55巻3号，2010より）

30　5カ月前から右腰部腫脹，疼痛が徐々に増悪してきた

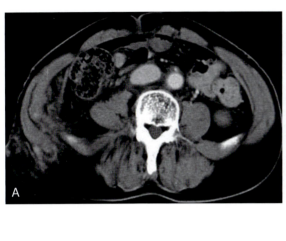
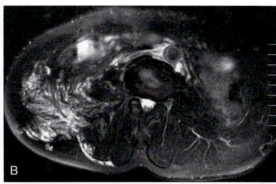
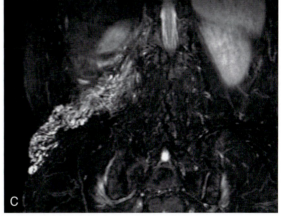

図1　画像所見
　A：造影CT
　B：MRI（STIR, 軸位断像）
　C：MRI（STIR, 冠状断像）

★次頁にも画像所見（図2）があります

症例　症例は65歳，男性。
　主　訴　▶ 右腰部腫脹，疼痛。
　現病歴　▶ 5カ月前より右腰部に腫脹，疼痛を自覚するようになった。徐々に増悪するため近医受診し当院紹介となった。

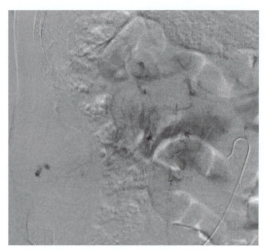

図2 血管造影（右 L3 腰動脈造影）

表　ISSVA 分類より改変

vascular malformations	
slow-flow vascular malformations： ・capillary malformation（CM） ・venous malformation（VM） ・lymphatic malformation（LM）	fast-flow vascular malformations： ・arterial malformation（AM） ・arteriovenous fistula（AVF） ・arteriovenous malformation（AVM）

ISSVA=International Society for the Study of Vascular Anomalies

画像所見

　CT（図1A）では，右側腹部から右後腹膜腔にかけての皮下，筋層に境界不明瞭で増強効果を呈する不整な軟部影が認められる。明らかな石灰化はみられない。

　MRI（図1BC）では右臀部，腰部の脂肪織および筋内，後腹膜や大動脈周囲の脂肪織内，右脊柱起立筋内にSTIRで多数の隔壁構造を有する高信号領域が認められ，血管奇形として矛盾しない所見である。ダイナミックスタディでは，血流は遅く静脈性血管奇形が主体と思われた。

　血管造影では，右L1，3腰動脈，右上臀動脈からの造影にて，比較的遅い相で血管奇形と思われる拡張した静脈が描出された（図2）。

　皮膚生検では，真皮の中層から皮下脂肪織に，血管の増生と腔の拡張がみられる。増生した血管には毛細血管と静脈が認められた。明らかな悪性所見は認められなかった。

経　　過

　画像所見，血管造影所見，病理結果より静脈性血管奇形と診断しエタノールによる硬化療法を施行した。超音波検査で血洞がみられ，23G針で穿刺した。造影にて血洞の範囲，流出静脈を同定後，用手圧迫を適宜用いて，透視下でエタノールが血洞内に滞留しているのを確認しながら注入した（図3）。その後疼痛は改善傾向にあり当院にて経過観察中である。

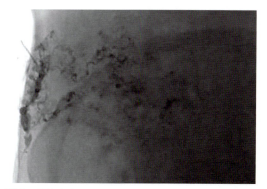

図 3　硬化療法

解　説

　血管奇形は比較的まれな先天性の血管形成異常で，顔面や四肢に好発するがあらゆる部位に発症する。血管奇形の分類は複雑であり，国際血管腫・血管奇形学会（ISSVA）では表のように分類されている[1]。血管奇形には血流の早いタイプから血流の遅いタイプまであり，静脈奇形など血流の遅いタイプは硬化療法が有用とされている。

　CT では，血管奇形は不整な軟部影として描出される。CT は，増強効果，石灰化や塞栓の有無等の評価が可能であるが，血管奇形の詳細な評価としての有用性は MRI に劣る。MRI は，血管病変と隣接臓器，神経，筋，腱などとの解剖学的な関連性について詳細な評価が可能である。T2 強調像では血流が遅ければ高信号として描出され，血流が早ければ signal void が混在する。またダイナミックスタディで血流速度を評価することにより治療方針の決定に役立つ[2]。

　体の発育とともに徐々に増大し，皮下の血管奇形では腫脹，疼痛などの症状を伴うことがある。腫脹や疼痛などの症状を伴う場合は治療が必要であるが，手術しても完全切除できず再発することが多いため，塞栓術や硬化療法が施行されることが多い。

　硬化療法の手技としては，エコーで血洞を確認し 22～23G の細い針を用いて穿刺する。逆血があれば透視下で造影剤を注入し血管奇形の分布，流出静脈の有無や部位を確認する。流出静脈がある場合は溶血や腎障害をきたす可能性があるため流出静脈を用手的に圧迫する必要がある。透視下で針からエタノールやポリドカノールが血洞内に滞留していることを確認しながら注入する。治療後数日間は，発熱，疼痛，腫脹がみられることがある。治療効果が現れるには時間がかかり 1～3 カ月後に治療効果判定を行う[3]。

診　断：静脈性血管奇形　venous malformation

■ 文　献
1) Enjolras O：Classification and management of the various superficial vascular anomalies：hemangiomas and vascular malformations. J Dermatol 24：701-710, 1997
2) Hyodoh H et al：Peripheral vascular malformations：imaging, treatment approaches, and therapeutic issues. RadioGraphics 25：S159-171, 2005
3) Mimura H et al：Percutaneous sclerotherapy for venous malformations using poridocanol under fluoroscopy. Acta Med Okayama 57：227-234, 2003

加藤雅俊，鷲田康雄，原田祐子，飯田悦史，藤田岳史，松永尚文，権藤俊一（56 巻 4 号，2011 より）

31 心窩部痛があり，超音波・CT で腹部腫瘤を指摘された

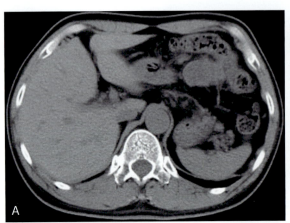
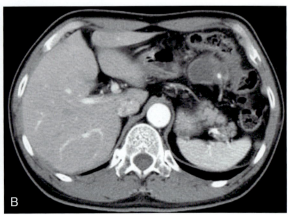
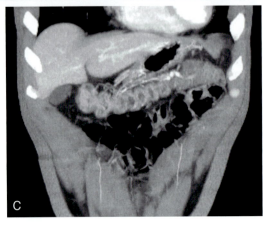

図1 CT
A：単純CT，B：造影CT，
C：造影CT（MPR 冠状断）

★次頁にも画像所見（図2，3）があります

症例	症例は 51 歳，男性。
	主　訴 ▶ 心窩部痛。
	既 往 歴 ▶ 高血圧にて近医加療中。
	現 病 歴 ▶ 心窩部痛があり，近医を受診した。US，CT にて腹部腫瘤を指摘され，紹介・受診となった。
	家 族 歴 ▶ 特記事項なし。
	検査所見 ▶ 特記事項なし。

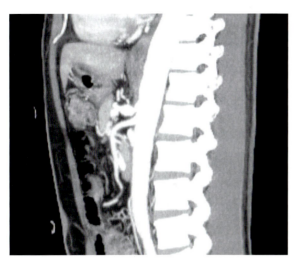

図2　造影 CT（MPR，矢状断像）

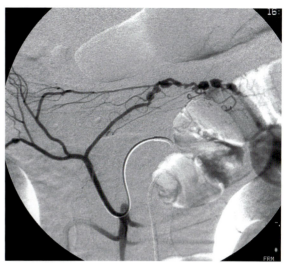

図3　血管撮影（中結腸動脈の選択造影）

画像所見

　単純 CT では横行結腸脾曲の背側に接して長径 3.5 cm 程の境界明瞭な低吸収域を認め（図 1A），造影後に低吸収域内には小結節状の造影効果がみられる（図 1B）。造影 CT の MPR 冠状断では横行結腸に沿うように複数の小結節状の造影効果を認め（図 1C），腹腔動脈には紡錘状の拡張がみられる（図 2）。血管撮影による中結腸動脈の選択造影では，血管の拡張と狭小化が交互にみられる数珠状の血管像を認める（図 3）。

経　　過

　症状および画像所見から segmental arterial mediolysis（SAM）による腸間膜内血腫を疑い横行結腸部分切除術が施行され，病理所見より SAM と診断された。術後 7 日目に心窩部痛の訴えがあり施行した造影 CT で上腸間膜動脈に解離を認めたが，瘤化はみられず 1 年の経過で解離は消失した（画像非掲載）。以後も外来で経過観察されているが再発は認められていない。

解　　説

　SAM は 1976 年に Slavin らが提唱した概念で，動脈に発生する非炎症性・非動脈硬化性の変性疾患である[1]。主に中高年の男性に発症するが，腹部内臓動脈（筋性動脈）の中膜融解をきたし動脈瘤を形成・破裂し出血をきたす疾患で病変が分節性に生じ多発するのが特徴である[2]。成因は現時点では不明で，その病理像は線維性筋異形成（fibromuscular dysplasia：FMD）との間に overlap がみられることから SAM を FMD の一亜型とする考えもあるが，上述のような臨床像から FMD とは異なる独立した疾患とする考えが現在では主流である。また，他の鑑別疾患として結節性多発動脈炎（polyarteritis nodosa：PAN）をはじめとする血管炎が挙げられるが，炎症を伴わないことや急性発症である点が異なっている。

　SAM は主に腹部大動脈分枝の中小動脈に病変が生じ血管撮影や CT angiography（CTA）で

数珠状の血管が描出されるが，病変は複数の血管に及ぶことが多い。稲田等の報告では，病理学的にSAMと診断された56例の検討を行い20例（35.7%）で病変が多発していた[3]。多発病変の出現は必ずしも同時ではなく，1〜3カ月位の間に時期を変えて出現する場合がある。

確定診断は病理診断によるが組織が得られない場合もあり，その特徴的な経過と画像所見から臨床的に診断されることもある。初期の報告は腹腔内出血により死亡した症例の剖検例での報告が主であったが，後に手術での救命例が報告されるようになり，近年では臨床経過と血管撮影やCTAの所見からSAMと診断しIVRにより救命する報告例が増えてきている。

本症例は，中高年男性であり動脈の破綻により腸間膜内に血腫が生じ心窩部痛で発症しておりSAMに特徴的な臨床像であった。CTおよび血管撮影所見からSAMが疑われたが治療として横行結腸部分切除が行われ，病理所見から確定診断に至った。術後に上腸間膜動脈解離が確認されたが，CTAによる経過観察が有用と思われた。血管撮影は微少病変の評価についてはCTAに勝るが，今後はIVRを前提での実施が主体になると思われる。

診　断：分節性動脈中膜融解　segmental arterial mediolysis（SAM）

■ 文　献

1) Slavin RE, Gonzalez-Vitale JC：Segmental mediolytic arteritis：A clinical pathologic study. Lab Invest 35：23-29, 1976
2) Chao CP：Segmental arterial mediolysis. Semin Intervent Radiol 26：224-232, 2009
3) 稲田潔ほか：腹部内臓動脈の多発動脈瘤を伴うsegmental arterial mediolysis（SAM）の20例. 日臨外会誌 69：3101-3106, 2008

津田雅視，高瀬　圭，高橋昭喜（57巻5号，2012より）

32　1年前から労作時の胸痛があり，心電図・心エコーで肥大型心筋症が疑われ，心エコーで心臓腫瘍が指摘された

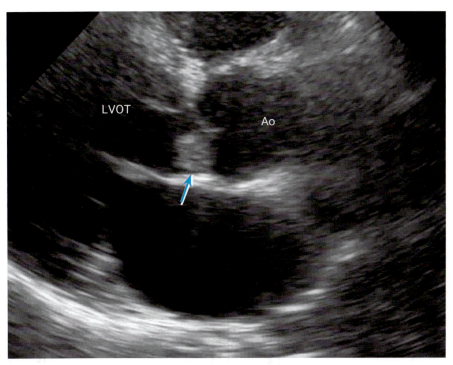

図1　経胸壁心エコー
Ao：大動脈，LVOT：左室流出路

★次頁にも画像所見（図2〜4）があります

症例

症例は60歳，男性。
主　　訴 ▶ 労作時の胸痛。
現 病 歴 ▶ 1年前より労作時に胸痛あり，近医を受診した。その際の心電図，心臓エコーで肥大型心筋症を疑われ，当院に紹介された。当院での心臓エコーで，心臓腫瘍が指摘された。
既 往 歴 ▶ 特記事項なし。
血液所見 ▶ 炎症反応なし，血液培養陰性。

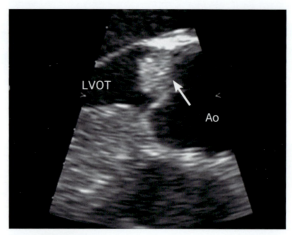

図2 経食道心エコー
Ao：大動脈，LVOT：左室流出路

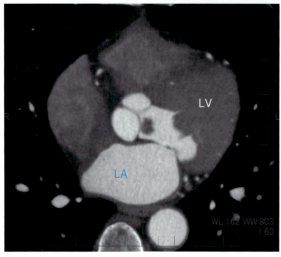

図3 心臓CT（軸位断像）
LA：左房，LV：左室

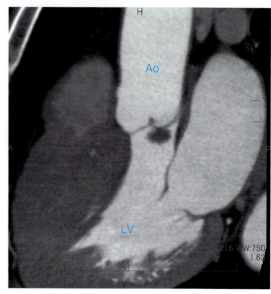

図4 心臓CT（斜矢状断像）
Ao：大動脈，LV：左室

画像所見

　経胸壁心エコー（図1），経食道心エコー（図2）で大動脈弁左冠尖心室側に10 mm大の高輝度エコーを呈する結節を認める（⇒）。逆流は認めない。心室中隔を中心に心尖部まで壁肥厚を認める（画像非掲載）。心臓CT（図3, 4）で大動脈弁左冠尖心室側弁腹に10×7 mm大の結節を認める。形態は亜有茎性で表面が乳頭状である。

経　過

　画像上の鑑別として，乳頭状弾性線維腫（papillary fibroelastoma：PFE），血栓，感染性心内膜炎に伴う疣贅，Lambl's excrescences が挙げられたが，乳頭状形態や弁腹に付着していること，臨床症状で感染性心内膜炎を示唆する所見がないことから，PFE が考えられた。

　外科的に単純切除された。弁形成や置換術は行わなかった。術後 3 カ月時点での再発は認めていない。

解　説

　原発性心腫瘍の有病率は 0.002％〜0.3％ とまれである[1]。75％ は良性腫瘍で，その内粘液腫が 50％ と半分を占める。PFE は 2 番目に多い腫瘍（原発性心腫瘍のなかでは 10％ 以下）であるが，弁膜発生の腫瘍のなかでは 75％ と最多である。様々な年齢で発生するが平均年齢は 60 歳代で，性差はない[2) 3)]。ほとんどが剖検やその他の心臓手術，心エコー検査などで偶発的に発見される。症状を呈する場合は，腫瘍そのものあるいは表面に付着した血栓が遊離し，脳や冠動脈，全身への塞栓症を起こすことが多い。これは PFE が大動脈弁 44％，僧帽弁 35％ と大半が左心系に生ずるためと考えられる[4]。また弁膜に発生した場合には，弁腹に付着してることが多く，閉鎖部や弁輪への付着は少ない。弁膜以外の発生部位として左室が最も多く全体の 9％ で，その他心房，心房中隔，心耳発生が散見される[4]。

　肉眼的には多数の細い乳頭状葉状体が樹枝状に伸び，それらが短い茎で心内膜に付着した形態を呈する。この乳頭状構造は切除後に水に浸すとよく観察され，"sea anemone（イソギンチャク様）" と表現される[3) 4)]。サイズは 10 mm 前後が多いが，大きなものでは 70 mm の報告もある[6]。

　画像検査としては，経胸壁心エコーが最も非侵襲的なモダリティで，腫瘍の形態の他，機能情報を付加できる点でも有用である。さらに経食道心エコーは，形態や解剖学的位置などのより詳細な情報を得ることができる[5]。エコー上は円形，卵円形の腫瘍で，可動性は良好，心臓の動きと共にひらひらと動く。辺縁は点画状で乳頭状構造を反映していると考えられている[3) 4)]。弁に発生した場合の弁機能不全はほとんどみられない。

　CT や MRI はエコーに比べ，腫瘍サイズが小さいことや可動性から，描出能が劣るとされていたが，近年では空間分解能・時間分解能が向上しており，形態や心臓の弁・壁運動および腫瘍の動きも明瞭にとらえることができる。本例では area detector CT（320 列）を用いることで，腫瘍の詳細な形態（イソギンチャク様の乳頭状構造）を描出することが可能であった。造影剤使用による腫瘍の vascularity 評価や MRI の良好な組織分解能も，他腫瘍との鑑別の点でエコーより優れている。またカテーテル検査を行った場合，腫瘍そのものや表面の血栓が飛散し，塞栓症を起こす可能性があるため，同時に冠動脈を評価したい場合も非侵襲的に行える点で CT や MRI は有用である[7]。

　鑑別診断として弁膜発生の場合，血栓，疣贅，Lambl's excrescences が挙げられる。血栓は辺縁が不整・分葉状で無茎性，microcavitation を伴うことが鑑別点となる。疣贅の画像は PFE に似ているが，弁の破壊を伴うことや，心内膜炎の臨床症状を有することから鑑別可能である。

Lambl's excrescences は 1856 年に Lambl が報告した弁閉鎖部に生じる糸状の隆起性病変である。発生部位や周囲に多発する傾向がある点で，PFE と鑑別できる。

　心房や心室発生のものでは，最も頻度の高い粘液腫が鑑別として挙げられるが，95％が心房発生（左房 75％，右房 20％）で，心室発生はまれである。境界明瞭で分葉状の形態を呈し，しばしば出血，壊死，嚢胞変性，石灰化などを起こし，不均一なエコー輝度を呈する。CT でも石灰化や壊死を反映し不均一な吸収値を呈する。また MRI では，T2 強調像で全体が著明な高信号を呈し，石灰化や出血（ヘモジデリン沈着）を来した部位は低信号域が混在する。これらの所見が PFE との鑑別点となる。

　その他，原発性心腫瘍として肉腫や悪性リンパ腫が挙げられる。肉腫のなかでは血管肉腫が 37％と頻度が高く，ほとんどが右房に発生する。それ以外では，未分化型肉腫（24％），悪性線維性組織球腫（11〜24％），平滑筋肉腫（8〜9％），骨肉腫（3〜9％）が挙げられるが，これらは左房発生が多い。いずれも周囲への浸潤傾向が強い[1][3]。また血管肉腫は強い造影効果を伴うことも特徴である。心原発悪性リンパ腫はまれであるが，免疫不全患者に多く発生する。ほとんどが非ホジキンリンパ腫である。心拡大を呈し，CT や MRI では心筋に不均一な造影／増強効果が認められる。転移性心腫瘍は原発性心腫瘍の 20〜40 倍の頻度でみられるが[1]，主に心膜や心筋に転移し，多くは全身症状を伴っている。

　治療は塞栓症のリスクがあるため，外科的切除が基本である。再発の報告はない[4]。

診　断：乳頭状弾性線維腫　papillary fibroelastoma

■ 文　献

1) Rajiah P et al：Computed tomography of cardiac and pericardiac masses. J Cardiovasc Comput Tomogr 5：16-29, 2011
2) Burke A et al：Cardiac tumors：an update. Heart 94：117-123, 2008
3) Grebenc ML et al：Primary cardiac and pericardial neoplasms：radiologic-pathologic correlation. RadioGraphics 4：1073-1103, 2000
4) Gowda RM et al：Cardiac papillary fibroelastoma：a comprehensive analysis of 725 cases. Am Heart J 146：404-410, 2003
5) Sun JP et al：Clinical and echocardiographic characteristics of papillary fibroelastomas：a retrospective and prospective study in 162 patients. Circulation 22：2687-2693, 2001
6) Tsukube T et al：Papillary fibroelastoma of the left atrial appendage：echocardiographic findings. Ann Thorac Surg 70：1416-1417, 2000
7) Kin H et al：Papillary fibroelastoma of the aortic valve visualized by 320-slice computed tomography：report of a case. Ann Thorac Cardiovasc Surg 17：518-520, 2011

髙田延寿，髙橋康二，油野民雄（57 巻 7 号，2012 より）

33 咳嗽，時々血痰がみられ，右上肺野の陰影は軽度縮小するも，その後増大してきた

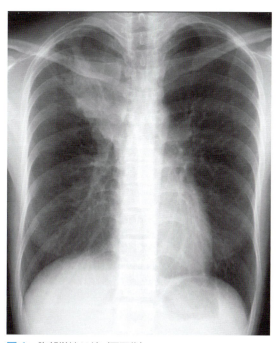

図1 胸部単純X線（正面像）

★次頁にも画像所見（図2）があります

症例

症例は31歳，女性。

- **主　　訴** ▶ 咳嗽，血痰。
- **現 病 歴** ▶ 9カ月前より湿性咳嗽が出現した。時々血痰もみられた。近医にて右上肺の異常を指摘され，抗生剤投与された。症状は軽減し，陰影は軽度縮小した。4カ月前より症状再燃し，近医にて気管支鏡を施行するも確定診断は得られず，血中アスペルギルス抗原が陽性だったため約3カ月間抗真菌剤を投与されるも改善はみられなかった。再び症状が増悪し，全身倦怠感も出現し，陰影も増大したため当院に紹介された。
- **生 活 歴** ▶ 喫煙歴なし。機会飲酒。
- **既 往 歴** ▶ 8年前妊娠中に喘息様症状あったが，その後症状なし。1年程前に齲歯の治療歴あり。
- **理学所見** ▶ 呼吸音正常。口唇チアノーゼなし。バチ状指あり。
- **血液検査所見** ▶ WBC 5,000/μl，RBC 397万/μl，Hb 11.7 g/dl，Ht 36.9%，PLT 32.3万/μl，CRP 1.93 mg/dl。腫瘍マーカー（CEA，CA19-9，NSE，SLX，AFP，シフラ）は正常。血中アスペルギルス抗原（−），血中アスペルギルス抗体（−）。

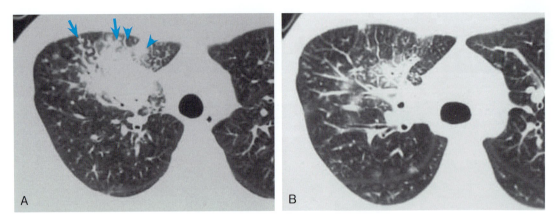

図2 前医CT（肺野条件）

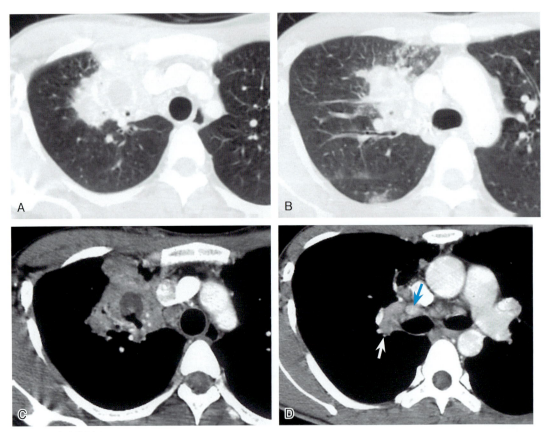

図3 入院時造影CT
　　A, B：肺野条件, C, D：縦隔条件

画像所見

　胸部単純X線正面像にて右肺門から上肺野にconsolidationを認める。前医CTでは右上葉にconsolidationを認め，周囲には小葉中心性粒状影（図2A →）や小葉間隔壁の肥厚（図2A ▲）もみられる。入院時胸部造影CTでは右上葉にconsolidationを認め，同部に比較的強い増強効果

がみられる（図 3A, B）。中心部には境界明瞭な低吸収領域と空気がみられる（図 3C▲）。また，内部を貫通する血管が目立つ。肺門部にはリンパ節腫大を認める（図 3D →）。前医 CT に比し consolidation 周囲の小葉中心性粒状影や小葉間隔壁の肥厚は軽減している。

経　過

　気管支鏡が施行され，右気管支は全体的に発赤調で浮腫状であり，右 B^{1}a 入口部に表面に白苔が付着した隆起を認めた。TBLB では非特異的な炎症性変化のみであった。BAL の培養で actinomyces meyeri が検出され肺放線菌症と診断された。アンピシリン点滴にて症状は改善し，フォローの CT でも病変は縮小。その後外来フォローされ，病変はさらに縮小している。

解　説

　放線菌症（actinomycosis）は actinomyces による慢性化膿性ないし肉芽腫性疾患である。actinomyces は微好気性ないし嫌気性の口腔内常在細菌であるが，菌糸，無性胞子形成など真菌と似た特徴をもつ。罹患部位は頸部顔面，腹部，胸部の順に多い。肺放線菌症は口腔内の菌塊の誤飲により発症し，好発年齢は 20〜50 歳，男性が女性の 2〜3 倍多いとされる[1]。症状は咳嗽，喀痰，血痰，発熱，呼吸困難，体重減少等で，胸壁に及ぶと瘻孔形成などがみられるが，現在ではそのような進行例は減少している。基礎疾患はアルコール多飲，齲歯，糖尿病，慢性閉塞性肺疾患等があるが，真菌症とは異なり基礎疾患のない健康人に多いとされる[2][3]。治療はペニシリンの長期大量投与であるが，難治例は外科的治療まで行われる場合もある。

　病理組織所見では膿瘍を伴う肉芽形成がみられ，膿瘍内の菌塊によって形成される硫黄顆粒（sulfur granule）が特徴であるが，気管支鏡等での診断は困難で国内報告例の 70％が切除され，その病理組織所見で診断される[3]。

　画像所見は，CT では内部に低吸収領域を伴う consolidation や胸膜肥厚，リンパ節腫大が高頻度で認められると報告されている。その他，小葉中心性粒状影，腫瘤影，小葉間隔壁の肥厚，胸水等も認められる。病理所見との対比では低吸収領域は硫黄顆粒や炎症細胞，菌塊を含む膿瘍を反映し，膿瘍の周囲は血流に富む肉芽組織からなるとされている[4]。画像上のみでその他の慢性肉芽腫性炎症性疾患との鑑別は困難であるが，CT 上中心部に低吸収領域（膿瘍形成）を伴い，造影にて強い増強効果を示す consolidation を認めた場合，本症の可能性も考慮しなければならないと思われる。

診　断：肺放線菌症　pulmonary actinomycosis

■ 文　献
1) 堀田まり子ほか：領域別症候群 4.　p14-16，呼吸器症候群（上），日本臨床社，1994
2) Brown JR：Human actinomycosis；a study of 181 subjects. Hum Pathol 4：319-330, 1973
3) 米丸亮：日本胸部臨床.　呼吸器感染症 63：162-165，2005
4) Cheon JE et al：Thoracic actinomycosis；CT findings. Radiology 209：229-233, 1998

安座間真也，中園貴彦，工藤　祥（50 巻 8 号，2005 より）

34 発熱,全身倦怠感,咳嗽,呼吸困難感で発症し,両側肺炎と診断された若年男性

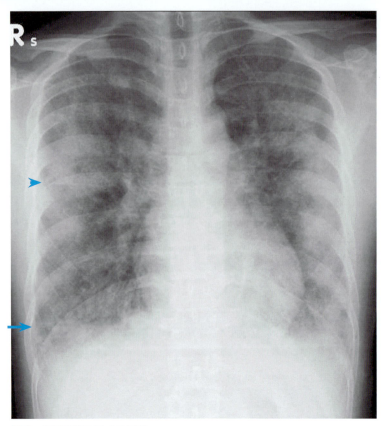

図1 胸部単純X線(正面像)

★次頁にも画像所見(図2)があります

症例

症例は22歳,男性。

主　　訴 ▶ 発熱,全身倦怠感,咳嗽,呼吸困難感。

現 病 歴 ▶ 2日前から発熱,全身倦怠感出現した。前日から40℃の発熱,著明な咳嗽出現し近医を受診した。両側肺炎と診断され抗生剤の点滴加療され症状はやや軽減するも呼吸困難感が強く当院に紹介された。

生 活 歴 ▶ 機会飲酒。喫煙は20本/日(2週間程前から)。

既往歴・アレルギー歴 ▶ 特記事項なし。

理学所見 ▶ 体温38.1℃。両肺でfine crackle聴取。SpO_2 93%(酸素7lマスク)。鼻汁なし。咽頭発赤なし。表在リンパ節触知なし。

血液検査所見 ▶ WBC 15,400/μl (Neutro 91 %, Lympho 7.4 %, Mono 1.5 %, Eosino 0.0 %, Baso 0.1 %), RBC 443万/μl, Hb 13.9 g/dl, Ht 38.3%, PLT 30.6万/μl, CRP 15.89 mg/dl。

血液ガス ▶ pH 7.450, $PaCO_2$ 38.0 mmHg, PaO_2 98.9 mmHg, HCO3 26.3 mmol/l, BE 2.8 mmol/l。

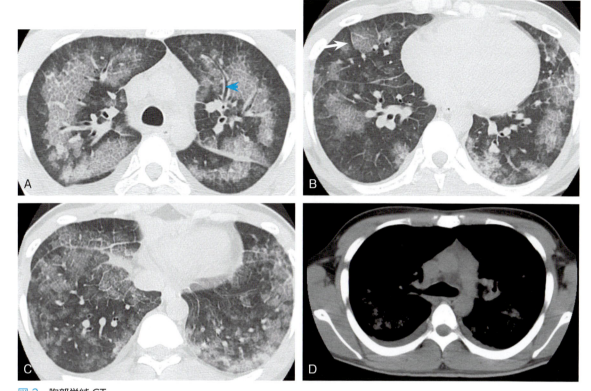

図2 胸部単純CT
　A〜C：肺野条件，D：縦隔条件

画像所見

　胸部単純X線（図1）にて両肺，中肺野優位に広範なすりガラス影ないし不透過影を認める。所見は外側にやや強いものの胸膜直下には乏しい。Kerley's line（→）や右小葉間裂の肥厚（▲），胸水も認める。入院時胸部単純CT（図2）にて両肺野に地図状のすりガラス影を認め，血管気管支周囲束（A▲），小葉間隔壁（B⇒），葉間胸膜の肥厚もみられる。上肺野では胸膜直下はスペアされている。病変と正常肺は小葉間隔壁により境されており汎小葉性分布と思われる。すりガラス影の内部に網目状の構造がみられ，いわゆるcrazy-paving appearanceを呈している。縦隔条件では少量の両側胸水を認め，明らかなリンパ節腫大はみられない。

経　　過

　喫煙歴，臨床所見，画像所見より急性好酸球性肺炎が疑われ，入院当日からステロイド治療が開始された。一般細菌および抗酸菌培養，尿中抗原はいずれも陰性であった。2日後に気管支鏡が施行され，気管支肺胞洗浄液中の好酸球が50.5％だったため急性好酸球性肺炎と確定診断された。ステロイド治療開始後から呼吸困難感は改善し，2日後にはfine crackleは消失。画像上も改善みられ，10日後に退院した。

▌解　説

　急性好酸球性肺炎は 1989 年に初めて Allen らによって提唱された疾患である[1]。好酸球性肺炎の範疇のうち特定の外因（膠原病，血管炎等）を認めない疾患で，病因・病態は不明である。比較的若年者に多く，喫煙に関連するといわれ，特に初回の喫煙後に発症することが多いことから，喫煙歴の聴取が重要である[4]。臨床的には発熱，咳嗽，呼吸困難等の症状で急性発症し，中等度以上の炎症反応がみられることから感染症との鑑別が問題となる。本疾患の確定診断は気管支肺胞洗浄液中の好酸球増加によりなされるが，本例のように末梢血の好酸球は病初期には必ずしも増加しない。その場合は画像所見から本疾患を疑い気管支肺胞洗浄（BAL）にて好酸球増加を確認する必要がある。本疾患はステロイドにて症状および画像ともすみやかに改善を示し，自然軽快例もあり，予後良好な疾患で再発はみられない。

　病理学的には好酸球を主体とした炎症細胞が浮腫を伴い，肺胞壁，肺胞腔への浸潤を認める。細気管支，血管壁や周囲の間質，小葉間隔壁，胸膜直下間質にも好酸球浸潤を伴う高度の浮腫を認める[4]。

　画像所見は，胸部写真では両肺，やや下肺野優位に consolidation，網状影，Kerley's line が認められ，数時間から数日で進行する[1-3]。CT では全例に汎小葉性のすりガラス様陰影もしくは consolidation，小葉間隔壁，血管気管支周囲束，葉間胸膜の肥厚，胸水を認め，リンパ節腫大も高頻度に認められると報告されている[4-6]。慢性好酸球性肺炎とは異なり，末梢優位の分布は示さない[2] [3]。

　若年成人に，最近始めた喫煙を契機に発症し，典型的画像所見を呈した急性好酸球性肺炎の1 例を提示した。本例のように末梢血好酸球増加を認めない場合もあるが，若年成人に急速に広がる広範なすりガラス影，小葉間隔壁の肥厚，胸水をみた場合には本疾患を考慮する必要がある。

　診　断：急性好酸球性肺炎　acute eosinophilic pneumonia

■ 文　献

1) Allen JN et al：Acute eosinophilic pneumonia as a reversible cause of noninfection respiratory failure. N Engl J Med 321：569-574, 1989
2) Allen JN et al：Eosinophilic lung disease. Am J Respir Crit Care Med 150：1423-1438, 1994
3) Hayakawa H et al：A clinical study of idiopathic eosinophilic pneumonia. Chest 105：1462-1466, 1994
4) 石井晴之：急性好酸球性肺炎の胸部 CT. 臨放 48：143-150, 2003
5) Cheon JE et al：Acute eosinophilic pneumonia；radiographic and CT findings in six patients. AJR Am J Roentgenol 167：1195-1199, 1996
6) King MA et al：Acute eosinophilic pneumonia；radiologic and clinical features. Radiology 203：715-719, 1997

安座間真也，中園貴彦，工藤　祥（51 巻 6 号，2006 より）

35 労作時呼吸困難をきたし，両側中下肺野に蝶形様陰影がみられた

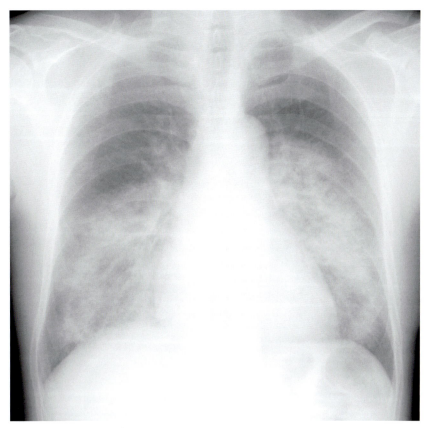

図1 胸部X線（初診時）

★次頁にも画像所見（図2, 3）があります

症例

症例は54歳，男性。

主　訴 ▶ 労作時呼吸困難。

現病歴 ▶ 今回受診の前日，仕事中に倦怠感と悪心，微熱，関節痛が出現した。次第に歩行時の息切れを自覚するようになったため近医を受診した。胸部X線で異常を指摘されて当院を紹介となった。

喫　煙 ▶ 20本×35年。

職　業 ▶ 水道工事業。

ペット飼育歴 ▶ なし。

既往歴 ▶ 虫垂炎（20歳時），甲状腺機能亢進症（50歳時に発症，内服治療中）。

血液検査 ▶ WBC 7,100，RBC $300×10^4$，Hb 6.2 g/dl，Hct 20.0％，PLT $26.9×10^4$，CRP 6.8 mg/dl。動脈ガス（room air）：pH 7.489，Pco2 33.3 mmHg，Po2 66.8 mmHg。

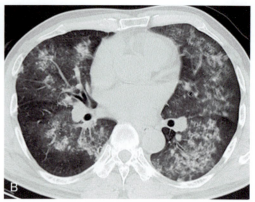
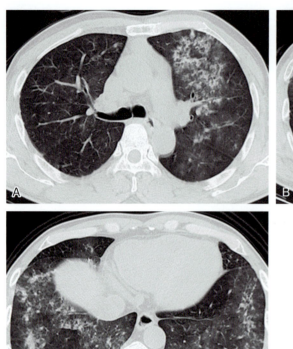

図 2 胸部 CT（初診時）

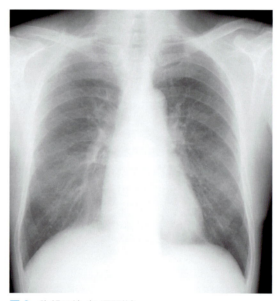

図 3 胸部 X 線（1 週間後）

画像所見

初診時の胸部 X 線（図 1）では，両側中下肺野の肺門側を優位に融合影を認める。心陰影を挟んだ左右対称性の融合影であり，いわゆる蝶形陰影である。肺尖ならびに両側肋骨横隔膜角部の透過性は保たれ，Kerley 隔壁線は認められない。心陰影は軽度拡大（心胸郭比 51％）している。胸部 CT（図 2）では両側中下葉を優位に，すりガラス像と融合像が，非区域性，多巣性に分布している。胸水はない。

1 週間後の胸部 X 線（図 3）では，両側肺野の融合影はほぼ消失し，病変の存在していた中下肺野にわずかな透過性低下を残すのみとなっている。心陰影も正常化している。

経　　過

第 7 病日に気管支鏡検査が施行された。気管支肺胞洗浄液は茶褐色で，経気管支肺生検標本に肺胞腔内の出血とヘモジデリン貪食マクロファージを認め，肺胞出血と診断されている。

さらに甲状腺機能亢進症に対する propylthiouracil（PTU）の長期服用歴（約 4 年間），MPO-ANCA の上昇（105 EU：正常値＜20）が確認され，薬剤誘発 ANCA 関連血管炎による肺胞出血と最終診断されている。

解　　説

急性呼吸不全に蝶形陰影を認めた場合，うっ血性肺水腫，感染症，肺胞出血，尿毒症肺が鑑別にあがる[1]。本例では軽度の心拡大を認めるが，胸水や Kerley 隔壁線がないことからうっ血性肺水腫の可能性は低い。感染症では一般細菌よりもカリニ肺炎やサイトメガロ肺炎で蝶形陰影を呈することがあるが，免疫低下のない本例では考えにくい。尿毒症はないので，尿毒症肺ではない。

肺胞出血の画像所見は，胸部 X 線で淡い斑状影や融合影が肺門を中心として中下肺野優位に広がり，肺尖や肋骨横隔膜角の含気が保たれることが多い。CT ではすりガラス像や融合像，小葉中心性の粒状結節が多巣性に分布するが，胸膜下は温存されやすく[2]，血液吸収の過程で小葉間隔壁の肥厚を認めるようになる。さらにこうした病変が 1～2 週間で消退することも特徴である。

肺胞出血の原因には，ANCA（anti-neutrophil cytoplasmic antibodies）関連血管炎，膠原病を含めた血管炎，Goodpasture 症候群，特発性，薬剤性などがあげられるが，画像での鑑別はむずかしく，診断には ANCA や抗核抗体の測定が必要となる。

ANCA は好中球細胞質に対する自己抗体であり，Wegener 肉芽腫と関連の深い PR3-ANCA と，疾患特異性の低い MPO-ANCA に大別される。MPO-ANCA は全身の細・小血管を冒し，発熱や倦怠感などの全身症状のほか，間質性肺炎や肺胞出血，血尿や腎炎，紫斑や皮下出血，関節炎や筋痛など，多様な臓器障害を生じる。

薬剤によって ANCA が誘導されることが報告されており[3]，抗甲状腺剤も原因薬剤の一つである。抗甲状腺剤による ANCA 関連血管炎は，数年以上の服用者に発症し，MPO-ANCA が高値（90 EU 以上）であることが多い。そのため無症候例であっても，服用中に MPO-ANCA

が100EUを越えるような場合には，血管炎を発症する可能性が高いといわれている[4]。さらに薬剤誘発例では，特発例に比べて症状が軽く，服用を中止することで症状の改善を期待できる。

薬剤誘発ANCA関連血管炎に対する治療の第一歩は原因薬剤の中止である。抗甲状腺剤の服用中に肺の融合影が出現した場合には，肺胞出血を疑って検索を進めることが早期の診断治療につながる。

診　断：薬剤（PTU）誘発ANCA関連血管炎による肺胞出血
pulmonary alveolar hemorrhage due to propylthiouracil-induced ANCA associated vasculitis

■ **文　献**
1) 大場覚：胸部X線写真の読み方，第2版．p158-176，中外医学社，東京，2001
2) Müller NL et al：Diseases of the Lung. p336-351, Lippincott Williams & Wilkins, Philadelphia, 2003
3) 有村義宏ほか：薬剤誘発ANCA関連血管炎．リウマチ科 26：468-474，2001
4) 吉原愛ほか：抗甲状腺薬とANCA関連血管炎．内分泌・糖尿病 17：323-328，2003

小山雅司，大場　覚（51巻7号，2006より）

36 血痰, 呼吸苦が出現し, 両肺に広範な陰影がみられた

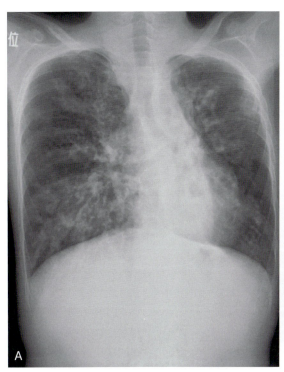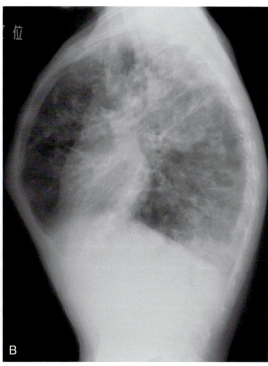

図1 胸部単純X線
A：正面像, B：側面像

★次頁にも画像所見（図2）があります

症例	症例は14歳, 男児。
主　　訴	▶ 血痰　呼吸苦。
現 病 歴	▶ 以前より, 喀痰の量は多かったが, 今回, 血痰, 呼吸苦も自覚したために来院した。
家 族 歴	▶ 弟に先天性疾患。
既 往 歴	▶ 出生時に回腸閉鎖にて手術。8歳時に停留精巣にて手術。

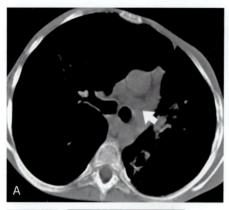
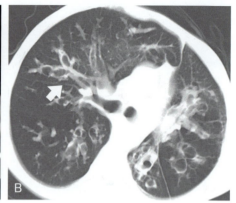
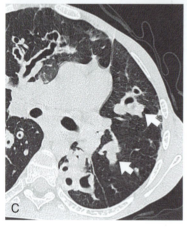

図2　胸部単純CT
A：縦隔条件，B：肺野条件，C：肺野条件（HRCT）

画像所見

　胸部単純X線の正面像では両側上肺野優位の気管支壁の肥厚と気管支拡張を疑わせる所見を認める。両側の横隔膜は平坦化している（図1A）。胸部単純X線　側面像では肺の過膨脹のために，胸郭の前後径は著明に増大している（図1B）。

　胸部単純CT（縦隔条件）では気管前リンパ節に腫大を認める（⇨）（図2A）。胸部単純CT（肺野条件）では隣接する血管よりも気管支は太くなっており（⇨），静脈瘤状に拡張している。気管支壁は肥厚している（図2B）。胸部単純CT（肺野条件HRCT）では気管内腔に濃度上昇がみられる部分が多発しており（⇨），粘液栓を見ているものと思われる（図2C）。

経　　過

　両側の気管支拡張を認める疾患としては，先天性ではimmotile cilia syndrome（Kartagener syndrome），William-Campbell syndrome，Young syndrome，囊胞性線維症が鑑別診断としてあげられる。突発性（本態性）としては気管支拡張症，呼吸器感染症（麻疹肺炎，百日咳）が考えられる。続発性気管支拡張では肺結核，肺線維症，慢性気管支炎と多岐にわたる。しかし，通常，気管支拡張症の好発部位は両側肺底部である。本例は上肺野まで及ぶことより，囊胞性線維症，アレルギー性肺アスペルギルス症が考えられた。そのなかで，若年者であること，停留精巣や回腸閉鎖の既往があることから，囊胞性線維症が疑われた。

本例では，既往歴に示したほか，汗クロール濃度の上昇，血清学的に低クロール血症を認めている。PFD 試験では膵外分泌機能低下を認めた。また，弟に同様の症状を認めている。

以上より，厚生省特定疾患対策研究事業難治性膵疾患の診断基準の 3 項目の内 3 項目を満たし，嚢胞性繊維症と診断した。

■ 解　説

嚢胞性線維症（cystic fibrosis：CF）は全身の外分泌腺機能障害不全に基づく疾病であり，特に膵と肺の病変の頻度が高い。膵臓と気道の粘液分泌線に極めて粘調な分泌液が生産されこれを閉塞することと，汗中への過剰の電解質が失われるのが特徴である。

CF は我が国では馴染みの薄い疾患であるが，白色人種の中ではもっとも頻度の高い重篤な常染色体劣性の遺伝性疾患であり，出生児約 2,500 人あたり 1 人の発症頻度を示す[1-3]。

わが国では文献上ではこれまで約 130 例ほどの記載があるのみで，発症率は出生 10 万～35 万人あたり 1 人程度と推定されていたが，実際の発症頻度それより高いと考えられている[4) 5)]。

膵臓と肺を冒す疾患として 1938 年に初めて記載された本症は，その後全身の外分泌臓器の疾患であることが明らかにされた[1)]。1989 年には cAMP 依存性 Cl- チャネル cystic fibrosis transmembrane conductance regulator（CFTR）をコードする原因遺伝子が単離された[1-3]。日本の CF 遺伝子変異が欧米のそれとは異なることが確認されており，欧米人用のスクリーニングシステムを用いても変異が検出されないと考えられる[5)]。

CF の臨床病像では，難治性の下気道感染症と末期の呼吸不全を伴う呼吸器病変，膵外分泌機能不全，胎便イレウスなどの消化管病変が代表的なものである[1-3]。さらに，CF ではそのほかにも胆管，汗腺，生殖器など全身の外分泌腺臓器が障害される。

呼吸器系症状はほぼ全例の CF 患者に認められ，全 CF 症例の死因の約 95％を肺病変が占める[1-3]。これらの病変は早期には細気管支レベルの粘液の貯留，塞栓として形成され，次いで細菌（特に緑膿菌と黄色ブドウ球菌，インフルエンザ桿菌）が粘液栓に定着すると持続性の感染や炎症が成立する。それにより，気管支は拡張し，そこにさらに粘液が貯留するといった悪循環が絶えることなく繰り返される。その結果，気管支拡張は増悪し，肺高血圧や肺性心を伴った呼吸不全をきたし，多くが死に至る[1)]。

つまりは気道病変は出生後に生ずるものであり，過分泌や異常な気道分泌物の貯留が先行し，感染の成立は二次的な病態であると考えられている[1)]。

また，粘稠な粘液が一連の病態の根源であるために，換気量が多く強制的に粘液を運ぶことができる下肺よりも，換気量の少ない上葉で粘液はつまりやすく，上肺優位の病態を呈するものと思われる。

画像所見は上記病態を反映して生後 1 カ月頃より肺尖部と背側の肺葉を中心に fingerlike な粘液栓がみられるようになる。6 カ月を過ぎる頃にはほぼ前例に気管支の円柱状，嚢胞状拡張を認める。拡張した気管内に粘液が駐留し air-fluid level がみられることもある。また，炎症を反映して肺門から広がる線状陰影や気管支壁の肥厚（peribronchial cuffing）がみられる。炎症により二次的に肺門，縦隔リンパ節の腫大を認める。肺の正常構造は破壊され肺気腫様の bulla も認められ，肺は過膨張する。肺動脈圧は上昇し肺動脈は拡大する。

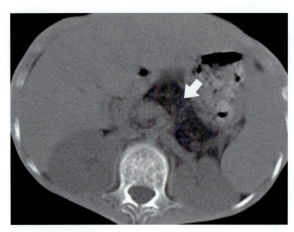

図3　腹部単純CT

　また，斑状の濃度上昇が認められ，部分的な無気肺を反映していると思われる[6-8]。

　本症例では，上肺野優位な気管支拡張を認め，気管支壁は肥厚し，内部に粘液栓を認めているのは典型的であった。肺高血圧の所見はみられていないが，病態の進行に伴い出現してくる可能性は高く，厳重な経過観察が必要であると思われる。また，腹部単純CTでは膵臓は繰り返された膵炎のために脂肪置換されているのを認めており，典型的な所見と思われる（図3 ⇒）[8]。

　診断は厚生省特定疾患対策研究事業難治性膵疾患に関する調査研究班が1999年度に診断基準を作成しており，発汗試験の異常に加え，① 膵外分泌不全，② 呼吸器症状，③ その他（胎便性イレウス，または嚢胞性線維症の家族歴）の3項目中2項目を満たすものが嚢胞性線維症と診断される。

　本症例は典型的な嚢胞性線維症の画像所見を示していると思われる。日本人にはまれな疾患であるが，若年者で両側の気管支拡張を見た時には，嚢胞性線維症の可能性を考える必要があると思われます。

診　断：嚢胞性線維症　cystic fibrosis

■ 文　献

1) Welsh MJ et al：Cystic fibrosis, (in) Scriver CR et al ed；The Metabolic and Molecular Basis of Inherited Disease, 8th ed. p5121-5188, New York, McGraw-Hill, 2000
2) Collins FS：Cystic fibrosis；molecular biology and therapeutic implications. Science 256：774-779, 1992
3) 吉村邦彦：呼吸器疾患関連遺伝子異常；日本におけるCFの現状．分子呼吸器病 5：244-250, 2001
4) Yamashiro Y et al：The estimated incidence of cystic fibrosis in Japan. J Pediatr Gastroenterol Nutr 24：544-547, 1997
5) 吉村邦彦ほか：I. 呼吸器疾患の分子疫学 3. 嚢胞性線維症．日内会誌 92：1198-1205, 2003
6) Wood BP：Cystic fibrosis. Radiology 204：1-10, 1997
7) Helbich et al：Cystic fibrosis；CT assessment of lung involvement in children and adults. Radiology 538：537-544, 1999
8) Dähnert W：Radiology Review Manual, 5th ed. p418-419, William & Wilkins, Baltimore 2003

河原正明，清野哲孝，後閑武彦（51巻13号，2006より）

37 出生直後から嘔吐，努力性呼吸，生後1カ月健診で体重増加不良を指摘された

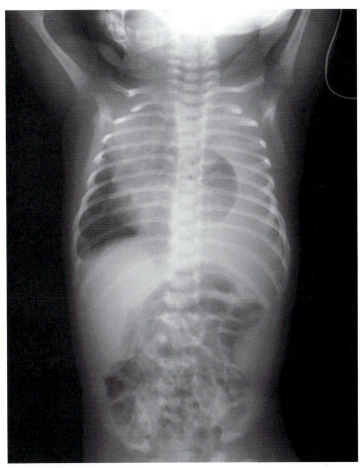

図1 胸部単純X線

症例 症例は生後1カ月，男児。
主　訴 ▶ 体重増加不良，嘔吐。
現病歴 ▶ 40週2日2,922g，自然分娩にて出産した。出生直後から嘔吐あり，体をゆすると努力性呼吸となった。生後1カ月健診で体重増加不良を指摘され当院受診となる。
家族歴 ▶ 特記すべき事なし。
既往歴 ▶ 特記すべき事なし。

■ 画像所見

胸部単純 X 線（図 1）で大量の左胸水を認める。縦隔は右側に圧排されている。肋骨骨折は認められず，血管内カテーテルもみられない。腹部にも異常所見は認められない。

■ 経　過

入院後，超音波ガイド下に胸腔穿刺を施行した所，乳白色の液体 80 cc が吸引された。液体中の中性脂肪は 4,419 mg/dl であり，乳び胸と診断された。ドレナージチューブが挿入され（図2），中鎖脂肪酸ミルク（medium chain triglycerides milk：MCT ミルク）哺乳が開始された。ドレナージ排液の色調は乳白色から淡黄色透明に変化し，6 日目には排液の中性脂肪が 58 mg/dl に低下した。入院後 22 日目にドレナージチューブが抜去された。

■ 解　説

乳び胸（chylothorax）は 1633 年に Barotolet によって最初に報告された[4]。乳び胸は胸管から胸膜腔内へ乳びが漏出することによって生ずる。成因は①外傷性，②非外傷性，③先天性に分類される[1]。①は新生児においては胸腔内手術（大血管転位，動脈管開存結紮術，肺動脈結紮術，食道閉鎖修復術後等）の他に血管造影後にみられる。②は成人では胸腔内腫瘍，炎症性疾患，縦隔リンパ管腫症（mediastinal lymphangiomatosis）等による胸管の閉塞が原因となる。③先天性乳び胸は約半数が出生時に起こり，生後 1 週間程持続する。詳細な原因は不明だが出産時の外傷，先天的な胸管の形成異常や胎生期のリンパ系のネットワークの異常が原因と考えられている。他にも Turner 症候群（21 trisomy），Noonan 症候群，胎児水腫，Down 症候群との関連も指摘されている[3]。乳びの量により肺容積の減少と静脈還流障害から呼吸障害・頻呼吸を起こす。診断は胸腔穿刺によって典型的な乳白色の乳びを採取することによって確定する[1]。排液中の中性脂肪が 110 mg/dl を超え，排液中にカイロミクロンが認められれば乳びと判断する[6]。画像上の特徴は片側性（両側のこともある）の胸水を胸部単純 X 線で認めることで，縦隔偏位はあってもなくてもよい。胸水検出のスクリーニングには超音波検査が最も有用である[1]。

腸管内から吸収されたリンパ液は腹腔内の乳び槽に集められ，リンパ路を上行し左右の胸管に流入する。乳びの漏出により体液・電解質・蛋白質・脂肪・脂溶性ビタミン・リンパ球の喪失をもたらす。保存的治療として経口摂取により乳びの増加が起こるためまず絶食とし，中心静脈栄養によりこれらの喪失を補う。多くの場合，低脂肪高蛋白の中鎖脂肪酸（medium chain triglyceride：MCT）ミルクの投与を行う。MCT ミルクは胸管を経由せずに腸管から直接門脈系に吸収されるため，乳びの増量を伴いにくい（図 3）[2,5]。保存的治療の成功率を上げる方法として胸膜を癒着させることによって漏出部位の閉鎖を図る胸膜癒着術が施行されることもある。胸管本幹の損傷がある場合は早期の外科手術が考慮される。これには漏出部位の結紮が一般的である[6]。損傷部位の推定にはリンパ管造影が有効との報告もあるが，侵襲性も高く現在は一般的ではない。脂肪酸の吸収経路の違いを利用して中鎖脂肪主体の食品と心筋シンチ用の[123]I-BMIPP（iodine-123-labeled15-(4-iodophenyl)-3 (R,S)-methyl-phentadecanoic acid）を

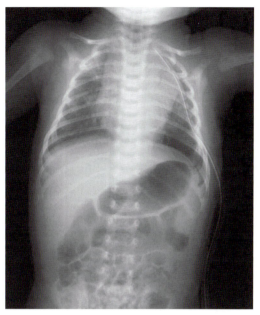

図2 胸腔穿刺後の胸部単純X線

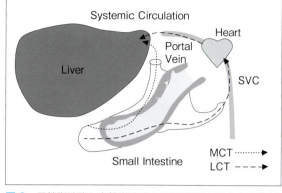

図3 長鎖脂肪酸と中鎖脂肪酸の吸収経路（文献2より改変）
長鎖脂肪酸（long chain triglyceride：LCT）と中鎖脂肪酸（medium chain triglyceride：MCT）の小腸からの吸収経路のシェーマ。LCTは胸管を経て全身循環に流入する。MCTは小腸から吸収されるが直接門脈を経て肝に向かう。

経口摂取し，リンパ路を描出する経口リンパ管シンチの有用性も報告されている[2]。

新生児の胸水貯留をみた場合，先天性のものでは胎児水腫，先天性乳糜胸，二次性のものでは医原性のものとして胸腔内手術後，中心静脈カテーテル挿入後等があり，非医原性のものとして肺炎，上大静脈症候群，低蛋白血症，ネフローゼ症候群を考える必要がある[7]。胸膜腔内の液体貯留という意味では血胸，膿胸も鑑別に入るが，X線所見のみで他の胸膜腔内液体貯留との鑑別は困難である。

診断名：乳び胸　chylothorax

■ 文　献
1) van Straaten HL et al：Chylothorax in the neonatal period. Eur J Pediatr：152：2-5, 1993
2) 宮本彰ほか：長鎖脂肪酸シンチグラフィーで診断し中鎖脂肪酸食で治癒した術後乳び胸の1例. 日本呼吸器外科学会誌 16：741-745, 2002
3) Buttiker V et al：Chylothorax in children；guidelines for diagnosis and management. Chest 116：682-687, 1999
4) Jalili F et al：Medium-chain triglycerides and total parenteral nutrition in the management of infants with congenital chylothorax. South Med J 30：1290-1293, 1987
5) Kirkley R et al：The Management of chylothorax. Ann Surg：160：131-140, 1964
6) 白石祐治：胸部外科，緊急治療の最前線．気管・気管支・肺疾患　乳び胸．胸部外科 57：757-761, 2004
7) Rocha G et al：Pleural effusion in the neonate. Acta Pediatrica 95：791-798, 2006

西城　誠，清野哲孝，後閑武彦（52巻1号，2007より）

38 検診で発見された縦隔腫瘍に対し手術が施行されたが，周囲との癒着が強く，生検のみで終了となり，迅速病理診断で悪性リンパ腫が疑われた

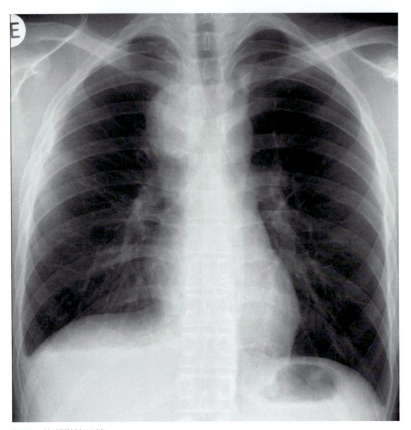

図1 胸部単純X線

★次頁にも画像所見（図2, 3）があります

症例 症例は20歳，男性。
現病歴 ▶ 検診の胸部単純X線にて異常を指摘され近医を受診した。縦隔腫瘍に対して手術が施行されたが，周囲との癒着が強く生検のみで終了となり，迅速病理診断で悪性リンパ腫が疑われて当院に紹介となった。
血液検査所見 ▶ IL-2Rの上昇なし。その他血算・生化学所見に異常なし。

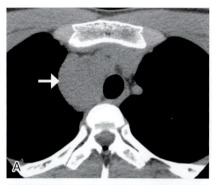
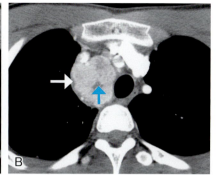
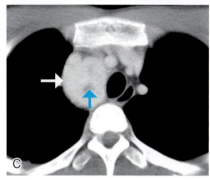

図2　CT
　A：単純CT
　B：造影CT（早期相）
　C：造影CT（晩期相）

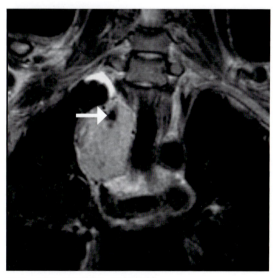

図3　MRI（T2強調，冠状断像）

画像所見

　胸部単純X線では右肺門上方の縦隔右側になだらかな立ち上がりの境界明瞭，辺縁平滑な腫瘤がみられ（図1），縦隔腫瘍が疑われる。腫瘤により気管は左方に軽度圧排されている。前医にて開胸生検後のため，右胸水と腫瘤部に手術クリップがみられる。CTでは腫瘤（図2⇒）は境界明瞭，辺縁平滑で，単純CTにて筋肉と等吸収，造影早期から腫瘤に強い増強効果がみられ，晩期まで持続している。腫瘤内部には増強効果に乏しい領域がみられる（図2→）。MRIの

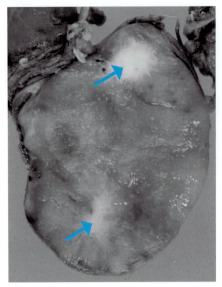

図4 切除標本割面像

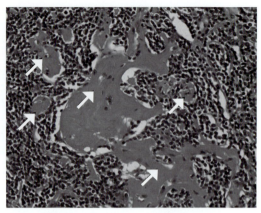

図5 病理組織所見（HE染色，強拡大）

T1強調像では腫瘤は筋肉と等信号（未呈示），T2強調像で高信号を呈し，造影CTにて増強効果に乏しい領域は著明な低信号を呈している（図3⇒）。若年男性の縦隔腫瘤で，強い増強効果からはhyaline vascular typeのCastleman diseaseを強く疑った。

経　　過

開胸手術が施行され腫瘤が摘出された。腫瘤は易出血性であり，周囲との癒着が強く右肺も一部切除された。肉眼像ではやや黄色調の腫瘤の割面内に白色の硝子化瘢痕がみられ（図4→），T2強調像で著明な低信号を呈し増強効果に乏しい領域に一致していた。病理組織学的所見では，リンパ組織に類似した像であるが，リンパ濾胞胚中心が明瞭で，胚中心内部や周囲には著明な硝子化を伴う血管（図5⇒）がみられ，胚中心周囲を中心に小型リンパ球がみられる。形質細胞は少なく，hyaline vascular typeのCastleman diseaseと診断された。術後明らかな再発はみられていない。

解　　説

Castleman diseaseはまれな疾患であり，1954年にCastlemanらによってはじめて報告され[1]，giant lymph node hyperplasiaやangiofollicular hyperplasiaなどの別名でも報告されている。若年者の胸部，特に中縦隔や肺門に好発し，その他まれに頸部，肺内，腋窩，後腹膜，骨盤などにもみられる[2]。

病理組織学的にはhyaline vascular typeとplasma cell typeに分類され，約9割が前者である。hyaline vascular typeは病理組織学的には，リンパ濾胞胚中心内や周囲に，血管壁の硝子化が著明な血管が出現し，胚中心の大型細胞は減少，胚中心周囲には渦巻き状あるいはタマネギ（onionskin）状の小リンパ球層の出現がみられ，形質細胞はみられてもわずかである[3,4]。plasma cell typeは病理組織学的にはリンパ濾胞が活動的で胚中心も大きく，形質細胞浸潤が

高度であるが，血管増生は軽度である[3) 4)]。臨床的には限局型と全身型に分類され，限局型の頻度が高く，またそのほとんどが hyaline vascular type である。通常無症状で，検診などで発見される場合が多く，完全に切除されれば再発もなく予後良好である。全身型は multicentric Castleman disease ともよばれ，そのほとんどが plasma cell type である。限局型に比べ，好発年齢が高く，発熱，貧血，体重減少などの全身症状や高ガンマグロブリン血症を伴う場合がある。進行性で予後も不良で限局型のものとは別の疾患の可能性が考えられている[3) 4)]。

　画像所見に関しては限局型の場合，縦隔や肺門の単発の境界明瞭，辺縁平滑な腫瘤としてみられることが多いが，周囲に浸潤して境界不明瞭になる場合もある。腫瘤内の石灰化は5〜10％と報告されており，主腫瘤の他にリンパ節腫大を伴う場合もある[5)]。hyaline vascular type では内部の豊富な血管を反映して，造影 CT や MRI では著明な増強効果が特徴的であるが，内部の変性壊死や線維化が強い部分では増強効果が弱くなる[5)6)]。また plasma cell type は hyaline vascular type に比べて増強効果が弱いとされる。MRI の信号は骨格筋に比べ，T1 強調像で等〜高信号，T2 強調像で強い高信号を呈すると報告されているが，内部の変性や線維化などで信号が変化する可能性がある[5) 6)]。本症例でも硝子化瘢痕の部分は，T2 強調像で強い低信号で，増強効果に乏しかった。鑑別診断には様々な縦隔腫瘍が挙がるが，本症例のように強い増強効果を呈する場合は，paraganglioma や carcinoid などの富血管性腫瘍は挙がる。また multicentric Castleman disease では縦隔・肺門を中心とする多発リンパ節腫大を呈し，肺実質に病変がある場合には，不明瞭な小葉中心性の粒状影，薄壁嚢胞，小葉間隔壁や気管支血管周囲束の肥厚などがみられる[7)]。

　まれな疾患ではあるが，本症例のように若年者の強い増強効果を呈する縦隔・肺門部の腫瘤をみた場合には，hyaline vascular type の Castleman disease を考慮する必要がある。

診断名：キャッスルマン病（ヒアリン血管型）　Castleman disease（hyaline vascular type）

■ 文　献

1) Castleman B，Towne VM：Case records of Massachusetts General Hospital；weekly clinicopathological exercises. Case 40011. N Engl J Med 250：26-30，1954
2) Keller AR et al：Hyaline-vascular and plasma-cell types of giant lymph node hyperplasia of the mediastinum and other locations. Cancer 29：670-683，1972
3) 中村栄男ほか：29 リンパ節，向井　清ほか編；外科病理学第4版．p1235-1236，文光堂，2006
4) Fraser RS et al：Masses situated predominantly in the middle-posterior mediastinal compartment. In Fraser RS et al ed：Diagnosis of disease of the chest, 4th ed. p2938-2940, WB Saunders, Philadelphia, 1999
5) McAdams HP et al：Castleman disease of the thorax；radiologic features with clinical and histopathologic correlation. Radiology 209：221-228，1998
6) Ko SF et al：Imaging feature of atypical thoracic Castleman disease. Clin Imaging 28：280-285，2004
7) Johkoh T et al：Intrathoracic multicentric Castleman disease；CT findings in 12 patients. Radiology 209：477-481，1998

中園貴彦，工藤　祥（52巻5号，2007より）

39 胸部異常陰影を指摘され，CT・MRI で多発肺結節の認められた 50 歳代，女性

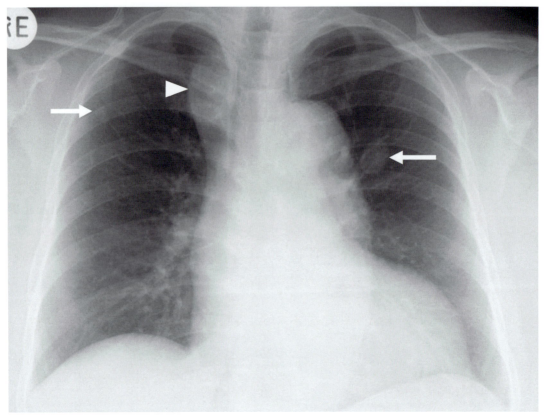

図 1　胸部単純 X 線

★次頁にも画像所見（図2, 3）があります

症例	症例は 50 歳代，女性。
	現 病 歴 ▶ 高血圧，高脂血症にて近医通院中に胸部単純 X 線にて異常を指摘された。自覚症状なし。
	既 往 歴 ▶ 10 年前に子宮筋腫にて子宮全摘術。
	血液検査所見 ▶ 異常所見なし。

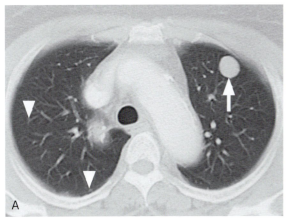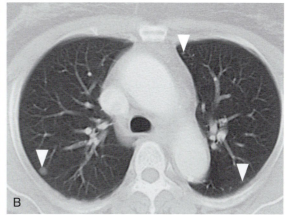

図2　胸部CT

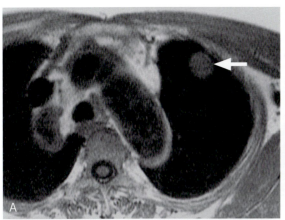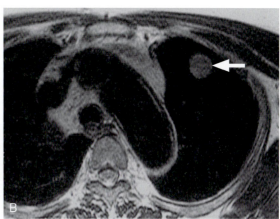

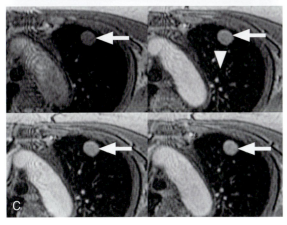

図3　MRI
A：T1強調像
B：T2強調像
C：dynamic MRI（左上：造影前，右上：造影後30秒，左下：造影後60秒，右下：造影後180秒）

画像所見

　胸部単純X線にて両上肺野に境界明瞭，辺縁平滑な結節影を認める（図1 ⇒）。右上縦隔には右腕頭動脈の蛇行による陰影（buckling）もみられる（図1 △）。胸部CT肺野条件では左肺上葉S1＋2に2cmの境界明瞭，辺縁平滑な結節（図2 ⇒）を認め，その他両肺に数mm大の

多発結節（図2△）がみられる。縦隔条件（未呈示）では明らかな石灰化は認めなかった。MRIのT1強調像では筋肉と比べ等信号（図3A⇒），T2強調像ではやや高信号を呈している（図3B⇒）。ダイナミックスタディーでは漸増性の増強効果を認める（図3C⇒）。

経　　過

　非特異的な所見で，画像診断は困難であったが，子宮筋腫の既往があり，良性転移性平滑筋腫の可能性が考えられた。

　経過観察も検討されたが患者の希望もあり，確定診断のために左肺上葉の部分切除が施行された。切除標本の割面像では黄白色の境界明瞭な結節（図4⇒）がみられ，近接して同様の性状の小結節（図4A△）もみられる。病理組織学的所見では，病変は周囲肺胞を圧排するような境界明瞭な結節（図4B→）で，異型性のない紡錘状の細胞が索状または交錯しながら密に増殖している（図4C）。免疫組織学的染色では α-SMA，HHF-35は陽性，cytokeratin，EMA，S100 proteinは陰性であり（未呈示），平滑筋腫の像であった。術後約2年間経過観察しているが，CTにて残存する結節はごく軽度の増大傾向がみられた（未呈示）。

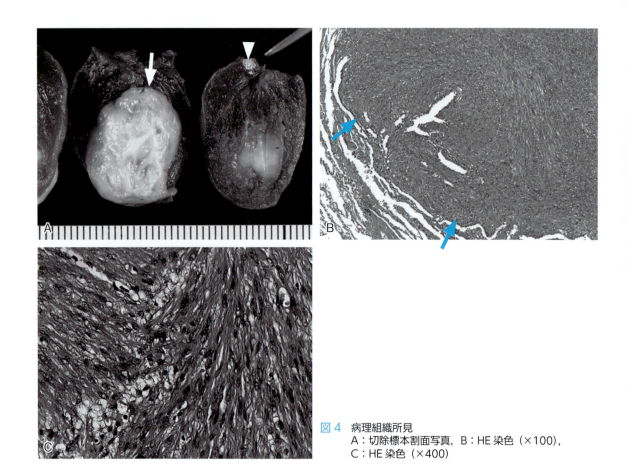

図4　病理組織所見
　　　A：切除標本割面写真，B：HE染色（×100），
　　　C：HE染色（×400）

■ 解　説

　子宮平滑筋腫は子宮原発腫瘍として最も頻度の高い良性腫瘍である。子宮平滑筋腫の既往のある女性に，子宮以外の部位に異型性のない平滑筋腫が多発してみられる良性転移性平滑筋腫（benign metastasizing leiomyoma）が知られており，英文で75例ほどの報告がみられる[1]。肺の報告がほとんどであるが，腹膜，リンパ節，後腹膜などの報告もみられ，肺と他部位に同時にみられる場合もある[1]。好発年齢は37〜59歳と生殖年齢に多く[2]，子宮筋腫の手術歴がある場合に，手術から発症までの期間は3カ月〜20年で[1]，本症例のように比較的長い期間である場合が多い。通常は無症状であり検診などで偶然発見されることが多いが，咳や胸痛などの症状がみられることもある。この病態は子宮筋腫からの血行性転移と考えられていたが，子宮筋腫はもともと良性腫瘍であり，また子宮筋腫の既往がない症例，男性例などもみられ，単純な転移説では説明がつかない。低悪性度の子宮平滑筋肉腫の血行性転移説，手術時の子宮平滑筋腫の血管内への迷入説，平滑筋腫の多源性発生説，肺原発の過誤腫性病変（fibromyomatous hamartoma）説，性ホルモン関連説など，様々な原因が考えられているが，正確な病態は不明である[3]。

　肺に発生した場合，画像上は境界明瞭，辺縁平滑な単発〜多発結節としてみられ，サイズは数mmから数cmであることが多く，石灰化はみられない[1]。まれに空洞を伴った症例[4]や粟粒状を呈した症例[5]の報告もある。検索した範囲で肺の良性転移性平滑筋腫のMRI所見の報告はみられないが，子宮平滑筋腫はT2強調像にて著明な低信号が特徴であり，腫瘍内部の変性によって様々な信号を呈することが知られている。また増強効果の強さやパターンは細胞密度により異なる。本症例では，紡錘状細胞の密な増殖を反映して，T2強調像では比較的信号が低く，造影後は漸増性の増強効果がみられた。

　通常増大速度は緩徐，予後良好であり，まれに急速に進行して呼吸不全にて死亡した報告もみられるようであるが，このような症例は平滑筋肉腫の転移である可能性がある[3]。子宮筋腫はエストロゲンに感受性があり，良性転移性平滑筋腫においても，経口避妊薬投与，エストロゲン補充療法に関連して発生した症例や，妊娠や閉経を契機に縮小した症例の報告もあり，性ホルモンの関与の可能性が考えられている[3]。ホルモン療法の適応を含め，腫瘍内のエストロゲン，プロゲステロンレセプターの検討もなされているが，結論は出ていない。治療法は経過観察，外科的切除，ホルモン療法，卵巣摘出術などであるが，症例数が少ないため確立されていない。本症例は増大速度が緩徐であり，年齢も考慮して，無治療で経過観察中である。

　良性転移性平滑筋腫はまれな病態であるが，子宮平滑筋腫の既往がある女性において多発性の肺結節を認めた場合に，鑑別に考慮する必要がある。画像所見は非特異的であるが，MRIのT2強調像で信号が低いことは，特徴の1つかもしれない。

診　断：良性転移性平滑筋腫　benign metastasizing leiomyoma

■ 文　献

1) Abramson S et al：Benign metastasizing leiomyoma；clinical, imaging, and pathologic correlation. AJR Am J Roentgenol 176：1409-1413, 2001
2) 近藤薫ほか：子宮筋腫術後 10 年後に発生した両側多発性肺平滑筋腫（benign metastasizing leiomyoma）の 1 例. 日胸外会誌 36：2131-2135, 1988
3) 高橋唯郎, 冨田友幸：Benign metastasizing leiomyoma. 別冊日本臨牀　領域別症候群シリーズ No.4　呼吸器症候群（下巻）. p111-114, 日本臨牀社, 1994
4) Shin MS et al：Unusual computed tomographic manifestations of benign metastasizing leiomyomas as cavitary nodular lesions or interstitial lung disease. Clin Imaging 20：45-49, 1996
5) Lipton JH et al：Miliary pattern as presentation of leiomyomatosis of the lung. Chest 91：781-782, 1987

中園貴彦, 工藤　祥（52 巻 10 号, 2007 より）

40 検診で両側肺野に広範囲に異常陰影を指摘されたが，1年前の検診では異常はみられなかった

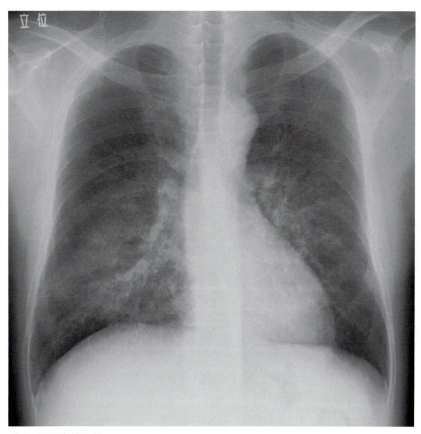

図1 胸部単純X線

★次頁にも画像所見（図2）があります

症例

症例は38歳，男性。
- **主　訴** ▶ なし。
- **現 病 歴** ▶ 検診で胸部異常陰影を指摘された。1年前の検診では異常は認められなかった。
- **既 往 歴** ▶ 23歳時に十二指腸潰瘍。
- **家族歴・職業歴** ▶ 特記すべき事なし。
- **喫 煙 歴** ▶ 20本/日/30年。
- **検査所見** ▶ 白血球，赤血球，血小板は正常範囲内，LDH150 IU/l（105～220），CRP＜0.2，CEA6.6 ng/ml（≦5），CYFRA 2.1 ng/ml（≦5），Pro GRP 27.8 pg/ml（＜46），KL-6 5,790 U/ml（＜500），SP-A 20,100 ng/ml（＜44），SP-D 3,920 ng/ml（＜110）。（ ）内は正常値。

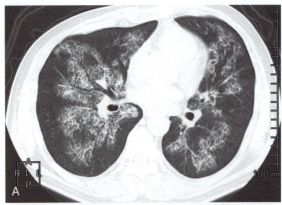
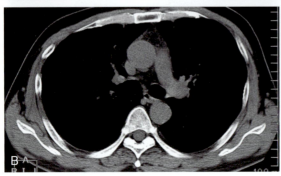
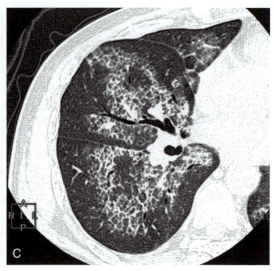

図2 胸部 CT
A：胸部単純 CT（肺野条件，中肺野）
B：縦隔条件（気管分岐部レベル）
C：右中葉・下葉気管支分岐直後の胸部 HRCT

画像所見

　胸部単純 X 線（図1）で両側肺門部より両側中下肺野に広がるびまん性浸潤影を認める。内部に air bronchogram もみられる。胸部単純 CT（図2A～C）では両側肺に肺門より広がるすりガラス影を認める。左右ほぼ対称性で，中下肺野優位の分布を示している。一部に内部に air bronchogram も認められ，肺野末梢や肋骨横隔膜角は比較的保たれている。葉間線の肥厚や小葉間隔壁の肥厚も伴っており，地図状の分布を示している。心拡大はみられず，肺門・縦隔リンパ節の腫大はみられない。

経　　過

　心不全，サルコイドーシス，肺胞蛋白症，細気管支肺胞上皮癌，リポイド肺炎が鑑別として考えられた。
　入院後，気管支肺胞洗浄（broncho-alveolar lavage：BAL）が施行された。洗浄液からは一部に PAS 陽性物質が認められ肺胞蛋白症と診断された。胸部 CT にて経過観察されている。

解　　説

　肺胞蛋白症（pulmonary alveolar proteinosis：PAP）は 1958 年に Rosen らが肺胞が脂質に富む PAS 陽性物質で満たされる疾患を提唱したのが最初である。PAP は終末細気管支，肺胞腔内に periodic acid-Sciff（PAS）陽性のリポタンパク様物質（サーファクタント様物質）が蓄積

し，ガス交換障害をきたし，様々な呼吸器症状を生じる疾患である[1]。

　本症は先天性 congenital PAP（CPAP），二次性 secondary PAP（SPAP）と特発性 idiopathic PAP（IPAP）の３つに分類される。SPAP は基礎疾患として血液疾患（悪性リンパ腫，白血病など）を持つもの，感染症（ノカルジア，カリニ肺炎等，AIDS や他の免疫不全症などの合併例を含む），化学物質の吸入歴（珪肺症，アルミニウム，チタンなど）のあるもの，粉塵暴露や薬剤などでの報告がある[4]。

　頻度は PAP 全体で CPAP が 2％，SPAP は 10％，IPAP は 90％を占める。PAP は世界中で発生し，地域差はない。人口 100 万人中 3.7 人発生，男女比 2.65：1，72％は喫煙者と報告されている[1]。

　1994 年より PAP の発症機序の解明が進み，現在は，顆粒球マクロファージ刺激因子（GM-CSF）の異常が肺胞マクロファージの機能低下を惹起させ，サーファクタントの分解能障害を起こしていると考えられている。肺サーファクタントは肺胞II型上皮細胞で合成・分泌され肺胞上皮の表面を覆い界面活性効果を示す[2]。

　臨床症状は労作時呼吸困難や，咳，白色痰，微熱，倦怠感，体重減少等であるが，1/3 は無症状との報告があり，画像と症状との乖離がみられる。理学的所見も異常を示さないことが多い。

　血清学的所見では，血清中では LDH，KL-6，CEA，サーファクタントプロテイン-D（SP-D）ほか各種腫瘍マーカーなどが増加し病勢を反映する。これらは重症度や治療効果の判定，経過観察に有用であるが，SPAP，間質性肺炎，肺癌などでも増加し，診断の特異性は低い。IPAP では抗 GM-CSF 自己抗体が特異的に認められる。これは重症度と関係なく検出され，診断的価値が高く，近年注目されているマーカーであるが，まだ施行可能な施設は限られている[1]。気管支肺胞洗浄（BAL）液は診断に有用で，肉眼的に白濁し，大きな泡沫肺胞マクロファージとリンパ球数の増加がみられる。PAS 染色陽性の粒状物質の中に大きな無構造の好酸性体が観察される。肥大した肺胞マクロファージ内にも貪食された lamellar body，tubular myelin が大量に認められる。これらのサーファクタントの代謝処理能の異常を反映した所見が揃えば，BAL 液のみで肺胞蛋白症と診断できる[2]。

　画像所見では，胸部 X 線で典型例は中下肺野，中枢部を中心に両側びまん性の肺胞性陰影を認め，bat wing，butterfly distribution を示し，肺野末梢の胸膜側には所見が弱く，いわゆる peripheral sparing がみられる。しかし，片側性，上肺野優位，末梢側に不鮮明な結節性の陰影を認めることもある。不完全に肺胞が充填される場合は，間質性の陰影を示す。

　CT では，①胸隔の肥厚を伴い，地図状分布（geographic pattern）を示すすりガラス陰影を認め，隣接する正常肺とは明瞭に境される。② crazy-paving appearance：肺胞間隔壁の肥厚，罹患肺を含んだ多角形の線状影，③他の感染症の合併がなければ，一般的に胸水はみられない。④リンパ節は中等度に腫大する。②の所見は非特異的で，カリニ肺炎，サルコイドーシス，粘液産生性細気管支肺胞上皮癌，リポイド肺炎等他の疾患でもみられる[3]。また，様々な程度の間質の線維化所見を認めるが，蜂巣肺はまれである。

　PAP の診断は血清所見，画像所見から肺胞蛋白症を疑い，BAL 所見を参考として病理所見で確定される。病理組織診断は現在診断の golden standard で，多くは経気管支肺生検で診断

されるが，確定診断のため，外科的肺生検が必要な場合もある[1]。

　治療は SPAP は基礎疾患の治療や原因の除去，IPAP では気管支肺胞洗浄が一般的である。CPAP では対症療法や肺移植の報告がある。また，GM-CSF の吸入，皮下注による治療も行われており有用とされているが，まだ研究段階である。なお，IPAP の 25〜30％は自然寛解するため，無治療・対症療法で経過観察することも考慮する必要がある[1]。

　本症例では血清学的に CEA，KL6，SP-A，SP-D の上昇がみられたが GM-CSF 自己抗体は未提出であった。臨床症状は無症状であったが BAL では肺胞腔にマクロファージがみられるが炎症細胞浸潤は乏しく，肺胞腔内に PAS 反応陽性物質が認められ PAP の診断となった。

診　断：肺胞蛋白症　pulmonary alveolar proteinosis

■ 文　献
1）井上義一ほか：肺胞蛋白症の診断と治療．内科 99：279-286，2007
2）石井晴之，中田光：肺胞蛋白症の病態と病理．病理と臨床 24：921-927，2006
3）Santiago E et al："Crazy-paving" pattern at thin-section CT of the lungs；radiologic-pathologic overview. RadioGraphics：1509-1519, 2003
4）Wang BM et al：Diagnosing pulmonary alveolar proteinosis. A review and an update. Chest 111：460-466, 1997

西城　誠，扇谷　芳光，後閑武彦（53 巻 1 号，2008 より）

41 労作時呼吸困難，呼吸時にヒューヒューという異音を感じるようになり，呼吸困難が増強してきた

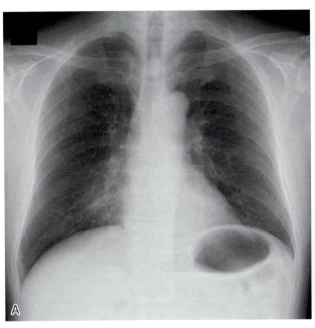
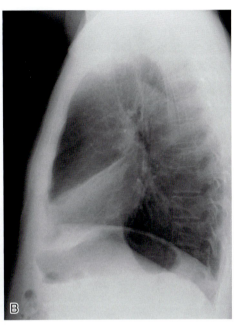

図1 胸部X線
A：正面像，B：側面像

★次頁にも画像所見（図2，3）があります

症例　症例は60歳代，男性。
主　訴 ▶ 労作時呼吸困難。
現病歴 ▶ 約6カ月前より階段昇降などの労作時に息苦しさを覚えるようになり，呼吸時にヒューヒューという異音を感じるようになった。2週間ほど前より呼吸困難症状が悪化してきたため近医を受診し，気管支鏡検査で気管腔内を占拠する腫瘤が指摘され，生検にてカルチノイドが疑われた。手術のため，本院へ紹介入院となった。
血液検査所見 ▶ 血算・生化学に異常なし。腫瘍マーカーは陰性。
既往歴 ▶ 5年前胃潰瘍で治療を受けたが，その時胸部の異常は指摘されていない。

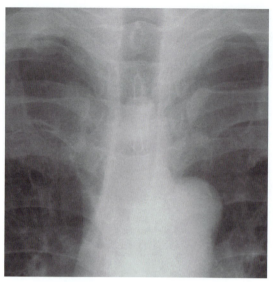

図2 胸部X線（正面像）

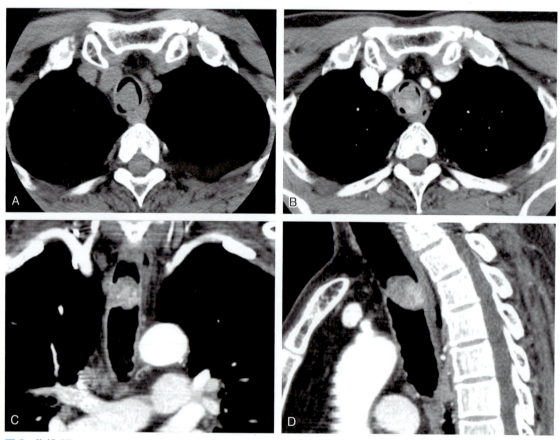

図3 胸部CT
　　A：単純CT，B：造影後，C：再構成（冠状断像），D：再構成（矢状断像）

画像所見

　本院入院時の胸部 X 線（正面像）では気管に重なって長径約 2 cm の楕円形の腫瘤影を認める（図 1A，図 2）。内部に空洞や石灰化はみられない。側面像では病変は肩と重なり，病変と気管との関係ははっきりしない（図 1B）。胸部 CT では，気管右側壁より広基性に発生し気管内腔を占拠する約 22 mm×18 mm の軟部腫瘤がみられる（図 3A）。内部石灰化はなく，造影後は比較的強い増強効果を示す（図 3B）。病変の気管外への進展はみられない。再構成冠状断像（図 3C），矢状断像（図 3D），および仮想内視鏡像（図 4）を加えると，腫瘍の立体的把握が容易となる。

経　　過

　病変のサイズと症状より，準緊急扱いで切除手術が行われた。手術時所見では，腫瘍は気管右側より広基性に発育し内腔をほぼ埋め尽くしていた。サージカル・マージンを含めて気管軟骨 2 個分を腫瘍とともに切除した。術中迅速病理所見で断端に腫瘍残存のないことを確認して気管を端々吻合した。病理所見は，定型的カルチノイド（typical carcinoid）であり，術後経過は順調であった。

解　　説

　気管原発腫瘍の大部分は悪性であり，そのうちでは扁平上皮癌および腺様嚢胞癌の頻度が圧倒的に高く，次いでカルチノイドが多い[1-3]。頻度は低いものの，粘表皮癌，腺癌，小細胞癌，大細胞癌などもある。良性腫瘍で比較的多いのは乳頭腫であり，他には神経鞘腫，平滑筋腫，軟骨腫，血管腫などがある[1-3]。

　カルチノイド腫瘍は，原始腸管（primitive gut）から発生する神経内分泌細胞（Kultschizky cell）に由来し，消化管発生が多いが約 12％は肺に発生する[4-6]。気管・気管支原発カルチノイドは 10 年生存率が 90％以上と比較的予後がよい[5]。組織学的には定型的カルチノイド（typical carcinoid）と非定型的カルチノイド（atypical carcinoid）に分類され，前者の方が悪性度は低い[4-6]。肺カルチノイドによりカルチノイド症候群は来たすことはほとんどない[4-6]。画像診断では，富血管性であるため造影剤による増強効果が強い[4-6]。

　気管腫瘍が内腔の 3 分の 2 以上を占拠すると気道狭窄症状，すなわち咳，繰り返す肺炎，喘鳴などが起こり，気管支喘息と誤認されることが多い[1-3]。狭窄が進むと粘液や血液の付着により窒息を来すおそれもある。胸部 X 線では，よく観察すると気管腔に重なる腫瘤影に気付く（図 2）。CT や MRI を用いれば気管内腫瘍の診断は容易であり（図 3AB），多方向再構成像 multiplanar reconstruction image（図 3CD）や仮想内視鏡像（図 4）は治療法の検討に有用である。気管腫瘍の治療は外科的切除が基本であるが，経内視鏡的治療や放射線治療が選択される場合もある[1-3]。

診　断：気管原発の定型的カルチノイド　primary tracheal carcinoid

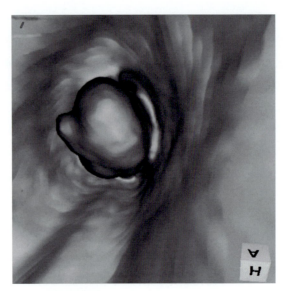

図4 仮想内視鏡像

■ 文　献
1) Kwong JS et al：Diseases of the trachea and main-stem bronchi：correlation of CT with pathologic findings. RadioGraphics 12：645-657, 1992
2) 小中千守ほか：気管腫瘍．日気食会報 58：422-423，2007
3) Lee KS et al：Tracheal neoplasms. Müller et al ed. Imaging of the chest. p999-1013, Saunders, Philadelphia, 2008
4) 下里幸雄：WHO 肺ならびに胸膜腫瘍組織型分類第三版の解説：肺上皮性腫瘍について．肺癌 40：1-10, 2000
5) 川瀬一郎ほか：その他の肺がん．肺がんの診断と治療：最新の研究動向．日本臨床 60(増刊号)：298-301，2002
6) Travis WD：Lung cancer：overview and classification, (in) Müller et al ed：Imaging of the Chest. p471-486, Saunders, Philadelphia, 2008

大塚貴輝，工藤　祥，中園貴彦（54巻1号，2009 より）

42 咳や痰が出現し，右胸水と右胸壁に沿った腫瘤が見られた

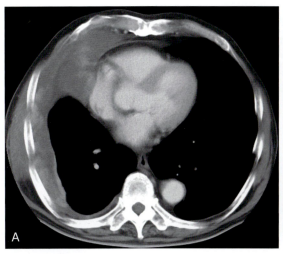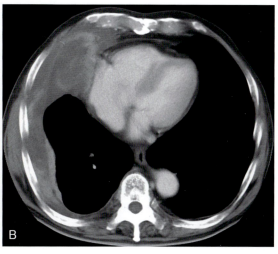

図1 胸部造影CT
A：胸部造影CT，B：Aより1cm尾側のレベル

★次頁にも画像所見（図2）があります

症例

症例は74歳，男性。
主　訴 ▶ 咳，痰。
現病歴 ▶ 主訴出現後1カ月間症状が改善せずに近医を受診した。胸部単純X線で上右胸水貯留があり，胸部単純CTでは右胸壁に腫瘤を認め当院紹介となった。
既往歴 ▶ 15歳時肋膜炎。21歳時虫垂炎。
家族歴，職業歴 ▶ 特記事項なし。
検査所見 ▶ RBC 416万/ul，Hb 13.7 g/dl，WBC 5,900/ul，Plate 30.4万/ul，TP 7.2 g/dl，Alb 3.5 g/dl，肝，胆道系，腎機能，電解質は正常，LDH 552 IU/l，CRP 2.0 mg/dl，sIL-2R 2,430 U/ml，CEA，αFP，CA19-9の上昇はない。

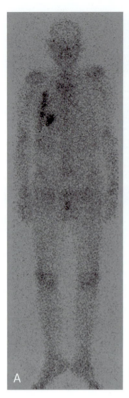
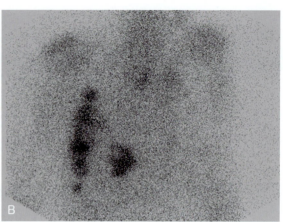

図2 Ga シンチグラフィ
A：全身正面像，B：胸部右斜位像

画像所見

　胸部造影 CT（図1）では，右胸水貯留と胸壁に沿って淡い造影効果を伴う腫瘍が認められる。腫瘍と胸壁との境界は不明瞭であり，胸壁への浸潤が疑われる。Ga シンチグラフィ（図2）では胸壁に沿って集積が認められる（肝臓への集積低下が認められているが，治療開始後に撮像されたためである）。

経　　過

　胸壁の腫瘍を形成する疾患として胸膜中皮腫，膿胸関連リンパ腫が挙げられた。また，既往にある膿胸の増悪や出血性膿胸も考えられた。

　右胸壁からの生検が行われ，病理組織所見では中型から大型の核小体明瞭な細胞がびまん性に増殖しており，悪性リンパ腫の所見であった。免疫染色では L26，CD79a などの B 細胞マーカーが陽性，CD3 などの T 細胞マーカーは陰性であり，diffuse large B cell の所見であった。追加の免疫染色にて EBER 陽性細胞が検出された。既往と画像所見を合わせ，膿胸関連リンパ腫 pyothorax-associated lymphoma の診断となった。骨髄浸潤はみられず，clinical stage は IVx の診断となった。国際予後因子 international prognostic index は年齢，LDH 上昇，病期の点から high-intermediate risk factor であった。

　診断後，R-CHOP を施行。年齢を考慮し CHOP は 2/3 の dose にて行った。CHOP 6 コース後，胸部造影 CT を施行した。右胸壁の腫瘍は著明に縮小したが，胸水の一部残存を認めた。

また，同日施行した Ga シンチグラフィでも右胸壁外側に異常集積がみられ，腫瘍の残存が疑われた。これに対し，残存病変に限局した放射線療法を追加で 25 Gy 照射し，R-CHOP も追加で 2 コース行った。効果判定の CT にて右胸壁の腫瘍性病変は消失し，Ga シンチにて集積範囲の縮小および低下を認めた。

以降，外来で rituximab を半年〜1 年に 1 回，計 4 回投与を行った。現在は特に加療を行っていないが，定期 follow の全身 CT および Ga シンチグラフィにて明らかな再発を認めていない。

▌解　　説

膿胸関連リンパ腫（pyothorax-associated lymphoma：PAL）は 1987 年に青笹によって提唱された疾患概念である。20 年以上の長期にわたる膿胸の後に胸壁に発生する B 細胞性リンパ腫であり，ほとんどがアジア，本邦からの報告である。発症機序としては，Epstein-Barr virus（EBV）に感染し不死化された B リンパ球が慢性膿胸という外因性の慢性炎症環境を背景にして腫瘍化すると言われている[1]。

診断時平均年齢 64 歳（46〜82 歳）であり，男：女＝12.3：1 と優位に男性に多い。症状は胸痛・背部痛（57%），発熱（43%）が多く，発症時に胸壁に大きな腫瘍を形成していることが多い[2]。

PAL の治療は DLBCL に準じて行われるが，高齢者が多いため aggressive な治療に耐えられないことが多く，R-CHOP 単独または照射野を限局した放射線療法の併用が一般的とされている。病期は Stage I，II が多く，初期治療にて完全寛解が得られた症例では，1 年生存率 88%，3 年 63%，5 年 49% と比較的良好な生存率が得られている[3]。

CT では，膿胸近傍にみられる軟部組織腫瘍で造影効果を呈するのが一般的である。膿胸腔に腫瘍を形成するもの，胸壁に腫瘍を形成するもの，膿胸に接する肺実質に腫瘍を形成するもの，上記の混在するパターンがある。

MRI では腫瘍の信号強度は非特異的であるが，腫瘍と胸壁への浸潤の評価に有用である。また，膿胸の再燃との鑑別を要する例では情報を付与することがある。

Ga シンチグラフィでは，腫瘍およびその浸潤部位に一致した強い集積がみられ，病変の viability の評価にも有用である[4]。

鑑別診断としては，胸壁に発生する悪性腫瘍として胸膜中皮腫，膿胸関連リンパ腫が挙げられる。また，膿胸に合併するほかの悪性腫瘍として血管肉腫などの間葉系腫瘍も報告がある[4]。他に膿胸の増悪や出血性膿胸が挙げられる。

胸膜中皮腫は石綿曝露の既往があり，横隔膜直上の胸膜プラークなど石綿肺の所見を伴う。また，胸水穿刺にて悪性中皮腫細胞の検出を認めることが多い。膿胸の増悪については，前述のように造影 CT や MRI が膿胸腔と腫瘍部との区別・判断に有用であることが多い。Ga シンチグラフィ上，膿胸腔は cold な所見を呈するのに対し，PAL には強い集積がみられることも鑑別に有用であると考えられている[3]（出血性膿胸は一種の expanding hematoma であり，造影 CT で内部の車軸様構造が特徴的とされている）。

PAL は慢性膿胸の既往と臨床経過，および前述の画像所見によって疑うべき疾患であるが，その確定診断は生検によってなされる。非ホジキンリンパ腫（ほとんどの例が diffuse large B cell）の腫瘍細胞中に免疫組織化学，*in situ* hybridization，PCR法などによりEBVの潜伏感染が確認される点で他のリンパ腫と区別される[1]。進展形式として，比較的巨大な腫瘤を形成しても局所に限局しリンパ節転移の頻度が少ない点が挙げられる。また，胸壁から外に向かって浸潤性に発育し，胸壁外へ突出したり，縦隔に浸潤し，横隔膜脚を越えて腹腔内や肝臓へ直接浸潤したりすることがある[5]。これらの進展形式は特徴的であることから，他疾患との鑑別の参考になると思われる。

　本症例では胸膜炎後50年以上経過しての発症である点，DLBCLの細胞内に免疫染色にてEBER陽性細胞が検出された点からPALとの診断となった。

診　断：膿胸関連リンパ腫　pyothorax-associated lymphoma

■ 文　献
1) 中塚伸一ほか：膿胸関連リンパ腫. 臨床検査 51：429-432，2007
2) 大田泰徳ほか：膿胸関連リンパ腫. 呼吸器科 5：164-168，2004
3) 栗山謙ほか：膿胸関連悪性リンパ腫. 血液・腫瘍科 49：672-676，2004
4) Minami M et al：Malignant tumors associated with chronic empyema：radiologic assessment. Radiology 178：417-423，1991
5) 伊丹純ほか：胸部原発の悪性リンパ腫の臨床. 画像診断 21：365-378，2001

福山　幸，後閑武彦（54巻6号，2009より）

43 交通事故による左大腿骨骨折の翌日から不穏が出現し，呼名への反応がなく，脈拍 160/分，酸素飽和度 69% であった

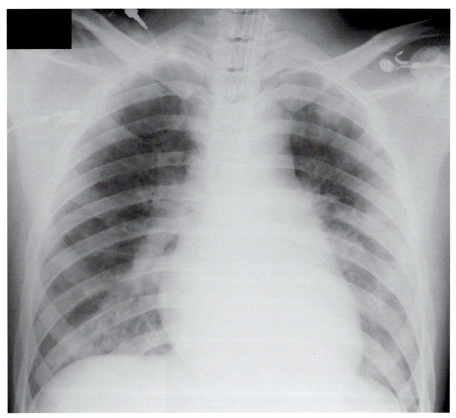

図 1 胸部 X 線（背臥位正面像）

★次頁にも画像所見（図2，3）があります

症例

症例は 16 歳，男性。

主　訴 ▶ 不穏。

現病歴 ▶ 交通事故による左大腿骨骨折のため近医に入院したが，入院の翌日未明から不穏が出現したために転院となった。

現症（搬入時）▶ 不穏で体動多く，呼名への反応なし。脈拍 160/分。酸素飽和度 69%。

動脈血液ガス分析（挿管後，FIO_2 1.0）▶ pH 7.39，$PaCO_2$ 33，PaO_2 72 (mmHg)。

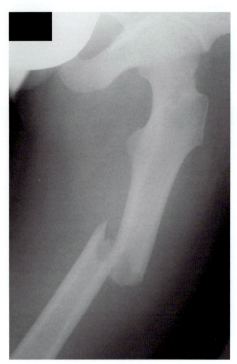

図2　左大腿骨 X 線（正面像）

画像所見

　胸部 X 線（背臥位正面像，図1）では両側中下肺野の末梢側を優位に，淡く不整な融合影が認められる。左大腿骨 X 線（正面像，図2）で左大腿骨の骨幹部に骨折を認める。CT（図3）では両側下葉肺底部を主体に，また同一断面では肺野の背側，末梢側を優位に分布する病変を認める。肺底部以外では境界不鮮明な結節状病変が多発し，いずれもやや拡張した末梢肺動脈の周囲に広がっているが胸膜に達していない。肺底部背側には胸膜に達する斑状の浸潤病変を認める。内部の吸収値は不均一で，胸膜直下で高い。胸水は認められない。

解　説

　一般に胸部 X 線で肺門部の含気が保たれ，両側肺野の辺縁優位に広がる融合影を認める場合は，血行性に運ばれた病原によって肺胞壁が広範に侵された病態を考える[1]。酸素化の現場である肺胞の障害は低酸素血症の原因となり，急性呼吸促迫症候群（acute respiratory distress syndrome：ARDS）につながることが多い。

　ARDS は肺に対する直接あるいは間接的侵襲による肺の炎症と透過性亢進を特徴とする症候群で，上記の胸部 X 線所見の他，急性発症，低酸素血症（$PaO_2/FIO_2 \leq 200$），左房圧負荷の欠如（肺動脈楔入圧$\leq 18\,mmHg$）によって定義される。本例はこうした条件を満たしており ARDS である。ARDS の原因は様々だが，頻度の高いものとして敗血症や呼吸器感染症，外傷が挙げられる[2]。本例の場合は，大腿骨の骨折，受傷から発症までの時間的ずれ，不穏状態，CT 所見によって，脂肪塞栓症候群と考えられる。

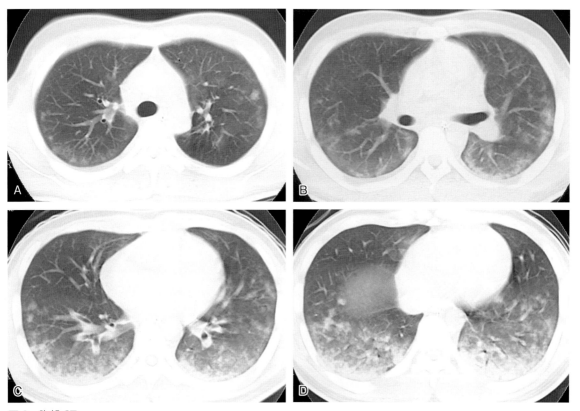

図3　胸部 CT

　脂肪塞栓症候群は全身の微小血管が脂肪滴によって閉塞された結果，種々の臨床症状を呈する疾患である。原因の大半は大腿骨骨折や骨盤骨折などの外傷だが，骨頭置換術などの外科的処置や内科的疾患（膵炎，糖尿病，骨髄炎など）によっても発生する。脂肪による塞栓は骨折例の 90％以上に生じるものの，そのうち発症に至るのは 1〜2％程度といわれている。

　外傷などにより骨髄の脂肪織が静脈内に流出すると，組織傷害性の少ない中性脂肪が肺や多臓器の微小血管を閉塞する。塞栓子となった中性脂肪は血管内皮リパーゼによって傷害性の強い遊離脂肪酸に変換され，種々のサイトカインの放出を引き起こす。この変換に時間を要するため，外傷と発症の間に半日から 2 日程度の時間的ずれが存在するのが本症候群の特徴である。

　肺では血管透過性が亢進して出血，浮腫を生じ，重篤例では ARDS に至る。肺以外の臓器では脳と皮膚が侵されやすく，頭痛や不穏，痙攣などの神経症状や，皮膚の出血斑を生じる。さらに高サイトカイン血症による発熱，頻脈も重要な症状である。

　脂肪塞栓を生じても，胸部 X 線では異常を認識できないことが多い。所見を呈するのは重篤例で，両側下葉，末梢側優位に分布する融合影を認める[3]。CT では両肺の背側，末梢側に多発する浸潤病変やすりガラス状の吸収値上昇を認める。病初期には小葉中心性に分布する境界不鮮明な結節状病変を生じ，それらが融合して斑状の浸潤病変に変化する[3-5]。こうした所見は浮腫や出血が反映されたものであるため，病変が軽度な部位では，吸収機転の高い胸膜直下に一層の正常域が認められる（peripheral clear zone）。また肺動脈が先細りする血栓塞栓と異なり，

肺動脈が末梢まで拡張していることが多い[4]。

　確定診断には生検による脂肪塞栓の証明や，気管支肺胞洗浄液や尿などに脂肪滴を証明することが必要だが，特徴的な臨床症状や画像所見から臨床診断される場合が多い。

診　断：脂肪塞栓症候群による急性呼吸促迫症候群
adult respiratory distress syndrome（ARDS）fat embolism syndrome

■ 文　献
1) 大場覚：融合影（コンソリデイション）の鑑別診断：胸部 X 線写真の読み方．p168-176，中外医学社，東京，1999
2) 金沢実：急性呼吸障害の臨床：ARDS の病態を中心に．画像診断 24：10-16，2004
3) Müller NL et al：Fat embolism：diseases of the chest, radiologic and pathologic correlations. p318-319, Lippincott Williams & Wilkins, Philadelphia, 2003
4) 中村祐之ほか：ARDS を呈した肺脂肪塞栓症の 1 例：特に胸部 CT 写真の所見を中心に．呼吸 12：244-249，1993
5) Arakawa H et al：Pulmonary fat embolism syndrome：CT findings in six patients. J Comput Assist Tomogr 24：24-29, 2000

小山雅司（55 巻 4 号，2010 より）

44　3日前に自動車同士の衝突事故に遭い，軽く息が詰まる感じが徐々に増悪してきた

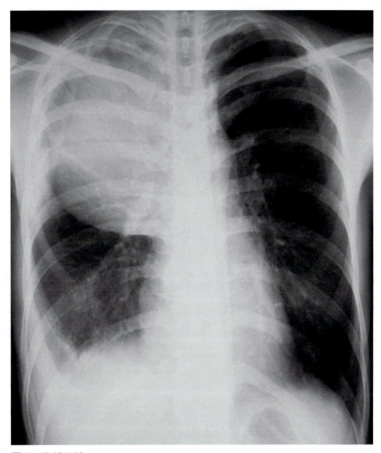

図1　胸部X線

★次頁にも画像所見（図2, 3）があります

症例

症例は30歳代，女性。

主　　訴 ▶ 呼吸苦。

現 病 歴 ▶ 3日前に自動車同士の衝突事故に遭ったが，その直後の近医での診察では明らかな異常は認められなかった。その日から軽く息が詰まる感じがあったが，経過観察されていた。しかし息苦しさが徐々に増悪し，改善しなかったため当院を受診された。

既 往 歴 ▶ 19歳時自然気胸に対する両肺ブラ切除術。

検査所見 ▶ 呼吸数は12回/分と軽度頻呼吸であった。聴診上右肺呼吸音の減弱が認められた。Hb 10 g/dlと軽度の貧血が認められた。酸素飽和度や血液ガス検査には特に異常はなかった。

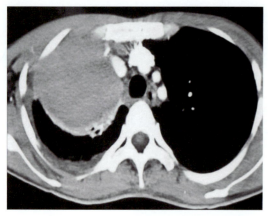

図2 造影 CT

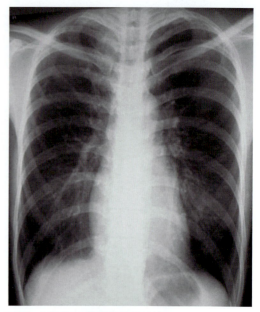

図3 3日前の受傷直後胸部 X 線

画像所見

　胸部 X 線（図1）では，右上肺野に腫瘤陰影と右肋骨横隔膜角の鈍化がみられた．造影 CT（図2）では，右肺上葉腹側に径 9×8×13 cm 大の境界明瞭で内部均一の造影効果を有する腫瘤および右血胸が認められた．鎖骨下動静脈に明らかな瘤形成，気胸や肋骨骨折は認められなかった．確認のため前医から取り寄せた胸部 X 線（図3）では明らかな異常はみられなかった．

経　　過

　外傷の既往と前医と当院の画像検査から，右肺の腫瘤は腫瘍性病変ではなく外傷後の遅発性出血による血腫と診断された．呼吸苦の増悪や貧血の進行が認められたため，出血が持続していると判断され，血管造影検査では，右第3肋間動脈が出血源と診断された．動脈塞栓術が施行され，その後貧血は増悪しなかったが，血腫は縮小せず呼吸苦が持続したため，第12病日に超音波ガイド下血腫穿刺吸引術が施行された．約 250 ml の血性排液があり，術後の胸部 X 線では血腫陰影の縮小と肺の拡張を認められた．その後の経過は良好で，再出血はなく呼吸苦も改善したため，第18病日に軽快退院となった．

解　　説

　胸膜外血腫は壁側胸膜と胸内筋膜との間に血液が貯留した状態であり，その原因により外傷性，医原性（CV カテーテル挿入，開胸，胸腔鏡手術），特発性などに分類される[1-3]．多くは肋間動静脈や乳房の血管からの出血であり，外傷性の場合はしばしば肋骨や胸骨骨折を伴う．壁側胸膜が損傷すると血液は容易に胸腔内へ移動するため，感染や外傷により胸膜肥厚がある場合には，胸膜は破裂せずに被包化されたまま肺内に膨隆することが多い[1]．多くは無症状であ

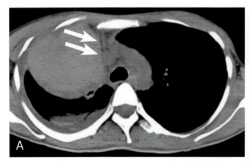
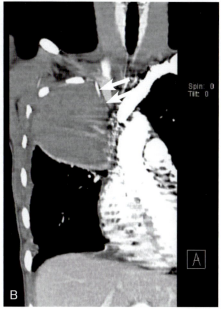

図4 CT
A：単純CT，B：造影CT（再構成，冠状断像）

るが，胸痛，発熱や血腫が大きい場合には，圧迫に伴う症状がみられることもある[1]。ほとんどの症例では保存的治療のみで軽快するが，大量出血や血腫により循環器系，呼吸器系に障害をきたす例では，血腫穿刺吸引術，血管内治療，外科的治療などが行われることもある[1]。

胸膜外血腫は，胸部X線上胸壁に接した境界明瞭な直線形，円形の陰影として認められるが，胸部X線のみでの質的診断は困難である。CT上辺縁平滑で凸状の腫瘤として認められる血腫と胸水もしくは圧排された肺との間に胸膜下脂肪層（displaced extrapleural fat layer sign）が認められる所見は本症に特異的とされる[1)3)4)]（図4 ⇒）。鑑別疾患として被包化された胸水や膿瘍，腫瘍，横隔膜ヘルニアなどが挙げられ，病変が小さい場合は胸壁原発の腫瘍との鑑別が困難なこともあるが，多くは外傷や手術の既往から診断が可能である。

本例では，外傷の既往と前医の胸部X線画像との比較により胸膜外血腫と診断され速やかに治療が行われた。

診　断：胸膜外血腫　extrapleural hematoma

■ 文　献
1) Rashid MA et al：Nomenclature, classification, and significance of traumatic extrapleural hematoma. J Trauma 49：286-290, 2000
2) Konen O et al：Extrapleural hematoma as an unexpected finding on a follow-up chest X-ray after coronary surgery. Eur J Radiol 44：225-227, 2002
3) Rashid MA：Value of video-assisted thoracic surgery in traumatic extrapleural hematoma. Thorac Cardiovasc Surg 47：255-257, 1999
4) Aquino SL et al：Displaced extrapleural fat as revealed by CT scanning：evidence of extrapleural hematoma. AJR Am J Roentgenol 169：687-689, 1997

小野　建，松永尚文（55巻5号，2010より）

45 発熱，血痰，呼吸困難，酸素飽和度低下，両肺に非区域性で濃淡のあるスリガラス様濃度上昇がみられた

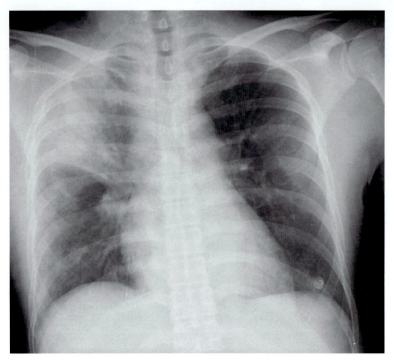

図1 胸部X線

★次頁にも画像所見（図2）があります

症例

症例は30歳代，男性。

主　訴 ▶ 発熱，血痰，呼吸困難。

現病歴 ▶ 生来健康であった。全身倦怠感と40℃前後の発熱があり，近医を受診された。インフルエンザ抗原陰性であり，minocycline・levofloxacin等で加療されたが改善なかったため，6日後に再受診された。胸部X線で右肺に肺炎が認められるとともに酸素飽和度が93〜94%と低下していたため同日入院となった。入院時よりcefemimeとclarithromycinの投与するも両側に非区域性で濃淡のあるスリガラス様陰影が認められ，急性肺障害の精査・加療目的にて当院へ紹介となった。

入院時現症 ▶ 体温38.2℃，血圧106/60 mmHg，心拍数94/分，呼吸数25/分，酸素飽和度92%（リザーバーマスク8 l/分）で，呼吸音は右肺で減弱していた。

入院時血液ガス ▶ pH 7.454，動脈血酸素分圧69.4 mmHg，二酸化炭素分圧34.5 mmHg（リザーバーマスク8 l/分）とⅠ型の低酸素血症を呈していた。

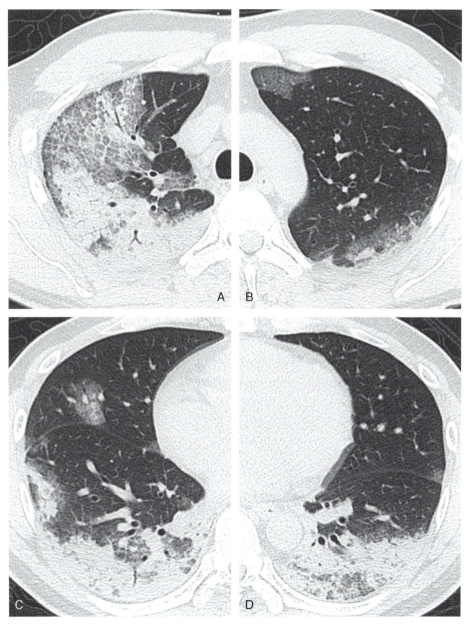

図2 胸部CT

画像所見

　胸部X線（図1）で右上肺野に均等影，中下肺野にはスリガラス様陰影が認められる。左中肺野にもスリガラス様陰影がみられる。肺門・縦隔リンパ節腫大や胸水はみられない。

　胸部HRCT（図2）で両肺にair bronchogramを伴うconsolidationやground-glass attenuation（GGA）が広範に認められる。GGA内には網状影がみられ，crazy-paving patternを呈している。小葉単位の病変もみられる。特に右上葉に病変が強くみられ，その他の部位で陰影は背側や胸膜側主体に認められる。縦隔・肺門リンパ節に腫大はみられない。

経　　過

　鑑別疾患には感染症としてウイルス性肺炎，レジオネラ肺炎，クラミジア肺炎，非感染性疾患として急性間質性肺炎（acute interstitial pneumonia：AIP），急性呼吸促迫症候群（acute respiratory distress syndrome：ARDS），器質化肺炎（organizing pneumonia：OP），慢性好酸球性肺炎（chronic eosinophilic pneumonia：CEP）が挙げられた。

　当院入院後，低酸素血症はみられたが，呼吸苦の訴えはなく，挿管はせずに経過観察とし，ciprofloxacin＋minocycline＋sivelestat の投与が開始された。夜間にも低酸素血症が増悪するためステロイドパルス療法が開始された。ステロイドに対する反応が良好に得られ，呼吸状態・肺炎像ともに改善が認められた。経過良好で第 16 病日退院となった。

　本例では，喀痰検査・血液培養検査・気管支肺胞洗浄液（bronchoalveolar lavage fluid）のいずれからも原因と特定される病原体の検出がなく，血清学的検査所見からクラミジアやレジオネラについても否定された。発症の約 10 日前に親戚が一堂に会しており，8 人中 6 人に同様の症状がみられていた。新型インフルエンザが流行していたこともあり，新型インフルエンザウィルス肺炎が疑われた。抗原は陰性であったが，血清中の新型インフルエンザウィルスに対する抗体価がペア血清にて陽性であることが判明し，その他の病原体が検出されなかったことから，新型インフルエンザウィルス肺炎と診断された。本例については基礎疾患に未治療の糖尿病があり，これが症状増悪の一因となった可能性も考えられた。

解　　説

　新型インフルエンザ（H1N1）による感染症は 2009 年 6 月 WHO により Level 6 勧告がなされるほどに急速な世界的流行を来した。合併症のある患者はもとより生来健康な成人や小児についても人工呼吸器管理が必要となるほどの重篤な呼吸器症状が生じ得ることが報告されている。

　胸部 X 線では片側性もしくは両側性のスリガラス様陰影あるいは単発または多発性の均等影がみられ，早期に融合する[1-3]。胸部 CT でも同様で GGA と airspace consolidation が主体であり，Ajlan らの報告では気管支血管束に沿って，あるいは胸膜直下に認められることが多かった[1]。小葉中心性陰影や tree-in-bud pattern はみられることが少ないが，GGA 内に網状影（crazy-paving pattern）がみられることがある。これらの所見は従来のインフルエンザウィルス肺炎[4]および SARS[5]に類似の所見と考えられる。インフルエンザウィルス肺炎の病理学的所見として，気管支，細気管支炎の所見に加えて，種々の程度の diffuse alveolar damage（DAD）あるいは organizing pneumonia（OP）pattern が報告されている[6]。前述の crazy-paving pattern を伴った GGA，あるいは気管支に沿った病変，胸膜直下の病変は DAD や OP pattern を反映した所見と考えられる。付随所見としての胸水や縦隔・肺門のリンパ節腫大については目立たないことが多いとされる[1-3]。

　画像所見からは両側に病変を来す感染症として，ウイルス性肺炎，レジオネラ肺炎などが鑑別に挙げられ，広範な病変，気管支血管束に沿った，あるいは胸膜直下に分布する病変ということで AIP，ARDS，OP，CEP も鑑別に挙がってくる。

臨床的には発熱・咳嗽・咽頭痛等の感冒様症状で受診することが多く，初診時の胸部X線では所見がないこともあるが，数日以内に症状の悪化がみられ，挿管される症例も少なくない。対症療法やempiricな抗生剤投与をされても症状の改善がみられない場合には，画像所見もあわせて，厳重に経過観察する必要がある。

診　断：新型インフルエンザ（H1N1）ウイルスによる肺炎
　　　　influenza A（H1N1）viral infection

■ 文　献

1) Ajlan AM et al：Swine-origin influenza A（H1N1）viral infection：Radiographic and CT findings. AJR Am J Roentgenol 193：1494-1499, 2009

2) Aviram G et al：H1N1 influenza：initial chest radiographic findings in helping predict patient outcome. Radiology 255：252-259, 2010

3) Lee EY et al：Swine-origin influenza A（H1N1）viral infection in children：initial chest radiographic findings. Radiology 254：934-941, 2010

4) Kim EA et al：Viral pneumonias in adults：radiologic and pathologic findings. RadioGraphics 22：S137-149, 2002

5) Hui JY et al：Severe acute respiratory syndrome：spectrum of high-resolution CT findings and temporal progression of the disease. AJR Am J Roentgenol 181：1525-1538, 2003

6) Yeldandi AV, Colby TV：Pathologic features of lung biopsy specimens from influenza pneumonia cases. Hum Pathol 25：47-53, 1994

松隈美和，田中伸幸，松永尚文，田中健雄，福田聖子，荒木　潤，戸田昌一，調　恒明（55巻9号，2010より）

46 喘鳴，呼吸困難で緊急入院し，左気管支内に腫瘤がみられた

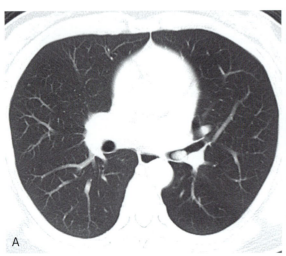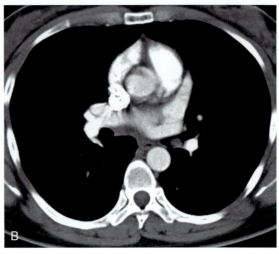

図1 胸部CT
A：CT（肺野条件），B：造影CT（横断像）

★次頁にも画像所見（図2）があります

症例

症例は20歳代，女性。

主　訴 ▶ 喘鳴，呼吸困難感。

現病歴 ▶ 4年前より喘鳴を自覚していた。喘鳴が増悪し呼吸困難感が出現したため，近医に緊急入院となった。左気管支内の腫瘤を指摘され，気管支鏡下腫瘍切除目的で転院となった。

既往歴 ▶ 特記事項なし。

血液検査所見 ▶ 尿酸6.3 mg/dl，鉄216 μg/dl，中性脂肪239 mg/dl，その他末梢血，生化学検査で異常なし。

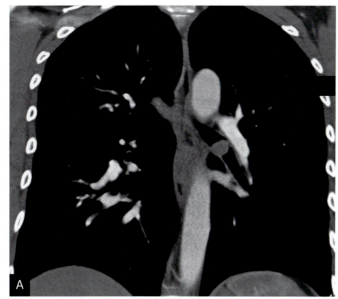
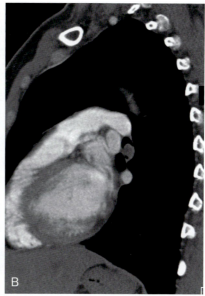

図2 胸部造影CT
　　A：冠状断像，B：矢状断像

画像所見

　胸部CT肺野条件（図1A）で左主気管支遠位部から上葉下葉枝分岐部にかけて気管内に約1.5 cmの比較的境界明瞭な隆起性病変を認める。

　造影CT（図1B，図2）で造影CTの横断像，再構成冠状断像および矢状断像で造影効果の乏しい腫瘤が左主気管支内にみられるが，気管支内に限局しており，病変の気管支外への浸潤は明らかではない。

経　　過

　気管支鏡下による腫瘍切除が行われ，病理所見では上皮下を中心に，細い紡錘形細胞が柵状に配列する所見を認め，一部に硝子化や拡張した血管，myxoidな間質を認めた。

　切除断端には熱変性の加わった紡錘形の細胞が露出していた。免疫染色でS-100（＋），SMA（－），CD34（－）であり神経鞘腫の診断となった。

解　　説

　神経鞘腫はSchwann細胞から発生する良性の腫瘍で末梢神経の存在するあらゆる部位に発生する。気管・気管支原発神経鞘腫はまれな疾患であり本邦では50例強の報告があるのみである[1]。気管・気管支腫瘍は悪性腫瘍が多いことが知られており，良性腫瘍の神経鞘腫は気管・気管支腫瘍の0.08～3％と報告されている。発症年齢は14～86歳[2]と幅広い年齢層にわたっており，また男女差はない。呼吸困難や咳嗽を契機に診断されることが多いが，時に無症状で発見されることがある。発症部位は左右の主気管支に多いとされる[2-4]。

　生検により診断されることが多く，免疫組織学染色で神経原生細胞を特異的に染色する

S-100が確認されることで診断される。病理組織学的には3種類に分類されAntoni A型，Antoni B型，および混合型に分けられる。Antoni A型は紡錘形細胞の束状配列や核の棚状配列を示し，Antoni B型は星芒状細胞の網状配列を示す[2][3]。

　気管・気管支内に発生する腫瘍の鑑別は良性腫瘍としてsolitary papilloma（孤立性乳頭腫），mucous gland adenoma（粘液腺腫），inflammatory myofibroblastic tumor（炎症性筋線維芽細胞腫），schwannoma（神経鞘腫），leiomyoma（平滑筋腫），hamartoma（過誤腫），hemangioma（血管腫），chondroma（軟骨腫）が，悪性腫瘍としてcarcinoid tumor（カルチノイド），adenoid cystic carcinoma（腺様のう胞癌），mucoepidermoid carcinoma（粘表皮癌）が挙げられる。epithelioid schwannoma（類上皮神経鞘腫）といったschwannomaも報告されている[4][5]。epithelioid schwannomaは通常のschwannomaとは組織学的な特徴が異なり，組織学的には低分化型carcinomaや悪性黒色腫と似るが，病理学所見では悪性黒色腫関連抗原は陰性である。臨床症状はschwannomaと似るが，報告が少ないため詳細は不明である。過去の報告では肺転移による死亡が50％程度とされているが，最近の報告では腫瘍が小さい症例では死亡の原因は腫瘍と関連しないともいわれている。

　気管支原発神経原性腫瘍はCTで円形あるいは分葉状の境界明瞭な腫瘍で均一な濃度を示すと報告されているが，特異的な画像所見は認めない。FDG/PETでSUV2.5をカットオフ値とすることにより悪性と良性の神経原性腫瘍の鑑別が可能であるとの報告もあるが，オーバーラップがあり，実際は容易ではないとされている[6]。CT，MRIは広がりの評価，特に気管支鏡では確認できない壁外への浸潤を把握するために有用であると考えられる。

　治療法には外科的手術や内視鏡的切除があるが，確立された治療法はなく症例に応じて治療法が選択され，腫瘍を完全に切除できれば予後は良好である[2][4]。

診　断：気管支原発神経鞘腫　primary bronchial schwannoma

■ 文　献

1) 佐藤征二郎ほか：肺腺癌に合併した気管支神経鞘腫の一例．気管支学 32：181-185，2010
2) 岡安香ほか：気管支鏡下アルゴンプラズマ凝固後区域切除を行った気管支原発神経鞘腫の1例．気管支学 31：397-402，2009
3) 深澤基児ほか：気管に発生した神経鞘腫の1切除例．気管支学 31：143-146，2009
4) Takeda S et al：Management and surgical resection for tracheobronchial tumors institutional experience with 12 patients. Interact Cardiovasc Thorac Surg 6：484-489, 2007
5) Fukai I et al：Mediastinal malignant epithelioid. Chest 108：574-575, 1995
6) Park CM et al：Tumor in the tracheobronchial tree：CT and FDG-PET features. RadioGraphics 29：55-71, 2009

笹森寛人，池田真也，後閑武彦（55巻13号，2010より）

47 気管支喘息で加療中，喘鳴，咳嗽で受診し，CT検査中に呼吸停止で緊急入院となった

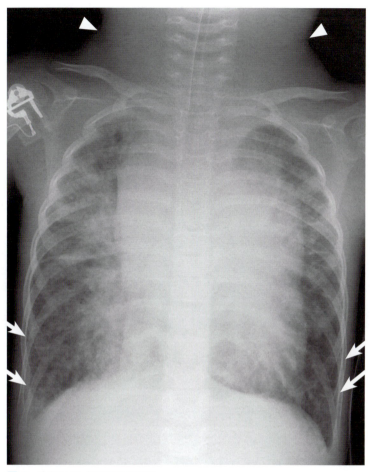

図1 胸部X線（仰臥位正面像）

★次頁にも画像所見（図2）があります

症例

症例は4歳，男児。
- **主　訴** ▶ 喘鳴，咳嗽。
- **現病歴** ▶ 1カ月前に喘鳴と咳嗽が出現し，近医を受診したが改善せず。CT検査中に呼吸停止となったため，当院救急外来に緊急搬送された。
- **既往歴** ▶ 2歳頃から喘鳴発作を認め，近医で気管支喘息として加療中だった。
- **血液検査** ▶ WBC 11,000/μl，Hb 7.4 g/dl，血小板 5.4万/μl，CRP 0.5 mg/dl，LDH 181 IU/l。

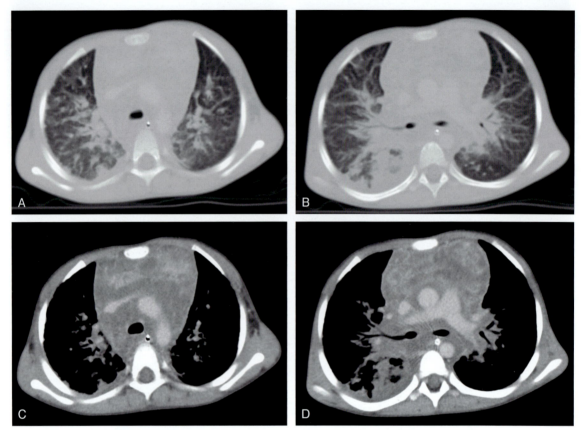

図2 造影CT
A, B：肺野条件，C, D：それぞれA, Bと同レベルの縦隔条件

画像所見

　胸部X線（仰臥位正面像，図1）では，両肺の肺門側優位に気管支に沿った間質影が肥厚し，肺野末梢では胸膜に達する線状影（⇒）が認められる。縦隔影は拡大し，両側頸部の軟部影も腫脹している（△）。

　造影CTの肺野条件（図2AB）では，両肺の気管支血管束や小葉間隔壁が肥厚している。縦隔条件（図2CD）では縦隔が浮腫状に腫脹し，胸腺が浸潤性に侵されているが，静脈を含めた大血管や気管に偏位や狭窄を認めない。少量の右胸水が認められる。

経　　過

　入院時から出血傾向を認め，DICと診断されたが治療抵抗性であった。原疾患の診断確定を目的に，頸部と縦隔の病変から生検が施行された。組織では，不整に拡張するリンパ管の増生を認め，びまん性肺リンパ管腫症（diffuse pulmonary lymphangiomatosis：DPL）と診断された。確定診断後，ステロイドやインターフェロン療法，放射線照射（9 Gy）が行われたが病変は縮小せず，呼吸不全や全身状態の悪化によって約2カ月の経過で亡くなっている。経過中，腫瘍の部分切除が行われた際には，4 Lのリンパ液が吸引された。

▌解　説

　リンパ管腫症（lymphangiomatosis）は，リンパ管の増生と拡張を特徴とするまれな疾患である。全身性疾患であり，様々な臓器が侵されるが，病変が胸部を主体に存在する病型が DPL である。DPL では，肺内，縦隔，胸膜のリンパ管がびまん性に傷害される。リンパ路に沿って，複雑に吻合する拡張リンパ管が，浸潤性，進行性に増生するため，組織学的には良性だが予後不良の疾患である。先天性疾患だが，ホルモン状態などの内的因子によって，出生直後ではなく遅発性に発症すると考えられている[1]。同じくリンパ管の拡張を特徴とするリンパ管拡張症（lymphangiectasis）との大きな相違点は，リンパ管増生の有無で，リンパ管拡張症ではリンパ管の増生を認めない。

　DPL の好発年齢は小児から青年期で，性差はない。喘鳴や呼吸困難で発症するが，初発症状から診断確定まで数カ月から数年を要し，その間は気管支喘息や原因不明の胸水などとして加療されている例が多い。外科的切除や放射線治療，ステロイドやインターフェロンなどの内科的治療が行われるが，有効な治療法が確立されておらず，呼吸不全や感染の合併によって死に至る例が多い[1]。DIC も重篤な合併症の一つで，病変における血小板やフィブリノーゲンの消費，プラスミン産生が原因と考えられている。

　DPL の画像所見として，胸部 X 線では，両肺にびまん性に広がる肥厚した間質影と縦隔影の拡大，胸水貯留を認める。CT 上，肺野ではリンパ管の増生とリンパ液の貯留によって，小葉間隔壁や気管支血管束が平滑に肥厚する。間質浮腫や肺胞出血を反映したすりガラス様の吸収値上昇域を認めることもある。縦隔は増生するリンパ管によって浮腫状に腫脹するが，既存構造に対する圧排効果を示さないのが特徴である。縦隔リンパ節の腫大は，通常認められない。胸膜も肥厚し，胸水（多くは乳糜胸水）が貯留する[2][3]。

　鑑別には，肺の間質を主体に侵し，同時に縦隔病変を伴う疾患を考える。サルコイドーシスや悪性リンパ腫が挙がるが，サルコイドーシスの縦隔病変はリンパ節腫大であり，DPL でみられるびまん性腫脹とは異なる。小児期の悪性リンパ腫では，縦隔に腫瘤を形成することが多いが，白血病化した症例などでは肺と縦隔を浸潤性に侵す場合がある。DPL に類似した画像を呈するが，悪性リンパ腫の縦隔病変は DPL よりも吸収値が高く，既存構造への圧排効果を示すことが鑑別点となる。

診　断：びまん性肺リンパ管腫症　diffuse pulmonary lymphangiomatosis

■ 文　献

1) Faul JL et al：Thoracic lymphangiomas, lymphangiectasis, lymphangiomatosis, and lymphatic dysplasia syndrome. Am J Respir Crit Care Med 161：1037-1046, 2000
2) Swensen SJ et al：Diffuse pulmonary lymphangiomatosis：CT findings. J Comput Assist Tomogr 19：348-352, 1995
3) Yekeler E et al：Diffuse pulmonary lymphangiomatosis：imaging findings. Diagn Interv Radiol 11：31-34, 2005

小山雅司（56 巻 1 号，2011 より）

48 2年前に前胸骨下端に胸壁腫瘤を自覚していたが、その後同部に腫脹・疼痛が出現し、4カ月前から右下腿の痛みも出現した

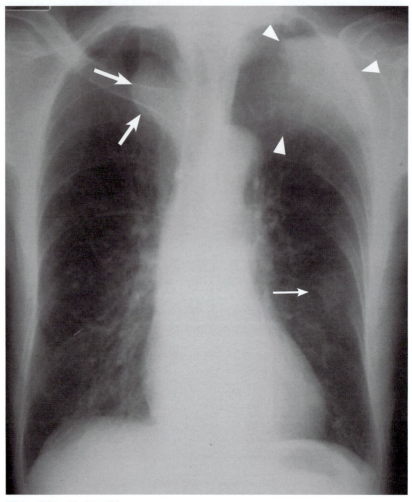

図1 胸部X線（正面像）

★次頁にも画像所見（図2〜5）があります

症例	症例は70歳、男性。
主　訴	▶ 胸壁の腫瘤。
病　歴	▶ 2年程前に胸骨下端に腫瘤を自覚するも放置していた。10カ月程前に左鎖骨折治療されたが、その後同部に腫脹・疼痛が出現し、4カ月程前から右下腿の痛みが出現した。
理学的所見	▶ 左鎖骨部と胸骨下端部に弾性硬の腫瘤を触知した。
血液検査所見	▶ ALP 341 IU/l の上昇以外に異常なし。

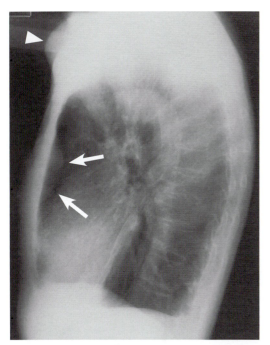

図2　胸部X線（側面像）

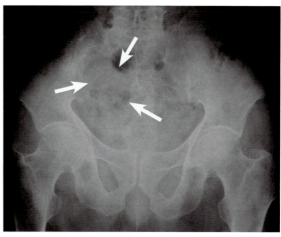

図3　骨盤部X線（正面像）

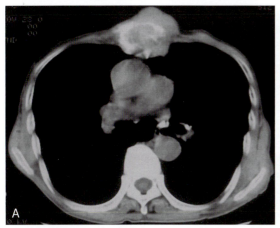

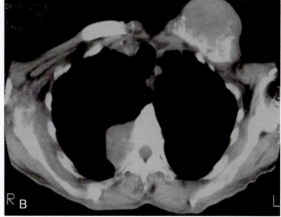

図4　胸部単純CT（縦隔条件）

画像所見

　胸部X線正面像（図1）では，左上肺野に径8cm程の腫瘤影，鎖骨に溶骨性変化を認める。右上肺野内側に径4cm，左中肺野に径3cm程の腫瘤影，側面像（図2）では胸骨部にもextra-pleural massを認める。骨盤部X線（図3）では，仙骨右側に溶骨性変化を認める。CT（図4）では，左鎖骨，胸骨，胸椎，左第9肋骨（非掲載），仙骨（非掲載）に溶骨性変化を伴う軟部腫瘤を多発して認める。腫瘤は，MRIのT1強調像（図5）で低信号，T2強調像（非掲載）で高信号を呈する。

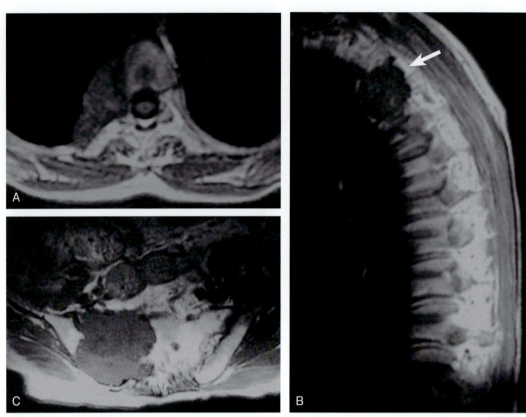

図5 MRI（T1強調像）
　A：横断像，B：矢状断像，C：横断像

経　　過

　病変部の生検が行われ，多発性骨髄腫（多発性形質細胞腫）と診断された。なお尿中のBence-Jones蛋白は陽性であった。

解　　説

　多発性骨髄腫は，Bリンパ球の最終分化型である形質細胞の腫瘍性増殖と，産生される単クローン性免疫グロブリンおよびサイトカインなどの液性因子により多彩な症状を呈する疾患である。1カ所に限局する場合は孤立性形質細胞腫と呼ばれる。40歳以上の中・高齢者に多い。骨病変は脊椎，骨盤，胸骨，肋骨，上腕骨，大腿骨などの造血髄の多い部分に好発する。
　症状は骨痛が最も多くみられ，貧血に伴うもの（動悸，息切れ，全身倦怠感），高カルシウム血症に伴うもの（口渇，多飲，多尿，便秘，悪心・嘔吐，意識障害），血清蛋白増加，蛋白尿などの検査値異常などがみられる。
　血清蛋白分画や血清免疫電気泳動法でのM蛋白の確認や骨髄穿刺や生検により骨髄腫細胞増殖の確認により診断がなされる。
　画像的所見は，X線では，一般にpunched-out lesionと呼ばれる単発あるいは多発する境界

明瞭な溶骨性病変を認め，びまん性の骨濃度低下として認められることもある。また，本症例のように骨外に膨張性に発育し，いわゆる soap bubble appearance を呈することもある。

　また，POEMS 症候群（P：polyneuropathy，O：organomegaly，E：endocrinopathy，M：M-protein，S：skin changes）と呼ばれる多彩な臨床症状を呈する骨髄腫では，骨硬化像を呈することを特徴とする。しかし，X 線のみでは異常を認めないことも多い[1]。MRI は腫瘍の広がり診断に用いられ，びまん性の骨髄浸潤の評価に有用である。病変部分は細胞数増加により T1 強調像で低信号，STIR 像で高信号を呈し，骨髄の造血髄が脂肪組織へ置換される中・高齢者の正常骨髄とは鑑別可能である[2]。最近では FDG-PET/CT が，骨髄腫の診断や治療効果判定に有用であるとの報告もある[3]。

　本症例のように，溶骨性変化を伴う多発骨腫瘍を呈する場合は，転移性骨腫瘍が鑑別に挙がり，治療法が当然異なるため，既往歴や血液検査所見，生検等の総合的な診断が必要である。

診　断：soap bubble appearance を呈した多発性骨髄腫
multiple myeloma with soap bubble appearance

■ 文　献
1) 青木隆敏：症例の比較で学ぶ画像診断 骨軟部 50 選．画像診断 29：38-41，2009
2) Lecouvet FE et al：Magnetic resonance and computed tomography imaging in multiple myeloma. Semin Musculoskeletal Radiol 5：43-55, 2001
3) Hanrahan CJ et al：Current concepts in the evaluation of multiple myeloma with MR imaging and FDG PET/CT. RadioGraphics 30：127-142, 2010

安座間真也，江頭秀哲，工藤　祥（56 巻 9 号，2011 より）

49 1カ月前から持続する抗生剤に反応しない発熱，掻痒感があり，胸部異常陰影が更に拡大した

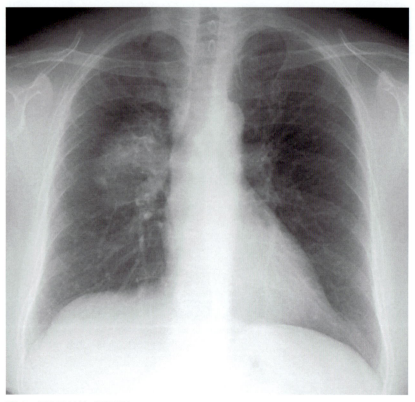

図1 初診時X線（正面像）

★次頁にも画像所見（図2, 3）があります

症例	
	症例は60歳代，女性。
主　　訴 ▶	発熱，掻痒感。
現 病 歴 ▶	基礎疾患として，25年来の喘息がある。1カ月前より微熱と掻痒感があった。1週間前に38度台の発熱があり，喘息にてかかりつけ医の胸部X線で異常陰影を指摘され，抗生剤（Garenoxacin）を1週間投与されるも改善は得られなかった。X線では陰影の拡大が認められたため，精査加療目的に当科を紹介された。
喫 煙 歴 ▶	なし。
血液生化学所見 ▶	WBC 9,210（×10^6/l），N.band 0.0%，N.seg 26.0%，eosino 52.0%，lymph 14.5%，mono 7.0%，Hb 13.1 g/dl，plt 25.2（×10^{10}/l），LDH 232 IU/l，CRP 0.34 mg/dl，KL-6 375 U/ml。

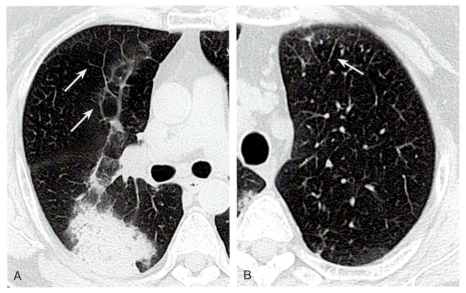

図2　初診時 CT

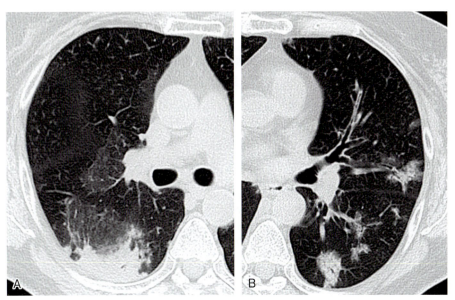

図3　無治療2週間後 CT

画像所見

　X線（正面像）では，右中肺野に透過性の低下がみられる（図1）．CTでは右上葉背側～下葉背側にかけて末梢側優位に非区域性のコンソリデーション，およびその周囲にはスリガラス様高吸収域（ground-glass opacity：GGO）（図2A）が，一部には小葉間隔壁の肥厚もみられる（図2 ⇒）．無治療で約2週間経過したCTでは，コンソリデーションの一部が縮小したが（図3A），一方で対側末梢肺野を中心に初診時にはみられなかった新たなコンソリデーションとGGOが出現した（図3B）．

経　過

　1カ月前から持続する抗生剤に反応しない発熱・掻痒感，末梢血好酸球の増加，末梢肺野優位の非区域性病変，喘息の存在から慢性好酸球性肺炎（chronic eosinophilic pneumonia：CEP）や特発性器質化肺炎（cryptogenic organizing pneumonia：COP）が疑われ，気管支肺胞洗浄（bronchoalveolar lavage：BAL）および経気管支肺生検（transbronchial lung biopsy：TBLB）が施行された。BAL液中の細胞数は13.0×10^5/mlと約10倍程度に増加し，そのうち好酸球が94.5％を占めていた。TBLBでは肺実質組織が採取されておらず，肺実質の好酸球浸潤や器質化病変の有無は不明だが，好酸球比率の高度な上昇から，CEPと診断され，メチルプレドニゾロン（mPSL）の内服が開始された（PSL換算で0.5mg/kg）。2週間後にはCT上の陰影の明らかな改善と，発熱・掻痒感の改善，末梢血好酸球の正常化が認められた。mPSLを漸減しつつ継続し，治療開始1カ月後のCTでは，陰影はほぼ消失した。現在も当院外来でmPSLを漸減しながら経過を観察中である。

解　説

　CEPは，男女比2：1以上で女性に多く，中年に好発するとされる比較的予後良好な疾患である。本症の自然寛解率は10％以下とされる。1カ月以上続く咳嗽や発熱を主症状とし，40％の例では喘息を伴うことがある[1]。末梢血好酸球の増多は大多数（約90％）の症例でみられるが，必発ではない点に注意を要する。BAL液中の好酸球増多や組織学的に肺胞腔内への好酸球の浸潤があった場合に診断的価値が高い。副腎皮質ステロイド剤への反応は良好であるが，長期的には58％の症例で再発が繰り返されたとの報告がある[2]。

　CT検査では末梢肺野優位の非区域性の浸潤影が主体であるが，スリガラス様陰影・結節影も高い確率にみられる。気管支血管束の肥厚や小葉間隔壁の肥厚もみられることがあり，画像所見は多岐にわたる。陰影の移動性もみられることがある。典型的には"photographic negative of pulmonary edema"と言われる肺水腫のネガ像のような末梢肺野の陰影が有名であるが[3]，25％にみられたにすぎないとの報告もある[4]。CT所見では，COPとの鑑別は困難とされる。CEPとCOPとを比較した論文が散見され，38例のCOPと43例のCEP患者のHRCT所見を比較したArakawaらの論文によると，結節，小葉間隔壁肥厚とは異なる線状・網状影，気管支拡張所見，気管支動脈に沿った病変はCOPに，小葉間隔壁肥厚はCEPに高頻度であったが，確診をもって両者の鑑別をすることは困難であったとしている[5]。本例では，小葉間隔壁肥厚が散見される点ではCEPが示唆されるが，CT所見のみでの鑑別は困難である。

　また，臨床症状，画像所見，BAL所見にも類似点が多く，鑑別が困難な場合がある。COPでもBALにて好酸球比率が上昇するが，軽度にとどまることが多く，通常はリンパ球比率が上昇する[6][7]。本例では，好酸球比率は94.5％と著しく高かったため，COPとは考えにくく，CEPと診断された。

診　断：慢性好酸球性肺炎　chronic eosinophilic pneumonia

■ 文　献

1) Kim Y et al：The spectrum of eosinophilic lung disease：Radiologic findings. J Comput Assist Tomogr 21：920-930, 1997
2) Naughton M et al：Chronic eosinophilic pneumonia. A long-term follow-up of 12 patients. Chest 103：162-165, 1993
3) Gaensler EA, Carrington CB：Peripheral opacities in chronic eosinophilic pneumonia：the photographic negative of pulmonary edema. AJR Am J Roentgenol 128：1-13, 1977
4) Jederlinic PJ et al：Chronic eosinophilic pneumonia, A report of 19 cases and a review of the literature　Medicine 67：154-162, 1988
5) Arakawa H et al：Bronchiolitis obliterans with organizing pneumonia versus chronic eosinophilic pneumonia：high-resolution CT findings in 81 patients. AJR Am J Roentgenol 176：1053-1058, 2001
6) 榎本達治, 吾妻安良太：びまん性肺疾患. A. 間質性肺炎. 特発性器質化肺炎, 工藤翔二編；日本臨床別冊. 呼吸器症候群. 第二版. 410-415, 日本臨床社, 2008
7) 稲瀬直彦：特発性器質化肺炎（COP/BOOP）. 貫和敏博, 杉山幸比古, 門田淳一編. 呼吸器疾患 最新の治療 2010-2012, 324-325, 南江堂, 東京, 2010

小林大河, 田中伸幸, 松永尚文（58 巻 1 号, 2013 より）

50　自宅で複数個の子供用ビーズ玩具を口に含んで遊んでいたところ激しい咳嗽が出現した6歳，男児

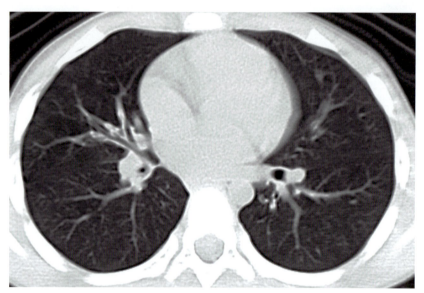

図1　胸部単純CT（スライス厚3 mm）

★次頁にも画像所見（図2）があります

症例	症例は6歳，男児。
主　　訴	▶ 咳嗽（受診時は改善）。
現 病 歴	▶ 自宅で複数個の子供用ビーズ玩具を口に含んで遊んでいたところ激しい咳嗽が出現したが，しばらくして症状が消失した。子供用ビーズ玩具の誤飲，誤嚥の可能性を心配し受診した。
既 往 歴	▶ 特記事項なし。
検　　査	▶ 聴診では異常所見なし，胸部単純X線にも明らかな異常所見なし。

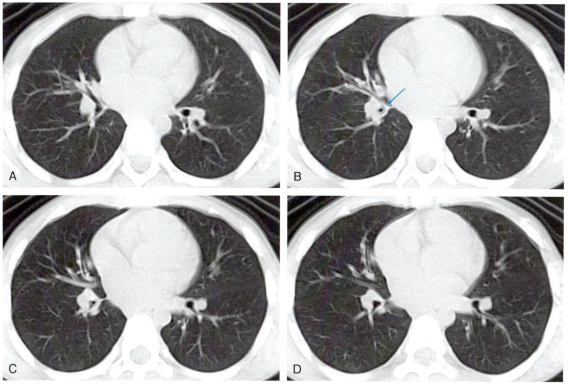

図2 胸部単純CT（スライス厚3 mm，スライス間隔3 mm，Bは図1と同一画像）

画像所見

胸部単純CT（図1，2）で右肺の肺野に異常は認めないが，右下葉気管支にパイプ状の子供用ビーズ玩具製品の陥入（図1，2B➡）がみられ，図2Cにも右下葉気管支異物の部分容積効果と考えられる所見がみられた。

経　　過

気管支鏡にて右下葉気管支の子供用ビーズ玩具製品を摘出した。経過観察のため施行した胸部CT（図3）での右下葉気管支（図3B➡）の描出は正常であり経過は良好だった。

解　　説

本症例で除去したものと同一の子供用ビーズ玩具製品を図4に示す。個々のビーズの形状は外径5 mm，内径3 mm，高さ5 mmであり，複数の色の異なるビーズを専用のプレート上に並べて絵柄を作り，アイロンなどの熱により接着しモチーフを作る玩具である。内部が空洞になっているため本症例では気道の閉塞や強い狭窄が生じなかったと考えられ，聴診所見に異常はなく，CTにおいても気管支の完全閉塞やチェックバルブ機能に伴う無気肺や過膨張などの所見はみられなかった。

気管支異物では咳嗽発作や喘鳴が初発症状としてみられることがあるが，異物が固定してし

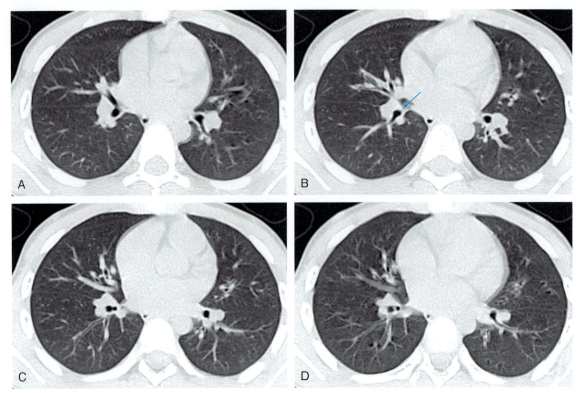

図3 胸部単純CT（スライス厚3 mm, スライス間隔3 mm, 気管支異物の摘出後）

まうと軽微となり，気管支異物が見逃されてしまう可能性がある。また，異物が除去されなければ肺炎，肺膿瘍，肺気腫などの合併症をきたすこともあるので，早期に正確な診断をする必要がある[1)2)]。

　成人例での気管支異物は右側に多くみられるが，小児においては左右差がみられなかったとの報告がある[3)]。また，異物の種類は，小児ではピーナッツなどの豆類や玩具が多く，成人では豆類に加えて歯科材料，魚骨，果実の種，PTP（press-through package，錠剤やカプセル剤の包装），針や釘なども多い[3)4)]。

　食物やプラスチック製品などの誤嚥ではX線透過性の場合があり，単純X線では異物を同定できないこともあるので，病歴の詳細な聴取が重要であり，異物の性状や大きさを十分に把握したうえで画像診断を行う必要がある。

　ピーナッツが異物の場合は，水分を吸収し膨化して気道の閉塞をきたすだけでなく，ピーナッツから分解した遊離脂肪酸による化学的刺激による気管支壁のうっ血や浮腫をきたすことが知られており，ピーナッツなどの油脂を含む異物ではT1強調像で高信号を示すのでMRIで描出可能との報告がある[5)]。

　気管支異物では吸気と呼気の胸部単純X線で縦隔陰影の偏位（Holzknecht's sign）がみられる場合がある。しかし，陽性率は52～71％と報告されており信頼性は十分とはいえず，被曝量増加の問題や小児であれば撮影時の呼吸の指示も難しい場合もある[1)]。

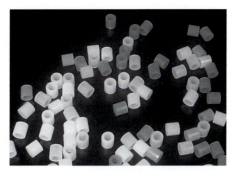

図4　子供用ビーズ玩具製品

　CTも被曝の問題はあるが，単純X線に比べて気管支の連続性の途絶や異物自体の評価に優れており，異物がチェックバルブになり生じるair trappingによる過膨張や無気肺および二次性肺炎などの診断においても有用である[6)7)]。また，高速・多列面検出器CTを用いると高精細でモーションアーチファクトを低減し診断能を向上させるとともに被曝量も低減できるとの報告もある[8)]。

診　断：気管支異物　bronchial foreign body

■ 文　献
1) 井坂奈央ほか：縦隔気腫をきたした小児気管支異物の1例．耳鼻展望54：203-208，2011
2) 石川雅子ほか：喉頭・気管・気管支異物症例の臨床的検討．日気管食道会報55：454-460，2004
3) 西村友紀子ほか：過去20年間の気道異物症例の検討．耳鼻臨床97：155-160，2004
4) 西馬照明ほか：気管支喘息として治療をうけたPress-through packageの気道異物の1例．気管支学32：241-245，2010
5) 津田邦良ほか：気管支異物におけるMRI診断の有効性．喉頭10：32-34，1998
6) Shin SM et al：CT in children with suspected residual foreign body in airway after bronchoscopy. AJR Am J Roentgenol 192：1744-1751, 2009
7) Zissin R et al：CT findings of the chest in adults with aspirated foreign bodies. Eur Radiol 11：606-611, 2001
8) 吉岡哲志ほか：320列高速多列面検出器CTによる小児気管支異物の診断．日気管食道会報61：458-466，2010

山　直也，畠中正光（60巻6号，2015より）

51　4年前から慢性咳嗽で経過観察中，2年前から咳嗽と痰が増悪し，本年から喘息様発作が出現するようになった

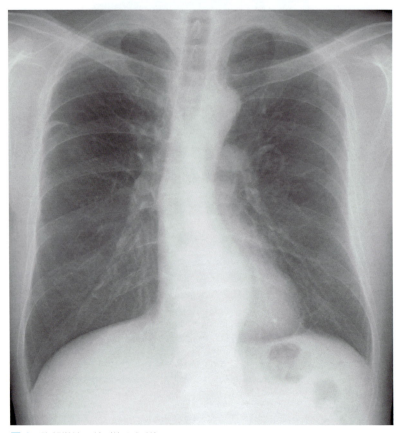

図1　胸部単純X線（約3年前）

★次頁にも画像所見（図2, 3）があります

症例　60歳代，男性。
主訴と経過　▶ 4年前より慢性咳嗽で経過観察されていたが，2年前から咳嗽と痰の増悪を認め，本年より喘息様発作が出現するようになった。図1は約3年前に心臓カテーテル検査の術前評価目的で撮影された。
既往歴　▶ 30歳頃に扁桃摘出術，55歳頃に頸椎椎間板ヘルニアで手術。
喫煙　▶ 1日10本×25年（20年前から禁煙している。）

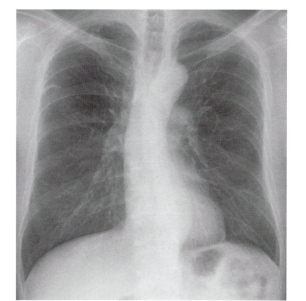

図2 胸部単純X線（今回）

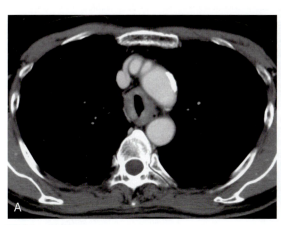
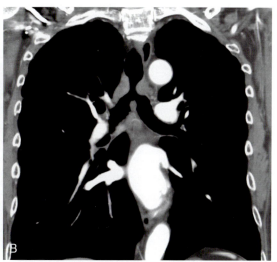

図3A 造影CT
　A：横断像，B：冠状断像

画像所見

　本例は前述のように4年前から慢性咳嗽があったが，図1は発作性上室性頻拍に対するカテーテルアブレーションの術前評価のために撮影されたものである。気管遠位部の両側壁になだらかな立ち上がりの隆起性病変がみられる。この気管病変が当時どのように評価をされたかは不明であるが，今回の手術前の胸部単純X線（図2）と胸部CT（図3）を示す。

　図2では図1に比べて気管遠位部の隆起性病変が増大し，気管内腔の狭小化が著明である。図3Aでは気管の全周性壁肥厚と気管内腔の狭小化が認められる。図3Bでは頭尾方向になだら

かな立ち上がりをもつ気管内腔への隆起性病変を認め，尾側は主気管支壁にも広がっている。

▌経　　過

気管支鏡生検で腺様嚢胞癌との結果を得て，腫瘍切除と気管・気管支形成術が施行された。

▌解　　説

気管腫瘍は肺癌に比べて頻度が低く，扁平上皮癌が最多である。次に腺様嚢胞癌が多く，この2者で気管原発悪性腫瘍の約85％を占める。その他，粘表皮癌，カルチノイド，また悪性リンパ腫などの造血器系腫瘍，平滑筋腫などのいわゆる間葉系腫瘍，甲状腺癌などの直接浸潤，悪性黒色腫などの遠隔転移などと，まれなものや良悪性も含めると多岐にわたっている[1]。

腺様嚢胞癌は気管支腺由来のまれな低悪性度腫瘍で，肺癌取扱い規約では唾液腺型癌に分類され，肺腫瘍の1％弱の発生頻度とされている。発症年齢は幅が広く40〜50歳代に多いとされている。気管に発生するか，気管支の場合は葉気管支までの太い気管支に発生する傾向があり，それより末梢は極めてまれであるとされている。喫煙との因果関係はないと考えられている。遠隔転移は少ないようであるが，局所再発をきたす傾向がある。CTでは気管・気管支壁の肥厚像や腫瘤像を呈し，粘膜下に沿って半周から全周性の壁肥厚を示すことが多いようで，また全周性を示さないものでは，気管側壁と膜様部との間付近に発生する傾向があるとされている[2]。本例でも全周性の形態，粘膜下の進展が認められており，このような進展形式が病変の範囲を過小評価に導き，局所再発率を増加させる一因になっているものと考えられる。実際，本例も切除断端が陽性であったため，術後放射線治療が追加されている。その後，局所再発は認めなかったが，手術から1年後に肝転移が出現し，化学療法を行うものの増加，増大し，手術から約3年後に永眠された。

ここまで気管の腺様嚢胞癌に関する一般事項と，本例の経過について述べた。このような知識は画像診断医のたしなみとして，ある程度は身につけておいた方が良いと思われるが，本例の最重要ポイントは図1にあると私は考えている。本画像をこのような改まった場で読影すれば，多くの先生方が気管の微妙な隆起性病変に気づかれたものと思う。しかしこれが幾十，幾百とある正常の胸部単純X線の中に紛れ込んでいたら如何だろうか。言うに及ばないことと思われる。いくら気管・気管支腫瘍の各論を勉強したところで，まず病変を発見できなければ意味を成さない。ここを習得しようとしないのは，二宮尊徳の教えを借りれば，「樹木の根や幹は見捨てて，枝葉だけを成長，繁茂させようとするようなもの」（報徳記より）である。習得は特別なことではない。いかなる検査目的であっても，読影時には必ず気管・気管支の透亮像をチェックすればよいのである。幾千，幾万と愚直に繰り返しているうちに，いつの間にかチェックするのが習慣になり，ちょっとした異変にも気づくようになってくるはずである。そしてこれ以外には方法はないと思われる。

3年前の胸部単純X線は，心臓カテーテル術前スクリーニング目的の画像で，慢性咳嗽の精査目的ではなかったが，実際には慢性咳嗽の患者でもあった。慢性咳嗽とは咳嗽が8週間以上継続するものと定義されており，その原因は，日本咳嗽研究会のホームページや『咳嗽に関するガイドライン第2版』（日本呼吸器学会）を参照すると，湿性咳嗽の場合，副鼻腔気管支症候

群，後鼻漏，慢性気管支炎，限局性気管支拡張症，気管支喘息による気管支漏，非喘息性好酸球性気管支炎，肺癌（特に肺胞上皮癌），気管支食道瘻，気管支胆管瘻が挙げられており，乾性咳嗽の場合，アトピー咳嗽，咳喘息，アンギオテンシン変換酵素阻害剤，胃食道逆流，喉頭アレルギー，間質性肺炎，心因性，気管支結核，肺癌（特に中心型肺癌）が挙げられている。これらのうち胸部単純X線で診断できる可能性のあるものは，気管支拡張症，肺癌，間質性肺炎ぐらいだと思われる。もしかすると気管支結核も可能かもしれない。ここから推測され，かつ実際に経験もされることは，慢性咳嗽患者の胸部単純X線は，正常所見もしくは関連性の低い異常所見のみの画像が大半を占めるということである。呼吸器科の先生方は，当然ながら胸部単純X線のみで診断するわけではないが，画像診断を専門とするわれわれが，これらわずか3，4種の病変のうちの1つである中心型肺癌を探すために，気管・気管支をチェックしないなんてことがあるだろうか。なお，喘息も単純X線で異常所見を認める場合があり，主な所見としては気管支壁肥厚と肺の過膨張といわれている[3]。しかし正常所見の例が多く，喘息の診断自体には単純X線は必要とせず，これらが撮影される主な目的は，他疾患との鑑別や合併症の評価である。

　最後に，当科には胸部画像診断を専門とする先生が相対的に多く，実際，国内におられる画像診断医の先生方にも，ここを日本の胸部画像診断の数あるメッカのひとつ，とお考えの方が多いように感じられる。それは間違いではないと思われるが，ただ，ここに所属しているというだけで，誰もが胸部画像診断が得意だと思われるのは心外である。何かしらの勉強会で，「誰か滋賀医大の先生，どうですか」と聞かれるのが，何を隠そう大変辛いのである。そんな私が今回胸部画像診断を取りあげたのは，一体どういう風の吹き回しかと申し上げると，誰のためでもなく，まず己の反省と戒めのためなのである。

診　断：気管の腺様嚢胞癌　adenoid cystic carcinoma of the trachea

■ **文　献**
1) 高橋雅士：新胸部画像診断の勘ドコロ　第1版．p268-269，メディカルビュー社，東京，2014
2) 村田喜代史：胸部のCT　第3版．p211-212，メディカル・サイエンス・インターナショナル，東京，2011
3) Fraser：Fraser and Pare's Diagnosis of Diseases of the Chest 4th Edition, p2124-2132, Saunders, 1999

北原　均（61巻4号，2016より）

52 慢性B型肝炎で経過観察中，職場検診によって両側下肺野内側で心陰影に重なってなだらかな立ち上がりを呈する腫瘤影が認められた

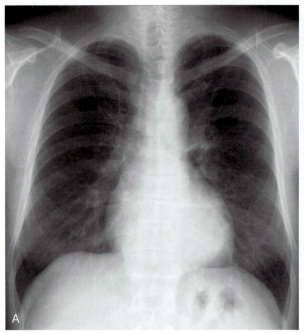
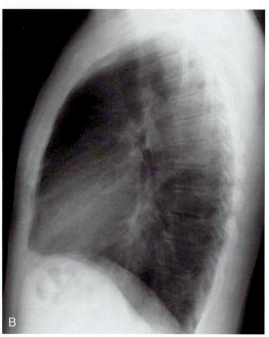

図1 胸部単純X線
　　A：正面像，B：側面像

★次頁にも画像所見（図2，3）があります

症例 症例は48歳，男性。
主　訴 ▶ 職場の健康診断の胸部単純X線にて異常を指摘された。
既往歴 ▶ 慢性B型肝炎で経過観察中。
来院時検査所見 ▶ 白血球 4,370/mm^3，赤血球 543×10^4/μl，ヘモグロビン 12.8 g/dl，血小板 8.1×10^4/μl，AST 198U/l，ALT 156U/l，γ-GTP 43U/l，ALP 292U/l。

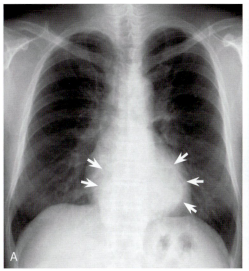
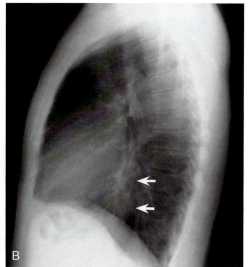

図2 胸部単純X線
　　A：正面像，B：側面像

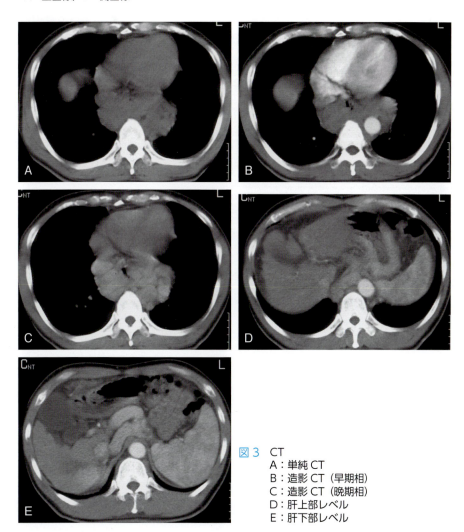

図3 CT
　　A：単純CT
　　B：造影CT（早期相）
　　C：造影CT（晩期相）
　　D：肝上部レベル
　　E：肝下部レベル

▌画像所見

胸部単純 X 線で両側下肺野内側，心陰影に重なって，なだらかな立ち上がりを呈する腫瘤様陰影を認める（図 2A）。心陰影および胸部下行大動脈との境界は上部で不明瞭，下部で明瞭である。肺外腫瘤と考えられる。側面像では，心背側，椎体前方に透過性低下を認め（図 2B），正面像で認められた肺外腫瘤に一致すると考える。中縦隔の病変が考えられる（縦隔の分類に関しては胸部単純 X 線と相関性の高い Felson 分類[1] に従った）。

単純 CT では，心と椎体の間，食道を取り囲むように，比較的吸収値の低い腫瘤様構造物を認める（図 3A）。造影 CT ではこの腫瘤様構造物は増強効果を有する管状構造の集合体であり，著明に拡張・蛇行した脈管構造であることがわかる（図 3BC）。これらの脈管は胃内側を経て脾静脈へと連続し，食道静脈瘤の所見と考えられる。肝は軽度の右葉萎縮と左葉腫大，辺縁鈍化，および軽度だが表面の凹凸不整がみられる。肝硬変の状態と考えられる。

▌解　説

本例は肝硬変による門脈圧亢進症で側副血行路として発達した食道静脈瘤と診断した。

食道静脈瘤は門脈圧亢進症に伴う側副血行路として頻度の高い疾患であるが，本症例ほどの大きな腫瘤影として認められることは比較的まれと思われる。食道静脈瘤のみならず，非腫瘍性病変が単純 X 線上，腫瘤様に描出されることは日常診療でもしばしば経験される。

胸部単純 X 線での中縦隔腫瘤の鑑別としては，気管支原性嚢胞や食道嚢胞，悪性リンパ腫をはじめとしたリンパ節腫大，縦隔内甲状腺腫，食道腫瘍，血管性病変（血管腫や蛇行した動脈・動脈瘤）が考えられる。また，まれではあるが迷走神経由来の神経鞘腫や胸管嚢胞も報告がある。日常しばしば目にする食道裂孔ヘルニアに関しても，内部の空気が少ない際には，同様に中縦隔の腫瘤様病変として認められる[2]。

胸部単純 X 線は簡便で安価な検査であるが，胸部疾患のみではなく，本症例のような全身疾患につながる所見を有することもあり，肺以外の構造にも注意が必要である。また，単純 X 線上，類似の所見を呈する複数の疾患があることを考慮し，CT での確認が重要となる。

診　断：食道静脈瘤（食道周囲静脈瘤）　paraesophageal varices

■ 文　献

1) Felson B：The mediastinum, (in) Chest Roentgenology. Philadelphia, WB Saunders, 1973
2) 富山憲幸ほか：縦隔腫瘍の CT，MRI. p200-250，胸部の CT，第 2 版，2004

江頭玲子，菊野基幸，三原　信，工藤　祥（51 巻 2 号，2006 より）

53 腹膜透析中に消化管穿孔をきたした

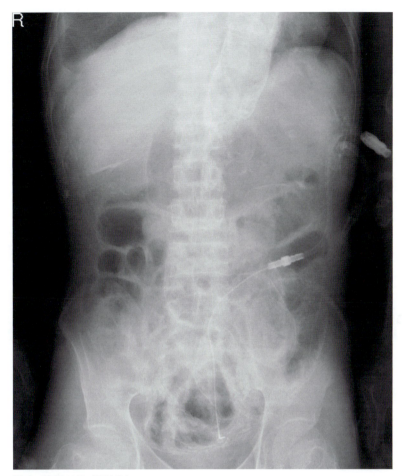

図1 腹部X線（臥位像）

★次頁にも画像所見（図2）があります

症例	症例は63歳，男性。
主　訴	▶ 腹痛。
現病歴	▶ 数日前から感冒様症状，食欲低下あり。前夜からの腹痛が改善せず受診した。受診日朝の透析液に混濁あり。
既往歴	▶ 慢性腎不全（15年前より腹膜透析），大動脈解離（19年前），他。
現　症	▶ 傾眠傾向，血圧 150/90 mmHg，体温 37.4℃。腹部全体に圧痛と反跳痛を認める。
検査所見	▶ WBC 11,100, CRP 21.7 mg/dl, K 5.8 mEq/ml, BUN 79 mg/dl, Cr 8.95 mg/dl。

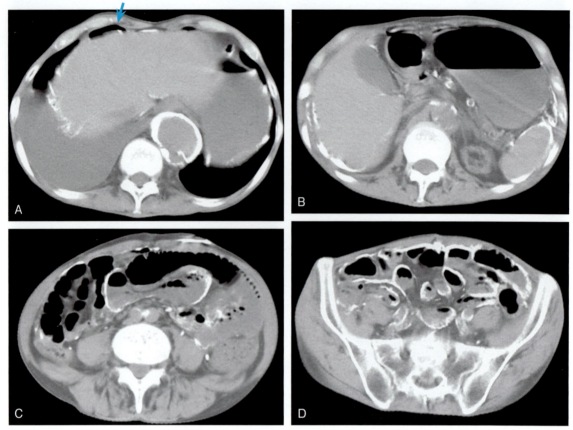

図2 腹部CT

画像所見

　腹部X線（臥位像，図1）では，拡張した胸部下行大動脈や中小動脈壁の石灰化，肝脾の辺縁や腸管壁に沿った線状石灰化が認められる。小腸ガスは拡張し，相接する腸管ガスの間隔が広がっている。左側腹部から腹膜透析用カテーテルが挿入されている。

　腹部CT（図2）では肝脾の表面や分厚い半周性の小腸壁に沿った石灰化を認める。小腸壁の石灰化をよくみると，腸間膜対側の臓側腹膜面の石灰化であることがわかる。動脈壁の石灰化も強い。小腸は拡張し，内部にニボーが形成されている。さらに肝腹側の遊離ガス（図2A →），少量腹水と大量の右胸水が認められる。

経　　過

　ご家族の希望で透析管理を受けている病院に同日転送されたが，DICを併発して永眠された。

解　　説

　腹膜透析は血液透析に比べて身体的負荷が少なく，在宅での透析も可能なことから慢性腎不全に対する有効な治療法である。反面，腹腔内への透析液注入は腹膜に非可逆的変化を引き起こす。腹膜中皮細胞が障害され，線維性肥厚や血管新生，血管壁肥厚が生じ，腹膜の硬化に炎

症細胞浸潤を伴う硬化性腹膜炎へと移行する[1]。

被囊性腹膜硬化症は，こうした劣化腹膜が炎症性サイトカインなどの働きで癒着し，イレウス症状を呈する臨床的症候群である（硬化性被囊性腹膜炎と同義）[1][2]。発症頻度は透析歴とともに増加し，歴5年未満では1%未満なのに対し，15年以上では17%に達する[1]。腹部膨満や腹痛，嘔吐などの麻痺性イレウス症状や食欲低下，るいそうなどを呈し，血液検査では白血球増多やCRP陽性，低アルブミン血症などを認める。

画像は補助診断として用いられるが，本症の病態が良好に描出される。腹部X線写真では，拡張した腸管ガスやニボーの形成が腹部中央を優位に分布し，経過のX線写真で，その腸管ガスが固定されて移動しないことが重要な所見である。さらに，臓側腹膜の肥厚によって，相接する腸管ガスの間隙が広く（5 mm以上），ときにthumb printing signが認められることもあるという[3]。硬化した腹膜の石灰化が強くなれば，本例の様に腹膜に沿った線状石灰化や，腸管壁に沿った平行した石灰化線として描出され，診断は容易となるが，患者の予後を考えると，もっと軽微な段階で気付いてあげたい。

CTでは肥厚した腹膜と限局性に被包化された腹水がほぼ全例に認められる。腸管は小腸主体に拡張し，拡張小腸が被包化された腹水の中で後方に係留されるように存在することが多い。腹膜の石灰化は結節状から始まり，次第に線状となって腹膜に沿って広がって行く。こうした石灰化の広がりと被包化された腹水の大きさが病期の進行を反映していると考えられている[4]。

腹膜に沿った石灰化や被包化腹水という所見からは結核性腹膜炎や腹膜中皮腫，腹膜偽粘液腫などが鑑別に挙がるが，腹膜透析の既往がわかっていれば診断に悩むことは少ない。

本症は進行すると重度イレウスによる低栄養や消化管穿孔，腸管皮膚瘻，腸内細菌増殖によるエンドトキシン血症などを合併して致命的となる。治療にはステロイドや外科的手技が用いられるが確定されておらず，2年生存率は51%と予後不良である[2]。治療の基本は腹膜透析の中止であり，そのために早期診断が重要で画像の果たす役割も大きい。特にCTは透析の中止基準の一つである腹膜石灰化の検出にも優れ，透析中の定期検査に有用である。

診 断：消化管穿孔を合併した被囊性腹膜硬化症
sclerosing encapsulated peritonitis associated with gastrointestinal perforation

---

■ **文 献**
1) 中本雅彦ほか：被囊性腹膜硬化症はどこまで予防と治療ができるか．腎と透析 60：855-861，2006
2) 野本保夫ほか：硬化性被囊性腹膜炎（sclerosing encapsulating peritonitis，SEP）診断・治療指針（案）；1996年における改訂．透析会誌 30：1013-1022，1997
3) Krestin G et al：Imaging diagnosis of sclerosing peritonitis and relation of radiologic signs to the extent of the disease. Abdom Imaging 20：414-420, 1995
4) Stafford-Johnson DB et al：CT appearance of sclerosing peritonitis in patients on chronic ambulatory peritoneal dialysis. J Comput Assist Tomogr 22：295-299, 1998

小山雅司，大場 覚（51巻10号，2006より）

54 腹痛，体重減少があり，貧血，CEA および CA19-9 高値を伴っていた

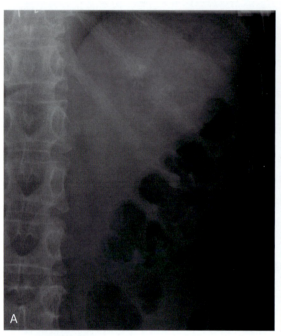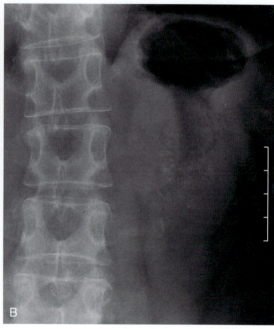

図1 腹部単純X線
　　A：臥位像，B：立位像

★次頁にも画像所見（図2〜5）があります

症例　症例は 50 歳代，女性。
主　訴　▶ 腹痛，体重減少。
現 病 歴　▶ 1 カ月ほど前より腹痛を自覚し，約 5 kg の体重減少もあったため近医を受診した。胃内視鏡検査にて胃癌が疑われ，本院へ紹介された。
血液検査所見　▶ 軽度の貧血あり。
腫瘍マーカー　▶ CEA および CA19-9 が高値を示した。
既 往 歴　▶ 特記事項なし。

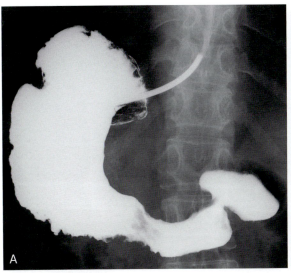
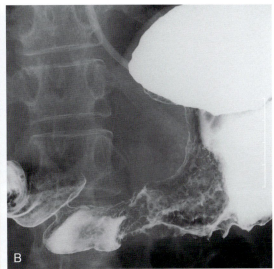

図2　上部消化管造影
　　A：腹臥位（充満像），B：背臥位（二重造影像）

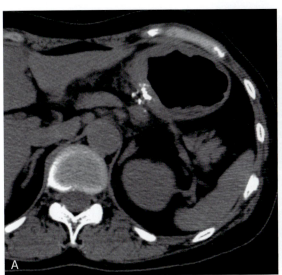
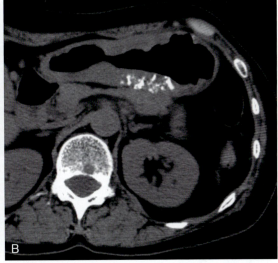

図3　腹部単純CT

画像所見

　腹部単純X線（図1）にて胃体部に重なって不規則な小石灰化の集簇を認める。

　上部消化管造影（図2）では，胃体部より前庭部にかけての進展不良，変形，および粘膜の不整がみられ，進行胃癌ボルマンIV型の像である。単純X線でみられた石灰化像は胃体部小弯側の管外に同定できる。

　腹部単純CT（図3AB）および造影CT（図4AB）では，胃体部〜前庭部にかけて一部に腫瘤状隆起を呈する全周性壁肥厚がみられ，進行胃癌ボルマンIV型が疑われる所見である。胃体部小弯側〜後壁の肥厚した壁内に不整粒状の小石灰化が多数みられる。後壁の石灰化周囲の造

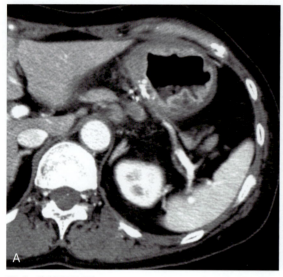
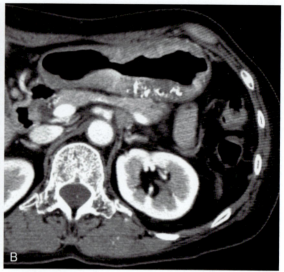

図4　腹部造影CT

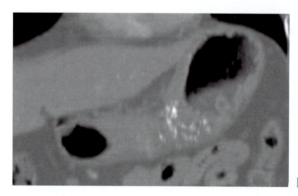

図5　CT（再構成，冠状断像）

影効果は比較的弱く，粘液成分を含む腫瘍として矛盾しない。ウインドウを広げたCT再構成冠状断像（図5）では胃体部後壁に多数の石灰化の分布が確認できる。

経　　過

胃内視鏡検査でも進行胃癌ボルマンIV型の像がみられ，生検にて粘液産生を伴う低分化腺癌の病理診断が得られた。骨シンチグラフィ（図6）で骨転移陽性であったため化学療法が開始された。

解　　説

胃癌の石灰化はまれであるが，時にX線やCTでとらえられる。そのほとんどが粘液細胞性腺癌であり，転移巣に認められることもある[1-7]。報告例はボルマンIII型やIV型の進行癌が多い[1-7]。粘液細胞性腺癌の石灰化は通常1〜3mmのサイズで，形状はnodular, miliary, punctateなどと形容される[1) 3-7]。粘液細胞性腺癌において粘液の量が多い場合（mucin pool）は，CTにて腫瘍が近傍の筋層に比較して低吸収となり，その中に石灰化が点在するのが画像

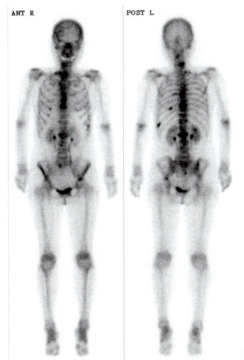

図6 骨シンチグラフィ

的特徴とされている[3) 6)]。粘液細胞性腺癌の石灰化の正確な機序は不明であるが，おそらく腫瘍の分化度に依存し，特に癌細胞に含まれるムチンが軟骨にみられる糖蛋白に類似しているためとの説が有力である[1) 3) 4) 7)]。

胃癌の psammomatous calcification も病理学的には知られているが，これはより分化度の低い腺癌にみられ，画像でとらえられるサイズのものは少ないとされる[1)]。他に，平滑筋由来の腫瘍も石灰化するが，この場合，腫瘍は主として筋層に存在し，石灰化はより粗大であることが多い[5)]。

診 断：石灰化を伴う胃癌　calcified gastric cancer

■ 文　献
1) Nishimura K et al：Computed tomography of calcified gastric carcinoma. J Comput Assist Tomogr 8：1010-1011, 1984
2) 松木啓ほか：石灰化を伴う胃癌の病理組織学的検討．胃と腸 11：1261-1267, 1984
3) Hwang HY et al：Calcified gastric carcinoma：CT findings. Gastrointest Radiol 17：311-315, 1992
4) Balesttreri L et al：Calcified gastric cancer-CT findings before and after chemotherapy. Clin Imaging 21：122-125, 1997
5) Park SH et al：Unusual gastric tumors：radiologic pathologic correlation. RadioGraphics 19：1435-1446, 1999
6) Part MS et al：Mucinous versus nonmucinous gastric carcinoma：differentiation with helical CT. Radiology 223：540-546, 2002
7) Dickson AM et al：Radiology-pathology conference：calcified untreated gastric cancer. Clin Imaging 28：418-421, 2004

工藤　祥，野尻淳一，水口昌伸（54巻7号，2009より）

55 以前より週に2〜3回の嘔吐があり，急に胸部正中の痛みを自覚した　血液検査で炎症反応がみられた

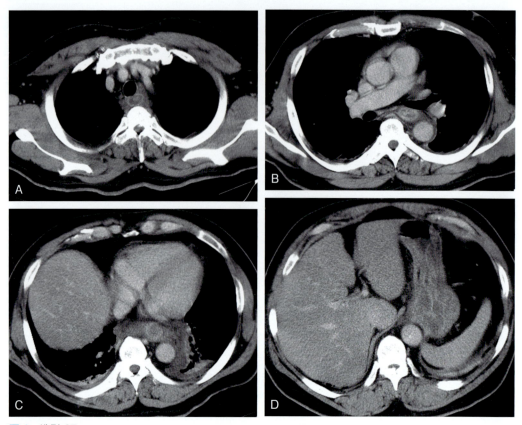

図1　造影CT
A：胸骨柄レベル，B：気管分岐部レベル，C：左房下縁レベル，D：胃噴門レベル

症例

症例は49歳，男性。
- **主　訴**　▶　胸痛。
- **現病歴**　▶　以前より週に2〜3回の嘔吐があったが，検診で異常を指摘されたことはなかった。数日前に実母が入院し，その頃から嘔吐の回数が増加した。受診日未明，胸部正中の痛みが出現し，改善しないために救急外来を受診した。痛みは嚥下時に増強する。
- **現　症**　▶　体温38.3℃。血圧150/94 mmHg。
- **血液検査**　▶　WBC 16,000/μl（好中球83.4，リンパ球9.1，好酸球1.3％），CRP 2.1 mg/dl，CK 359 IU/l（69〜287），CK-MB 1.8 ng/ml（<6.5），トロポニンI 0.016 ng/ml（<0.031）。（　）内は正常値。
- **既往歴**　▶　高血圧（加療中）。

画像所見

造影 CT（図1）で食道壁が胸郭入口部から胃接合部に至るまでびまん性に肥厚している。壁は全周性に厚いが，壁の層構造（粘膜，粘膜下層，筋層）は保たれている。同様の肥厚が，胃噴門から胃体上部にも認められる。

食道周囲では縦隔脂肪織の吸収値が上昇している。その程度は胸部下部食道周囲で強く，同部では食道壁の層構造も不明瞭である。左側優位に両側胸水を認める。

経　　過

当初は虚血性心疾患が危惧されたが，血液検査を心電図，超音波によって否定され，症状とCT所見から特発性食道破裂が疑われた。当初は，検査による病状の悪化を懸念して内視鏡検査を施行せず，絶食と抗生剤，プロトンポンプ阻害薬による治療が選択された。2日後に再検されたCT（図2）では異常所見が軽減しており，診断の確認を目的に内視鏡検査が行われた。

内視鏡検査（図3）では，食道胃接合部の口側にアニサキスを認め（図3 ⇨），食道アニサキス症と診断された。検査後の病歴聴取によって，数日前（実母入院時）にしめ鯖やいかを生食していたことが判明した。

解　　説

本例の画像的特徴は，病変が食道全長に及ぶことと，肥厚した食道壁の層構造が保たれ，"target sign" を呈している点である。腫瘍としてリンパ腫の否定はできないが，通常は炎症あるいは虚血性疾患を疑う所見である。食道の虚血性疾患については大動脈解離に合併することもあるが，大動脈に異常のない本例では考えにくい。

当初は特発性食道破裂が疑われた。穿孔に伴う食道壁の肥厚と周囲への炎症波及という点では合致するが，食道周囲に漏出したガスを全く認めない。しかも穿孔に随伴する壁の浮腫と解釈するには範囲が長すぎる。農薬など，粘膜傷害性薬剤の服毒も想起されるが，病歴から否定できる。

広範な壁肥厚と周辺に波及する炎症性変化に最も合致する疾患として，好酸球性食道炎を挙げることができる。従来は小児期の疾患と考えられていたが，40〜50歳の成人例も少なくない。約80％が男性で，50％の症例に喘息などのアレルギー疾患を合併する[1]。嚥下障害や胸やけを主訴に慢性，再発性の経過をとることが多く，本例のような急性発症例は非典型だが，以前からみられた嘔吐を症状の一部ととらえることもできる。末梢血好酸球が上昇していれば疑いは増すが，上昇例は全体の30〜40％であり，上昇がなくても否定はできない。

以上から，原因を特定できないが，経過や画像所見から最も可能性の高い疾患は好酸球性食道炎と思われる。診断の確定は内視鏡検査に委ねられることになり，本例はその結果，食道アニサキス症の診断に至っている。

アニサキスは鯨やイルカなどの海洋哺乳類を最終宿主とする数cm長の線虫である。幼虫を保有する魚類やいかの経口摂取によって人間に感染し，胃腸炎やアレルギー反応を引き起こす。生魚を食する人種や地域に多く，消化管アニサキス症の90％以上が日本からの報告である[2]。

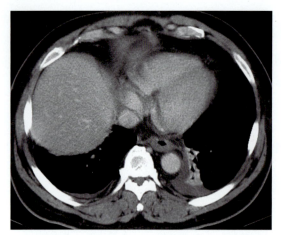

図2 造影CT（2日後，図1Cと同レベル）

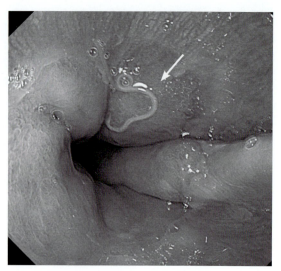

図3 上部消化管内視鏡検査（胸部下部食道）

さらにその90％以上は胃アニサキス症で，食道寄生例は胃食道接合部を含めて1％程度にすぎない。

人間に捕食されたアニサキスは数時間以内に粘膜に付着し，自ら分泌する蛋白分解酵素によって壁内に侵入する。4時間〜6日の間に粘膜や粘膜下に好酸球性蜂窩織炎を生じ，1〜2週間には過敏性反応による肉芽腫が形成される[3]。この間に急性粘膜病変による腹痛や発熱，嘔吐で発症するが，食道寄生例では胸痛や胸やけ，嚥下障害を訴えることが多い。2週間を越えると虫体は死ぬが，その後も炎症や肉芽腫が存続し，慢性潰瘍の原因となる。末梢血に好酸球増多を認める場合もあるが，その頻度は症例の30％未満である[3]。

初回のCTで認められた所見は，アニサキスによって生じた二次性好酸球性食道炎と考えられる。アニサキスが食道に寄生する危険因子として，逆流性食道炎による胃内容物の逆流が指摘されており[4]，本例にみられた嘔吐の繰り返しが誘因になった可能性もある。まれな疾患ではあるが，急性発症した食道炎の症例に対して，とくに胃食道逆流を伴う場合は，アニサキス症を念頭に置いた食事歴の聴取が勧められる。

診　断：食道アニサキス症　esophageal anisakiasis

■ 文　献
1) Kinoshita Y et al：Clinical characteristics of Japanese patients with eosinophilic esophagitis and eosinophilic gastroenteritis. J Gastroenterol 48：333-339, 2013
2) Hochberg NS et al：Anisakidosis：perils of the deep. Clin Infect Dis 51：806-812, 2010
3) Audicana MT et al：Anisakis simplex：from obscure infectious worm to inducer of immune hypersensitivity. Clin Microbiol Rev 21：360-379, 2008
4) Urita Y et al：Esophageal anisakiasis accompanied by reflux esophagitis. Intern Med 36：890-893, 1997

小山雅司（59巻12号，2014より）

56 発熱，腹部膨満があり，腹部単純X線で腸閉塞が疑われた新生児

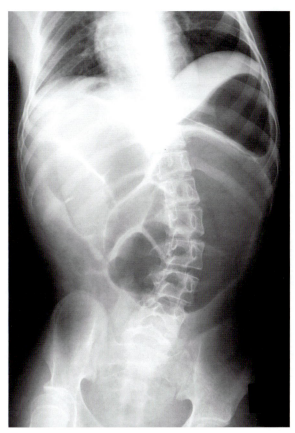

図1 腹部単純X線（背臥位像）

★次頁にも画像所見（図2）があります

症例

症例は23歳，男性。

主　訴 ▶ 発熱，腹部膨満。

現病歴 ▶ 脳性麻痺にて施設入所中であった。4日前より嘔吐あり。食事摂取不良であった。本日朝より発熱，腹部膨満，嘔吐がみられ，腹部単純X線にて腸閉塞が疑われ，当院救急外来を受診した。

既往歴 ▶ 生後3カ月。熱性痙攣，脳性麻痺。この際Klinefelter症候群を指摘される。

家族歴 ▶ 特記事項なし。

入院時現症 ▶ 四肢変形拘縮。血圧90/58 mmHg，脈拍120/分，体温38.4度。腹部高度の膨満あり，全体に板状硬。本人は訴えできず。

血液検査所見 ▶ WBC 26,500/μl, RBC 554万/μl, Hb 13.6 g/dl, Ht 41.4%, Plt 31万/μl, CPK 138 IU/l, CRP 31.8 mg/dl。

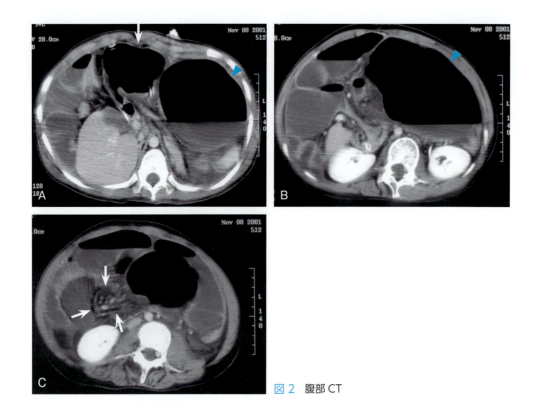

図2 腹部CT

画像所見

　腹部単純X線背臥位像（図1）で，腹部中央から左側に拡張した腎臓形の腸管が認められ，胃はその上方に圧排され偏位している．左下腹部～骨盤では腸管ガス像はほとんど認められない．
　腹部CT（図2）で，左上腹部に拡張した腸管を認める（図2AB▲）．上行結腸近位部および盲腸は通常の位置に同定できず，左上腹部の拡張した腸管ループは，捻転し偏位した盲腸と考えられる．胃は拡張した腸管により圧排され偏位している（図2⇒）．右上腹部から正中，下腹部にかけて液体とガスに満たされ拡張した小腸を認める．

経　　過

　盲腸軸捻転の診断にて緊急手術が施行された．開腹すると，多量の漿液性の腹水が流失し，左横隔膜部に虚血壊死に陥った腸管を認めた．左上腹部の虚血腸管は1回転半（540°）時計回りに捻転した盲腸であった．上行結腸は後腹膜への固定が認められなかった．盲腸および回盲部より約10 cmの範囲の回腸は虚血に陥っており，切除されそれぞれ腹壁にstomaを設置．後にstomaは閉鎖され回結腸吻合が施行された．

解　　説

　盲腸軸捻転は盲腸の拡張と腸管閉塞をきたす比較的まれな疾患で，盲腸の後腹膜への固定異常に関連して発症する．右側結腸の可動性は注腸造影でしばしばみられるが，それ自体で捻転を生じることはまれである．盲腸軸捻転を発症する素因としては妊娠や外科手術，大腸内視鏡，

機械的な狭窄や腸閉塞などがあげられる。先天的な異常が原因であるため，発症は比較的若い年代（30〜60歳）でみられる[1]。発生頻度はS状結腸軸捻転に比べ低く，結腸軸捻転のうち28〜40%である（S状結腸軸捻転は70%前後）。捻転の仕方は2通りあり，半数は長軸に対し回転し，盲腸は右下腹部に留まる。もう半数はloop typeとして知られており，回腸末端を巻き込んで，捻れて反転した盲腸は通常とは異なる位置でみられる。典型的には本症例のように左上腹部を占拠する[1][2]。盲腸軸捻転のvariantとして"cecal bascule"もしくは"cecal ileus"がある。これは盲腸が捻転を伴わないで前方に折りたたまれた状態で，拡張した腸管ガスは腹部正中にみられる。原因によらず，盲腸の拡張が10〜12cm以上になると，破裂の危険性がある[3]。

　画像所見は腹部単純X線（背臥位像）で，腹部中央から左にガスで大きく膨満した腎臓形の腸管が認められ，立位で1本の長い気体液面像が認められる[4]。このような特徴的な所見を認めた際には，診断は50%以上が単純X線で可能である[5]。S状結腸軸捻転との鑑別は，S状結腸軸捻転では単純X線写真の背臥位で著明にガスで拡張した2本ないし3本の腸管が認められ，逆U字状あるいは巨大コーヒー豆状を呈する。拡張した腸管の中央には相接した腸壁による帯状の隔壁が認められることが多く，この中央の隔壁像は盲腸軸捻転ではみられない。その他，下部結腸閉塞や結腸イレウスの盲腸の限局性の拡張との鑑別が必要で，盲腸軸捻転ではそれより遠位の結腸内のガスや糞便像は乏しく，気体液面像も乏しいのに対し，結腸閉塞や結腸イレウスでは，立位で両結腸弯曲部に大きな気体液面像が認められる[4]。

　注腸造影では，上行結腸の中程で捻転部に対し，先細り像が認められる。CTではスキャン開始時より左上腹部に胃や左側結腸とは異なる拡張した腸管がみられ，スキャンが足方に進むにつれ，ガスや液体で拡張した腸管が腹部中央で認められるようになる。スキャン終了時，下腹部には正常の盲腸や上行結腸近位部は認められない。これらの所見がみられれば，単純X線の診断の補助となる[1]。診断は単純X線で可能であるが，CTでは，重篤な合併症である腸管虚血や穿孔等も早期に発見しうる。その他，虚脱し回転した盲腸や回腸，うっ血した脈管からなる"whirl sign"がみられることがある。本症例では施行されていないが，多列検出器型CT（MDCT）の3D再構成画像は，全体像が把握でき有用である[2]。

診　断：盲腸軸捻転　cecal volvulus

■ 文　献
1) Perret RS et al：Gastrointestinal case of the day. AJR Am J Roentgenol 171：852-860, 1998
2) Moore CJ et al：CT of cecal volvulus：Unraveling the image. AJR Am J Roentgenol 177：95-98, 2001
3) Johnson CD et al：The radiologic evaluation of gross cecal distention；emphasis on cecal ileus. AJR Am J Roentgenol 145：1211-1217, 1985
4) 大場覚：結腸軸捻転. p133-140, 腹部単純X線読影テキスト, 文光堂, 1991
5) Johnson CD：Gross cecal distention,（in）Thompson WM ed；Common Problems in Gastrointestinal Radiology. p71-75, Chicago, Mosby-Year Book, 1989

米永健徳, 中園貴彦, 水口昌伸, 工藤　祥（50巻2号, 2005より）

57　10年前より左鼠径ヘルニアの既往があり，突然左側腹部痛で救急受診された

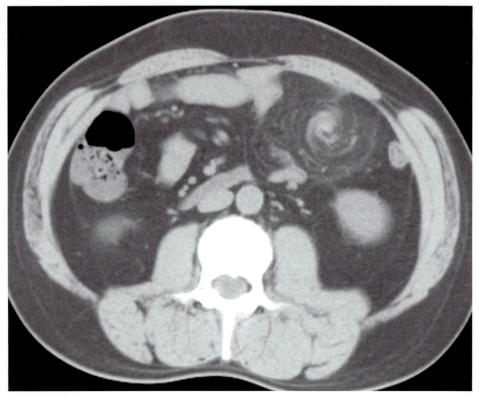

図1　腹部CT

★次頁にも画像所見（図2）があります

症例	症例は43歳，男性。
主　訴	▶ 左側腹部痛。
現病歴	▶ 数日前から左下腹部に違和感を自覚していた。左側腹部痛が突然出現し，様子をみていたが改善しないために救急外来を受診した。
既往歴	▶ 10年前より左鼠径ヘルニアを繰り返していたが，還納可能であった。3年前に尿路結石。
現　症	▶ 体温37.0℃，脈拍112/分，血圧130/98 mmHg。臍左側に圧痛を認め，同部に手拳大の硬結を触知する。Blumberg徴候陽性。
血液検査	▶ 白血球13,100/μl，CRP 4.3 mg/dl，総ビリルビン1.4 mg/dl。

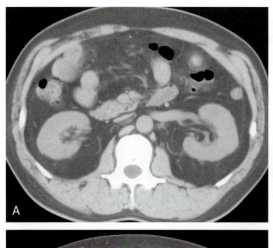
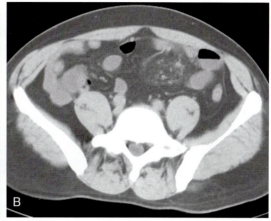
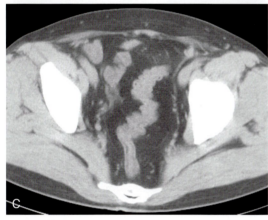

図2 腹部CT

画像所見

CT（図1）で，横行結腸の左腹側にやや吸収値の高い結節を認める（図2A）。この病変は尾側に連続し，これを取り囲むように脂肪織内の血管が渦巻き状を呈している（図1）。さらに尾側では吸収値が不均一に上昇した脂肪織が左鼠径部に連続している（図2B, C）。腸管に異常な拡張なく，腹水は認められない。

経　　過

開腹術が施行された。臍左側には鬱血，硬化した大網が認められた（図3）。大網は横行結腸付着部から尾側約5cmの部位で反時計方向に2回転半捻転し，先端は左鼠径管内に入り込んでいた。大網捻転と診断され，大網切除と左鼠径ヘルニア根治術が行われた。

解　　説

大網捻転は，大網の一部あるいは全体がその長軸方向に捻転する比較的まれな疾患である。血行障害をきたして急性腹症の原因となる。発症年齢は広範に及ぶが，30～60歳が最多で，男性に多い[1-3]。約80％の症例で37度以上に発熱し，血液検査ではCRPや白血球の上昇などの

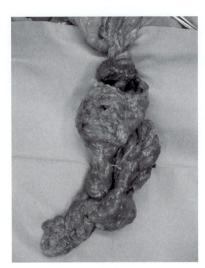

図3　術中所見

炎症反応を認める[1]。ビリルビンが軽度上昇することも報告されており，これは捻転によって生じた大網内の出血が溶血しているためと考えられている[2]。

本症のCTでは，大網脂肪織の吸収値が上昇し，その中に渦巻き状の構造が認められる[3,4]。"spiral fat pattern"とよばれるこの特徴的な所見は，捻転に伴う脂肪織の浮腫や怒張した小血管が描出されたもので，大網の付着する横行結腸近傍から始まる。消化管は巻き込まれないために，腸管拡張や壁肥厚を認めることは少ない。

CT所見上の鑑別診断には，結腸周囲に限局する脂肪吸収値の上昇という点で，憩室炎や結腸垂炎，大網梗塞があげられる。さらに脂肪腫や脂肪肉腫，奇形腫などの脂肪を有する腫瘍も鑑別対象となる。しかしながら憩室炎では憩室や結腸壁の浮腫が存在する点，結腸垂炎では病変が結腸に接し，周辺には肥厚した漿膜が被膜様に認められることが鑑別点となる。さらにこれらの疾患には上記の渦巻き状の所見は認められない。渦巻き状の所見は腸間膜捻転で認められるが，病変部位や腸管障害の有無で鑑別できる。

本症は特に原因のない特発性と，原因となる器質的異常を有する続発性に大別される[1-3]。続発性はさらに大網の末梢が固定され，あたかもハンモックが回転するように捻転する両極性と，固定がなく，腫瘍などによって大網が振り子状に捻転する単極性に分けられる。特発性と続発性の頻度はほぼ同数で，続発性の中では両極性が多い。末梢が固定される原因として，鼠径ヘルニアと癒着が大部分を占める。さらに肥満や，本例のような繰り返す鼠径ヘルニアは，大網の肥厚を招き，捻転を助長する因子になるといわれている[3]。

一般的に大網は右側で長く自由度に富むために，捻転は右に多い。さらにより間隙の広い腹腔前方に向かうために，右では時計回り，左では反時計回りに捻転するといわれている[3]。

以上の病態から，本症は右下腹部痛で発症し，臨床的に虫垂炎や憩室炎と誤診されることが多い[1-3]。臨床的に虫垂炎が疑われるものの，痛みが臍部に近く，同部に硬結を触知する場合や，鼠径ヘルニアを繰り返している症例がいつもと違う痛みを訴える場合などでは，大網捻転を念頭にCTを施行する必要がある。

診 断：大網捻転症（続発性） secondary torsion of the greater omentum

■ 文 献

1) 菊池誠ほか：特発性大網捻転症の1例．日臨外会誌 63：2017-2021，2002
2) 國土泰孝ほか：術前診断した鼠径ヘルニアに続発した大網捻転症の1例．日臨外会誌 65：806-809，2004
3) 菊池慎二ほか：右鼠径ヘルニアによる続発性大網捻転症の1例．外科 66：859-862，2004
4) Yager A et al：Torsion of the greater omentum；CT findings. AJR Am J Roentgenol 173：1139-1140, 1999

小山雅司，大場 覚（50巻7号，2005より）

58 上気道炎の5日後に心窩部痛と下腿伸側に皮疹，下血が出現した

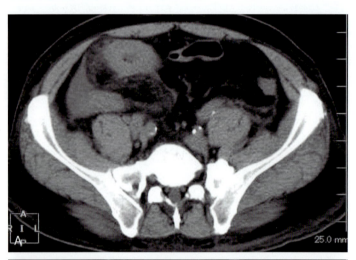

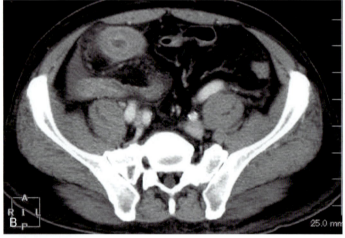

図1 CT
A：単純CT，B：造影CT

★次頁にも画像所見（図2〜5）があります

症例 症例は60歳代，男性。

現病歴 ▶ 上気道症状があり，市販の感冒薬を内服した。5日後，心窩部痛と下腿伸側に皮疹が出現し，近医受診後，当院消化器内科受診された。上部消化管内視鏡では有意な所見はなく，内服薬を処方され帰宅した。同日夜，下血があったため，（土日をはさみ）4日後，当院消化器内科を再診された。

既往歴 ▶ 虫垂切除術（19歳），痛風（40歳代），高血圧（63歳），心筋梗塞（64歳，CABG）。

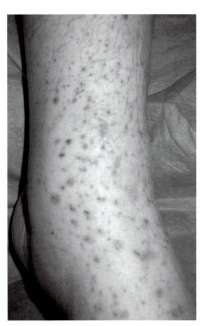

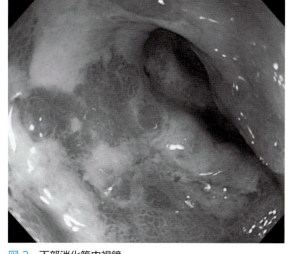

図3　下部消化管内視鏡

図2　来院時の皮疹

画像所見

　回腸の肛門側から上行結腸の一部にかけて壁が全周性に肥厚している．肥厚した壁は3層構造を呈しているが，粘膜面は保たれている．単純CT（図1A）では肥厚した壁はややCT値が高い（30〜40 HU）．病変部分の腸間膜は浮腫状であり，液体貯留が認められた．

　身体所見では下腿伸側から下腹部にかけて紫斑（3 mm大，癒合なし，隆起なし）が認められた（図2）．

　入院後施行された下部消化管内視鏡（図3）では回腸末端〜口側20 cmまで粘膜は粗造で血豆様発赤が多発おり，一部地図状の潰瘍を形成し，白苔が付着していた．

　第4病日の小腸造影（図4B）では，空腸に粗造な粘膜が認められ，Kerckling襞の感覚が狭くなっており浮腫が示唆された．また回腸末端から30〜40 cm口側にバリウムの毛羽立ちと粒状の透亮像やバリウムのたまりを認められた（図4A）．CTで指摘された壁肥厚した回腸末端は浮腫性壁肥厚により，数珠状の狭小化を呈していた（図4B⇒）．

　入院時に行われた皮膚生検での病理組織像（図5）では血管壁のフィブリノイド壊死（△），血管外への赤血球浸潤（円），核破砕物（⇒）が認められた．

経　　過

　下部消化管内視鏡検査の生検では血管壁のフィブリノイド壊死，血管外への赤血球浸潤，免疫染色ではIgAの沈着が認められ，Henoch-Schönlein紫斑病と診断された．その後，ステロイドパルス療法が行われるも，腎機能が悪化し，透析導入となった．

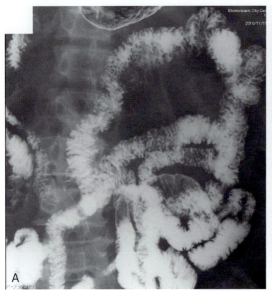
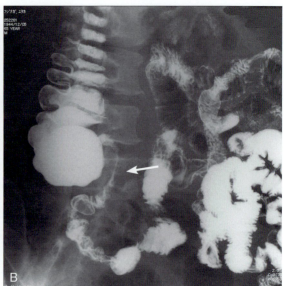

図4　小腸造影
　　　A：空腸，B：回盲部

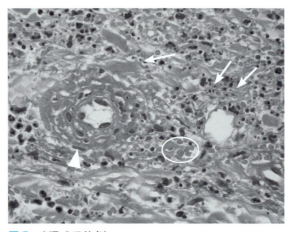

図5　病理（HE染色）

解　説

　Henoch-Schönlein 紫斑病は全身性の IgA 沈着による細血管炎で，紫斑，関節痛，腎障害，腹痛を伴う過敏性血管炎とされる．診断基準は，①明白な紫斑，②症状発現が20歳未満，③腹痛，④ leukocytoclastic vasculitis（好中球浸潤を伴う炎症）のうち2つ以上を満たすことである．CT 所見では，十二指腸〜回腸の壁肥厚（7〜12 mm）が必発し，target sign（29％），skip lesion，壁肥厚部の高吸収（細血管炎による微小な出血を反映した所見）が認められる．内腔の狭小化や潰瘍，腸間膜結節，腸間膜脂肪織の肥厚，腸間膜血管の肥厚，腹水が認められることがある[1]．紫斑と腹痛との関連について47例で検討されており，紫斑が腹痛の後に出現したものは18例（41％）であり，このうち半分以上が1週間以上経過してから紫斑が出現している[2]．

すなわち，紫斑がないということで同疾患を否定することはできず，CT で非特異的な小腸壁肥厚が認められた際は Henoch-Schönlein 紫斑病も鑑別の 1 つになると思われる。

診　断：ヘノッホ・シェーンライン紫斑病　Henoch-Schönlein purpula

■ **文　献**
1) Pamela TJ et al：Henoch-Schönlein purpura. Radiology 245：909-913, 2007
2) 小山明男：急性腹症で発症した Schönlein-Henoch 紫斑病の 2 例．日臨外会誌 70：751-755, 2009

上田高顕，田辺昌寛，松永尚文（57 巻 2 号，2012 より）

59 入浴中意識朦朧状態で発見され，腹部 CT で上行結腸から S 状結腸まで広範囲にわたる腸管壁に異常がみられた

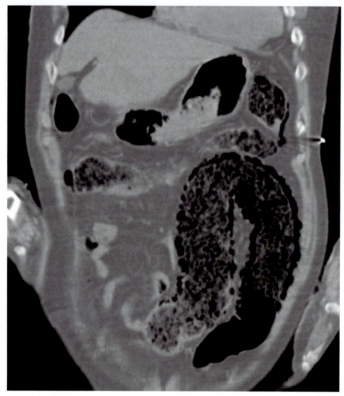

図 1　第 1 病日の腹部単純 CT（冠状断像）

★次頁にも画像所見（図2）があります

症例

症例は 70 歳代，男性。

主　訴 ▶ 意識障害。

現 病 歴 ▶ 2014 年 10 月 10 日 19 時，入浴中に湯船の中で意識朦朧としているところを家族に発見され，救急搬送された。

既 往 歴 ▶ 2 型糖尿病，狭心症，COPD，認知症，神経調節性失神。

身体所見 ▶ 体温 39.6℃，血圧 140/100 mmHg，心拍数 122 bpm，酸素飽和度 99%（O₂ mask 10 l）。

血液所見 ▶ WBC 9,000/μl，Hb 12.8 g/dl，Plt 12.9×10⁴/μl，BS 230 mg/dl。AST 30 IU/l，ALT 23 IU/l，T-Bil 0.7 mg/dl，LDH 285 U/l，電解質異常なし。Fib 400 mg/dl，FDP 12.09 μg/ml，D-dimer 5.42 μg/ml，CRP 1.02 mg/dl。

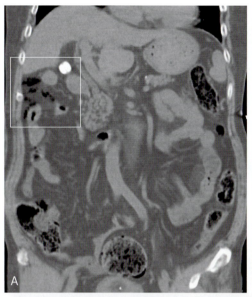
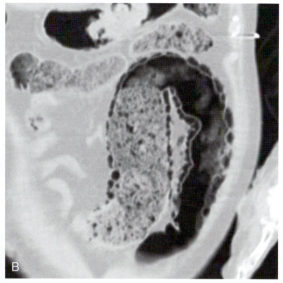
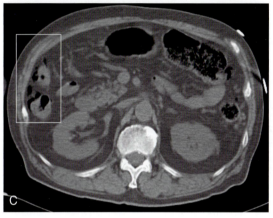

図2 第1病日の腹部単純CT
A：冠状断像，B：肺野条件，C：横断像

画像所見

　胸部単純X線で明らかな異常所見は認められなかった（非掲載）。腹部単純CT（図1, 2）で大腸にはS状結腸から直腸にかけて便塊貯留による著明な拡張を認める。上行結腸からS状結腸までの広範囲にわたる腸管壁に，囊胞状のガス像が多発している（図2A）。病変の局在は粘膜下層や漿膜下層が主体であるが，一部に少量の腹腔内遊離ガス像も認める。腸管壁に肥厚や異常高吸収域は認めず，腹水や脂肪識混濁はみられない。その他，腹部実質臓器に特記所見は認めない。

経　　過

　意識状態は救急搬送後まもなく改善し，神経調節性失神が疑われた。CTで腸管気腫の所見を認めたが，腹痛や血便といった腹部症状はなく，また血液検査や画像所見で腸管壊死を示唆する所見も認められなかった。α-グルコシダーゼ阻害薬（経口血糖降下薬）を内服しており，

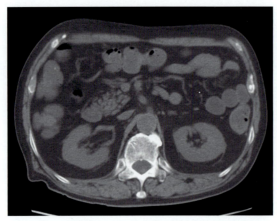

図3 第5病日単純CT（横断像）

薬剤性の腸管気腫症が疑われたため，被疑薬の休薬および絶食補液での安静加療となった．第5病日のCTで腸管気腫の減少を認め（図3），2カ月後のCTでは完全に消失していた．入院後も，腹痛や血便などの症状は認められなかった．

解説

　腸管気腫症（pneumatosis intestinalis：PI）は腸管壁内にガスが漏出した状態と定義され，腸管粘膜下層や漿膜下層に囊胞状のガス像が認められる．この中でも多発性の囊胞を有し，良性の経過をたどる場合を腸管囊腫様気腫症（pneumatosis cystoides intestinalis：PCI）と称するが，日常診療では厳密な区別は難しく，無症候性の特発性のものから続発性や急性腹症をきたす重症例まで腸管気腫症と広義に表現する場合が多い．小腸と大腸に好発するが，ときに胃・十二指腸などにも認められる．男女比は3.5：1と男性に多い[1]．特発性（15％）と基礎疾患に併発する続発性（85％）に分けられる[2]．続発性の基礎疾患として知られているものには，急性腸間膜虚血，胃十二指腸潰瘍，幽門狭窄・腸閉塞・消化管吻合術後，虫垂炎・炎症性腸疾患（潰瘍性大腸炎，Crohn病など），慢性閉塞性肺疾患・喘息・膠原病（強皮症など），低免疫状態（AIDSなど），糖尿病，医原性（腹腔鏡・消化管術後の縫合不全・腸管損傷）などがある．成因に関しては，内圧説・化学説・細菌説・肺原説・ステロイド長期投与説など多くの説が提唱されており，実際には複数の要因の相乗作用，あるいは一要因から他の要因が誘導され本病態を引き起こすことが多いと考えられる．

　α-グルコシダーゼ阻害薬は比較的重篤な副作用が少なく，食後過血糖抑制薬として近年広く処方されている．小腸からの糖吸収を抑制することで過血糖を抑制する作用を有するのだが，これにより大腸に到達する糖が増え，腸内細菌に分解され多量のガスが発生することとなる．こうして腸管内圧が上昇し，腸管ガスが粘膜の微細な損傷部位から腸壁に侵入して発生することで腸管気腫を生じると考えられている（前述した成因のうち，内圧説にあたる）．Tsujimotoらの報告によるとα-GI内服開始から腸管気腫症を発症するまでの期間は7日から11年と幅があり，内服中はいつでも発生する可能性があるといえる[3]．本症例ではCOPDと糖尿病が基礎

疾患に該当し，α-グルコシダーゼ阻害薬の内服と相まって腸管気腫を生じたと考えられる。

1998年までに腸管気腫を引き起こす薬剤として，副腎皮質ステロイド・化学療法薬・免疫抑制薬・プラクトロール（交感神経 β 遮断薬）・トリクロルエチレン被曝が報告されている。2007年には Ho らにより，ボグリボース（α-グルコシダーゼ阻害薬），ラクツロース，ソルビトールが報告された[4]。その他，薬剤に関連するもとしては抗癌剤，ステロイド内服などによる報告例がある。α-グルコシダーゼ阻害薬は比較的重篤な副作用の少ない薬剤として認知されているが，当院でも免疫抑制剤とステロイド薬を内服していた患者に，同薬の追加投与開始6週目のCT で偶発的に著明な腸管気腫を認めた例があり，これらの併用は避けることが望ましいと思われる。

腸管気腫症の多くは対症療法で良好な予後をたどるが，通過障害・腸管虚血・炎症などの合併症がある場合は緊急手術が必要となる場合もある。腹腔内遊離ガスや門脈ガスは必ずしも腸管虚血壊死によるものではなく，これらの所見があっても良性の経過をとる場合もある。全身状態からの総合的な判断が必要となり，腸管気腫の基礎疾患となりうる既往や内服薬の確認も不要な手術を避けるために重要と思われる。

診　断：薬剤性腸管気腫症　pneumatosis cystoides intestinalis

■ 文　献
1) 古谷清美ほか：消化管および腹腔の異常ガス．臨床画像 30：1106-1116, 2014
2) Heng Y et al：Pneumatosis intestinalis：a review. Am J Gastroenterol 90：1747-1758, 1995
3) Tsujimoto T et al：Pneumatosis cystoides intestinalis following alpha-glucosidase inhibitor treatment：a case report and review of the literature. World J Gastroenterol 14：6087-6092, 2008
4) 小島正幸ほか：Chilaiditi 症候群を呈した α-グルコシダーゼ阻害薬による腸管気腫症の1例．自治医科大学紀要 2012：111-116, 2012

松阪浩美（61巻1号，2016より）

60 咽頭痛があり，好酸球増多を指摘された

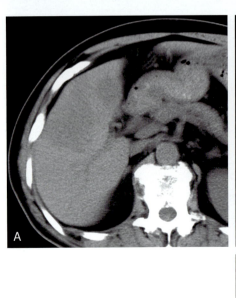
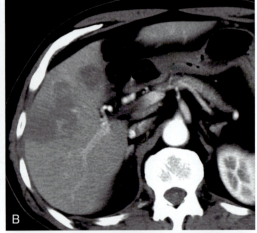
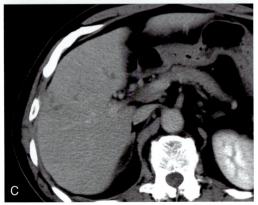

図1 CT
A：単純CT，B：造影CT（早期相），
C：造影CT（後期相）

★次頁にも画像所見（図2）があります

症例　症例は65歳，男性。
- **主　訴** ▶ 咽頭痛。
- **現病歴** ▶ 咽頭痛のため近医を受診した。好酸球増多を指摘され，当院紹介入院となる。水田に自生するセリを食したことあり。
- **職　業** ▶ 農業（稲作，肉牛飼育，みかん栽培）。
- **既往歴** ▶ 特記事項なし。
- **血液検査所見** ▶ WBC 17,420/μl（3,420〜8,410），Eo 39%（0〜10），CRP 2.12 mg/dl（0〜0.3），AST 29 IU/l（7〜38），ALT 36 IU/l（4〜43），ALP 585 IU/l（103〜335），γ-GTP 70 IU/l（11〜64）。（　）内は正常値。
- **理学所見** ▶ 体温36.8℃，脈拍101/min.，血圧140/99 mmHg。貧血なし，黄疸なし，表在リンパ節腫脹なし，肝脾腫なし。

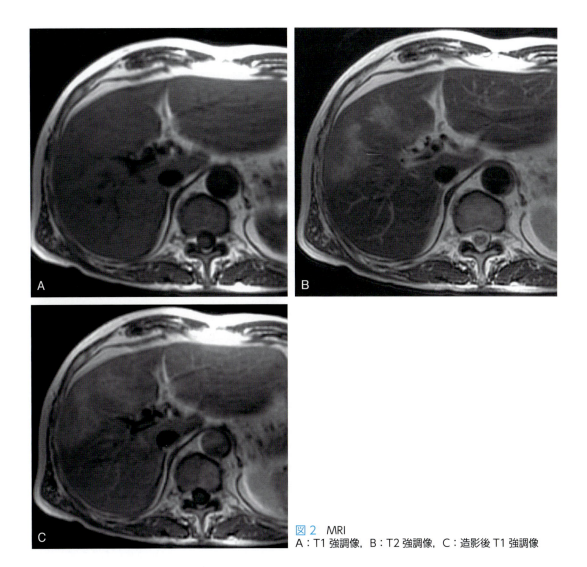

図2 MRI
A：T1強調像，B：T2強調像，C：造影後T1強調像

画像所見

　腹部単純CTで肝S4, S5領域に境界不明瞭な低吸収域がみられる（図1A）。これらの大部分は造影CT早期相でほとんど造影効果はみられず，周囲の一部のみが淡い造影効果を示す（図1B）。後期相では周囲正常肝とほぼ等吸収となりわずかに蛇行した線状低吸収域が残存している。胆管の拡張はみられない（図1C）。MRIでは病変はT1強調像で等信号～やや低信号（図2A），T2強調像で高信号を呈し（図2B），Gd-DTPAにて若干不均一に造影され点状・線状の造影されない部分を有している（図2C）。

経　　過

　血清抗寄生虫抗体にて肝蛭が陽性となり，triclabendazole投与によりCTでの低吸収域は消失した。

■ 解　説

　肝蛭はウシやヒツジなど草食獣の胆管に寄生している大型の吸虫である。虫卵は胆汁とともに消化管を経て，糞便に混じて外界に出る。虫卵内に生じたミラシジウム（幼虫）は孵化し，水中を泳ぎ中間宿主の貝に入る。貝よりセルカリアが生じ，付近の稲やセリ，クレソンなどの茎や葉に付着してメタセルカリアとなる。これを人が経口摂取すると小腸で幼虫が脱囊し，小腸を貫いて腹腔に現れ，肝表面から肝実質内に進入し，最終的に胆管に達し成虫にまで発育する[1]。幼虫が肝に存在する場合と胆管に存在する場合で症状，検査所見，画像所見などが異なる。本症例は肝実質内に幼虫が存在している急性期のものである。急性期には胆管内に成虫が達していないことが多く便中からは成虫や虫卵が検出されないため，血清学的に診断がなされる[2]。

　症状は心窩部痛，右季肋部痛，発熱，倦怠感，体重減少などで，血液検査では好酸球増多を特徴とし，AST，ALT，ALP の上昇がみられる[3-6]。

　腹部 CT では，主に肝被膜下や辺縁部に低吸収域がみられ，造影後辺縁のみ造影される 1〜3 cm 程度の低吸収域の集合像や蛇行した線状の低吸収域がみられるのが特徴である[2)5)]。被膜の肥厚がみられたとの報告もある[3]。肝辺縁の低吸収域は幼虫が肝内を遊走した跡で，壊死や凝固壊死などによるものと考えられている[2) 4)]。MRI では壊死は T1 強調像低信号，T2 強調像高信号として，凝固壊死や出血，線維化などは T2 強調像低信号として描出され，造影効果はなく，周囲の炎症部分が T1 強調像等信号，T2 強調像高信号を呈し，造影効果を示すと考えられている[7]。

　鑑別診断として肝膿瘍や好酸球増多をきたす他の寄生虫疾患があげられる。肝膿瘍は肝蛭症に比べ臨床・画像所見ともに経過が早く，好酸球増多は通常みられない。日本住血吸虫症は線維性隔壁の石灰化や被膜の石灰化がみられ，エキノコッカス症は石灰化を有する囊胞がみられる[6]。

　治療薬は bitionol[4] や praziquantel[2]，triclabendazole[6] であるが，bitionol は現在製造中止となっており triclabendazole は国内未承認薬である。praziquantel は無効例もあるため，当院では倫理委員会の承認を得て triclabendazole を投与した。

診　断：肝蛭症　fascioliasis

■ 文　献

1) 吉田幸雄：図説人体寄生虫学．第 4 版．p156-159，南山堂，1991
2) Han JK et al：Radiological findings of human fascioliasis. Abdom Imaging 18：261-264, 1993
3) van Beers B et al：Hepatobiliary fascioliasis；noninvasive imaging findings. Radiology 174：809-810, 1990
4) Takeyama N et al：Computed tomography findings of hepatic lesions in human fascioliasis；report of two cases. Am J Gastroenterol 81：1078-1081, 1986
5) Kabaalioglu A et al：Fascioliasis；US, CT and MRI findings with new observations. Abdom Imaging 25：400-404, 2000
6) Andresen B et al：Hepatic fascioliasis；report of two cases. Eur Radiol 10：1713-1715, 2000
7) Han JK et al：MR findings in human fascioliasis. Trop Med Int Health 1：367-372, 1996

木村正剛，藤澤弘之，川原康弘，林　邦昭，中川祐一，吉田俊昭（52 巻 8 号，2007 より）

61 右季肋部痛で救急受診，血液検査で炎症反応と肝機能の著明な増悪が認められた

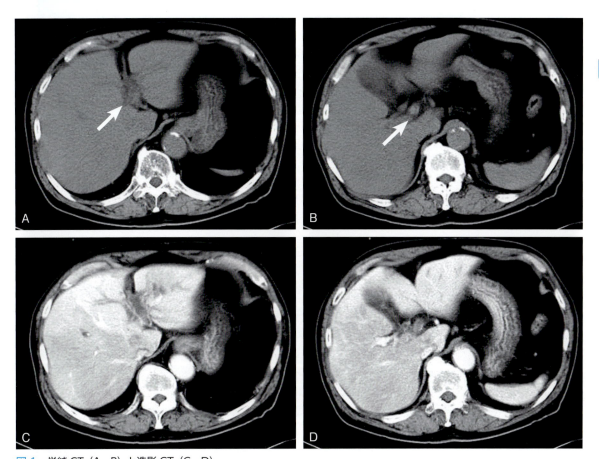

図1 単純CT（A，B）と造影CT（C，D）

★次頁にも画像所見（図2）があります

症例 症例は60歳代，男性。
現病歴 ▶ 右季肋部痛があり救急外来を受診された。便秘であったため下剤を処方されていったん帰宅されるも腹痛が持続するため翌日入院となる。入院翌日の採血で炎症反応と肝機能の著明な増悪が認められた。
既往歴 ▶ 潰瘍性大腸炎（10年前），心筋梗塞（6年前）。
家族歴 ▶ 特記事項なし。
血液データ ▶ TP 6.6 g/dl, Alb 2.9 g/dl, T.bil 4.9 mg/dl, D.bil 2.8 mg/dl, AST 96 IU/L, ALT 83 IU/l, ALP 547 IU/L, BUN 36 mg/dl, Cre 1.41 mg/dl, LDH 199 IU/L, Amy 60 IU/l, γ-GTP 275 IU/L, CRP 24.89 mg/dl, WBC 14,860/μl（好中球96%），RBC 370万/μl, Hb 11.9 g/dl, Plt 7.4万/μl。

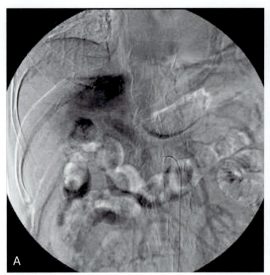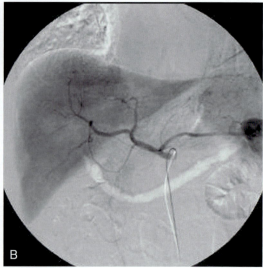

図2 腹部血管造影

画像所見

　腹部単純CT（図1A, B）では門脈左枝に高吸収の血栓が認められる（⇒）。造影（図1C, D）では門脈左枝が造影されず，肝左葉の実質が右葉よりも強く造影されている。入院10日後の腹部血管造影では，上腸間膜動脈からの造影（図2A）で門脈本幹は一部しか造影されず，肝内門脈枝は描出されなかった。また門脈本幹周囲にcavernous transformationが認められた。腹腔動脈からの造影（図2B）では肝門部以外の肝実質が早期より造影された。

経　　過

　画像所見より門脈血栓症と診断された。本例では潰瘍性大腸炎の既往はあるが長期間無治療で症状がなく，その他の部位に腫瘍や炎症などの所見も認められなかったため特発性と考えられた。ウロキナーゼとヘパリンの全身投与で保存的治療が行われ，発症20日後には血液検査所見も改善したためワーファリンの内服投与に変更されて退院となった。その後の経過観察CT（図3）では，肝臓の左葉外側区は徐々に萎縮し，肝辺縁にみられた動脈相の早期濃染域も徐々に狭くなっていった。発症から4年以上経過した現在でも症状の増悪はみられず，外来通院中である。

解　　説

　門脈血栓症の診断には超音波，CT，MRI，血管造影検査が有用とされる。なかでも造影CTが有用で，血栓による門脈拡張や造影欠損を指摘することで90％以上の症例で診断が可能である。単純CTの典型例では新鮮血栓は高吸収，慢性血栓は低吸収域を示すとされる。門脈閉塞部位では門脈周囲に求肝性側副血行路，同時に食道胃静脈瘤などの遠肝性側副血行路が形成されることが多い。発症様式によって急性型，亜急性型，慢性型の3つに分類される。急性型は急性腹症で発症してショック，肝不全，腸管壊死などの重篤な合併症を併発することが多い。

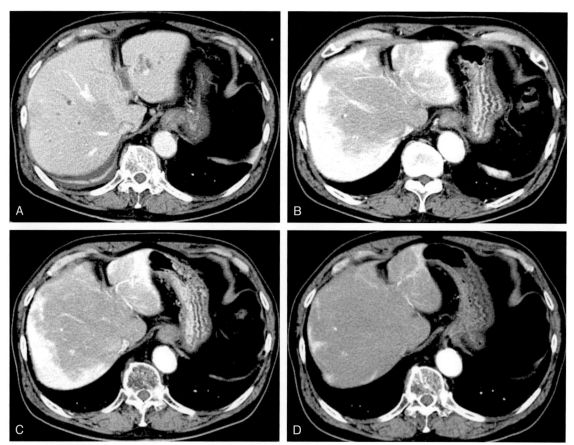

図3 経過観察の造影CT（動脈相）
A：発症1週間，B：2カ月，C：8カ月，D：30カ月後

　亜急性型は1週間程度で発症し，慢性型は側副血行路を形成して腹痛などの症状は乏しい．本例は側副血行路の所見が乏しく，高吸収血栓の存在より急性期の病変と考えられた．
　門脈血栓症のように肝内門脈血流が広汎に減少した状況下でダイナミックCTやMRIを行うと肝臓の辺縁部（peripheral zone）は早期濃染を呈するが，中心部（central zone）は濃染を呈さない特異な血流動態を認めることがある[1]．このような所見は肝臓のcentral and peripheral zonal differentiationと呼ばれる[2]．この現象は肝臓の血流が肝動脈と門脈の二重支配であるため，肝門部寄りの領域は側副血行路から門脈血流が供給されるが，肝臓の末梢部では門脈系からの側副血流が十分到達しないため代償性に肝動脈血流が増加し，造影画像で早期濃染を呈するものと考えられる．このような門脈血流減少域は実質変化をきたす場合がある[3]．肝臓における門脈血と動脈血の分布が帯状に分化する状態が長期間持続すると，動脈血により栄養されるperipheral zoneが萎縮し，門脈血により栄養されるcentral zoneが腫大してくる[4]．本例ではこのような経時的形態変化をよく反映していた．

診　断：特発性門脈血栓症　spontaneous portla vein thrombosis

■ 文　献

1) 小林聡ほか：胆道系の血行支配：胆管周囲毛細血管叢（peribiliary vascular plexus：PBP）．肝胆膵 53：1037-1042，2006
2) Itai Y, Matsui O：Blood flow and liver imaging. Radiology 202：306-314, 1997
3) Kobayashi S et al：Hemodynamic and morphologic changes after portal vein embolization：differential effects in central and peripheral zones in the liver on multiphasic computed tomography. J Comput Assist Tomogr 28：804-810, 2004
4) 松枝清：急性門脈本幹閉塞とその後の変化．肝血流動態イメージ研究会特別シンポジウム記録集：33-39，2002

田辺昌寛，藤田岳史，松永尚文（54巻5号，2009より）

62 突然の腹痛，腹部膨満が出現，炎症所見と貧血を伴っていた

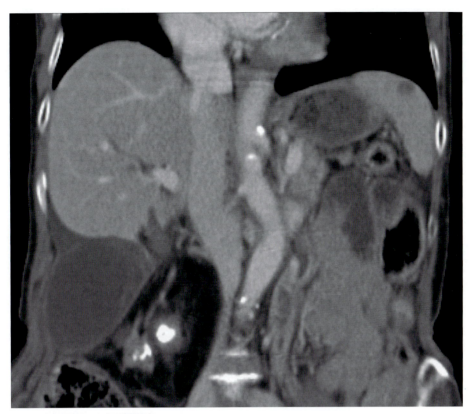

図1 腹部造影CT（冠状断像）

★次頁にも画像所見（図2，3）があります

症例

症例は70歳代，女性。
- **主　訴** ▶ 腹痛。
- **現病歴** ▶ 夜中に突然の腹痛，腹部膨満が出現した。
- **既往歴** ▶ 21歳時に虫垂炎。
- **現　症** ▶ 体温37.5℃，血圧162/83 mmHg，腹部平坦軟，右季肋部圧痛あり。
- **血液データ** ▶ WBC 15,200/μl，Hb 11.6 g/dl，Plt 22.3×10^4/μl，CRP 23.9 mg/dl。肝機能障害や胆道系酵素の上昇なし。

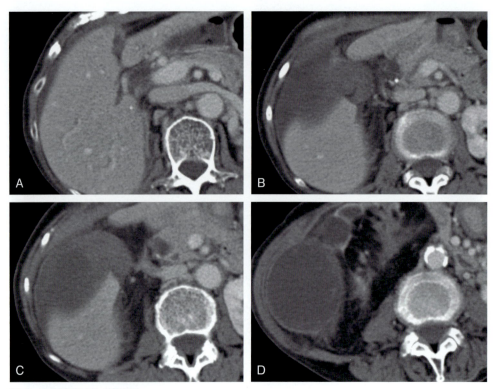

図2 腹部造影CT（横断像）

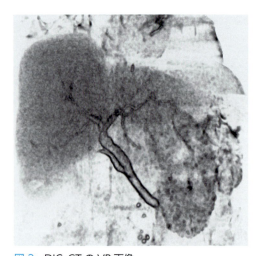

図3 DIC-CTのVR画像

画像所見

　腹部造影CT冠状断像（図1）で胆嚢は下方に偏位し高度に腫大している。横断像（図2）で胆嚢は肝床から遊離している。胆嚢は腫大および壁肥厚を認める。壁の増強効果は不良である。胆嚢管は肥厚しており捻転様である。DIC-CTのVR画像（図3）で胆嚢は描出されない。

■ 経　過

　急性胆嚢炎の診断にて胆嚢穿刺ドレナージを施行したところ排液は血性胆汁であった。CTより胆嚢捻転および壊死性胆嚢炎と診断し，手術が施行された。手術所見は，肝床部に壊死した胆嚢が認められ，胆嚢管で180°捻転していた。穿孔所見はなし。捻転を解除し胆嚢摘出術を施行した。病理組織学的所見は胆嚢壁は肥厚しており，全層性の出血壊死を広範囲に伴っていた。悪性を示唆する所見は認められなかった。術後の経過は良好である。

■ 解　説

　胆嚢捻転は，通常肝床部に固定されている胆嚢が固定不十分な時に，遊走胆嚢の状態となって胆嚢管や胆嚢頸部に捻転を生じ血行障害および絞扼壊死に陥る比較的まれな疾患である。臨床的特徴としては60歳以上が約80％を占める。男女比は1：3で女性に多い。特に痩せ型の老人女性に好発するといわれている。症状は急激な右季肋部痛，悪心嘔吐，白血球増加である。黄疸や肝機能障害や発熱は伴わないことが多い。初発症状が急性胆嚢炎に類似しているが突然の発症と血性胆汁を伴うことが胆嚢捻転に特徴的である。原因として，先天性要因である遊走胆嚢の状態に，後天性要因として内臓下垂，老人性亀背，脊椎側弯，るいそう（加齢による腹腔内脂肪組織の減少，支持組織の弾力低下）などの身体的変化が併存し，さらに急激な体位変換，腹腔内圧の急変，胆嚢近傍臓器の蠕動亢進，排便，腹部打撲などの物理的要因が加わるときに発症すると推察されている。

　遊走胆嚢は，Gross によりⅠ型とⅡ型に分類される。Ⅰ型は胆嚢と胆嚢管が間膜により肝下面に付着している。解剖学的関係のため180度以下の不完全型捻転で自然寛解もみられる。Ⅱ型は胆嚢管のみが間膜により肝下面に付着している。180度以上の捻転が起こり胆嚢壊死に陥る完全型捻転が多い。遊走胆嚢は発生頻度が4〜11％であり胆道の発生異常のなかでも比較的頻度が高い疾患である。遊走胆嚢自体は無症状で経過することが多いが，腹痛が体位変換によって改善する場合には本症を疑う必要があると考えられる。

　画像所見としては著しい胆嚢腫大，胆嚢と肝床の遊離，出血性梗塞を反映した胆嚢壁の変化，胆嚢管の渦巻き像が挙げられる。鑑別診断は急性化膿性胆嚢炎，黄色肉芽腫性胆嚢炎，虚血性胆嚢炎，胆嚢癌などが挙げられる。

　治療として，胆嚢は壊死性変化が急速に生じるため捻転が解消しない場合は緊急胆嚢摘出術が必要となる。

診　断：胆嚢捻転　gallbladder torsion

■ 文　献

1) Losken A et al：Torsion of the gallbladder：a case report and review of the literature. Am Surg 63：975-978, 1997
2) Aibe H et al：Gallbladder torsion：case report. Abdom Imaging 27：51-53, 2002
3) Chung JC et al：Gallbladder torsion diagnosed by MDCT and MRCP. Abdom Imaging 35：462-464, 2010

宗近次朗（55巻12号，2010より）

63 コントロール不良の糖尿病があり，腹部 CT・頭部 MRI で異常が認められた

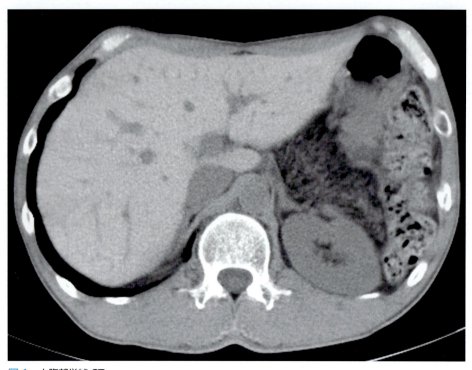

図1　上腹部単純 CT

★次頁にも画像所見（図2～4）があります

症例

症例は 44 歳，男性。

主　　訴 ▶ 高血糖。

現 病 歴 ▶ 2 年前に健診で高血糖を指摘された。糖尿病と診断され，近医で経口糖尿病薬による治療を受けていたが，コントロール不良のため当院へ紹介入院となった。

既 往 歴 ▶ 特記事項なし。

家 族 歴 ▶ 父：前立腺癌。母，大腸癌（いとこ婚）。

現　　症 ▶ 身長 174 cm，体重 55 kg，BMI18.2 kg/m^2。

血液検査 ▶ 血糖 250 mg/dl，HbA1c 14.5％。

入院後の血液検査 ▶ 空腹時 C-peptide が 0.26 ng/ml（正常値：0.61～2.09）と低く，膵島に対する自己抗体（抗 GAD 抗体，抗 IA-2 抗体）が陰性だったことから，膵疾患による二次性糖尿病が疑われた。同時に血糖コントロール後も持続する多尿が認められ，中枢性尿崩症と診断された。膵疾患と下垂体の評価を目的に，腹部と頭部の CT と MRI が施行されている。

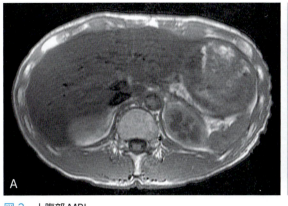
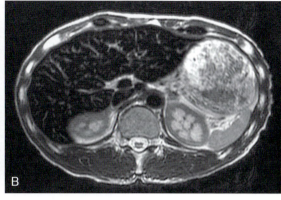

図2 上腹部 MRI

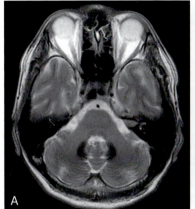
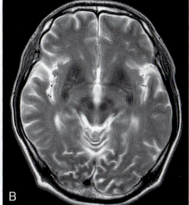
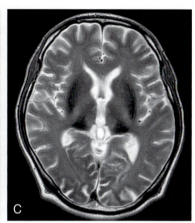

図3 頭部 MRI（T2 強調像）

画像所見

　上腹部単純 CT（図1）では，膵の腫大と実質の脂肪化を認める．肝の吸収値はびまん性に上昇しているが（90 HU），形態の異常は認められない．

　上腹部 MRI（図2）では，膵実質は T1 強調像（図2A），T2 強調像（図2B）とも高信号を呈し，脂肪化に合致する．肝実質の信号はいずれの画像とも低く，その程度は T2 強調像でより強い．

　頭部 MRI（T2 強調像，図3）では，歯状核と黒質，赤核，淡蒼球，被殻，視床背側に左右対称性の信号低下を認めるが，有意な萎縮などはみられない．T1 強調像（非呈示）でも同じ領域の信号が低下していたが，その程度は T2 強調像で優位であった．また下垂体では，後葉に通常認める T1 強調像の高信号域がなく，全体が前葉と同等な信号を呈していた．

　頭部 CT（図4）では，上記低信号域に尾状核を加えた領域に，吸収値の上昇を認める（50 HU）．

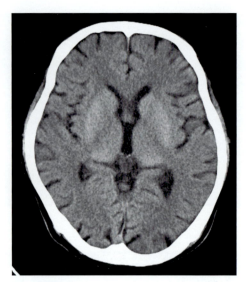

図4　頭部CT

経　過

　画像所見から肝への鉄沈着が疑われ，肝生検の結果，肝細胞主体に過剰な鉄沈着が証明された。血液検査の結果，血清鉄とトランスフェリン飽和度はそれぞれ，32 μg/dl（54〜181），22 %（45〜60）で，いずれも低下し，フェリチンは961 ng/ml（43〜360）と上昇していた。さらに血清銅は2 μg/dl（68〜128）と低値を示し，血清セルロプラスミンが2 mg/dl 未満（21〜37）と判明したため，無セルロプラスミン血症の診断に至っている。（　）内は正常値を示す。

解　説

　セルロプラスミンは，肝細胞内で前駆体のアポセルロプラスミンが銅を抱合して生成される。銅の輸送を担うほか，酸化作用（フェロキダーゼ活性）を有し，組織毒性の高い二価鉄をトランスフェリンと結合可能な三価鉄に変えることで鉄の細胞外輸送に関与している。

　無セルロプラスミン血症は，常染色体劣性遺伝の鉄代謝異常である。セルロプラスミン遺伝子の変異によってアポセルロプラスミンを生成できず，セルロプラスミンが欠如する。その結果，細胞内に二価鉄が過剰蓄積し，その毒性によって組織障害が引き起こされる。主な標的臓器は，膵，肝，脳で，臨床的に貧血，糖尿病，網膜変性，神経症状を呈する。最初に貧血を10〜20歳代で発症し，20〜40歳代に糖尿病，40歳代以降には脳内の鉄沈着部位に応じて不随意運動や小脳失調，認知症などを認めるようになる[1]。

　本例の画像では，上記3臓器がびまん性あるいは対称性に冒されている。肝と脳の所見は共通し，病変はCTで高吸収値，MRIではT2強調像優位の低信号を呈している。しかも今回は未呈示だが，頭部で撮像されたT2*強調像や磁化率強調像では，T2強調像に比べて信号低下の程度が強くかつ広範で，尾状核や大脳皮質にも低信号域が認められた。磁化率効果の影響と考えられ，鉄沈着を病態とする代謝・変性疾患が疑われる。

肝に鉄が沈着する代表的疾患はヘモクロマトーシスである。鉄の吸収過剰による原発性と，輸血や鉄剤投与による続発性に大別でき，前者では膵に，後者では脾や骨髄にも鉄沈着が認められる。本例ではこれらの臓器への鉄沈着がはっきりせず，しかもヘモクロマトーシスで上昇すべき血清鉄やトランスフェリン飽和度も低値であった。

　基底核（とくに淡蒼球）に鉄が沈着する変性疾患は，neurodegeneration with brain iron accumulation（NBIA）とよばれ，本症と神経フェリチン症，乳児神経軸索ジストロフィー，パントテン酸キナーゼ関連神経変性症が含まれる。これらの中で，T2強調像の低信号域を，淡蒼球や被殻，視床，尾状核，黒質，歯状核に広く認める疾患は，本症と神経フェリチン症である[2]。神経フェリチン症ではT2強調像で低信号の病変内に，囊胞変性による高信号域をしばしば認め，画像上の鑑別点となる。また血清フェリチンが低値のことが多く，高値を示す本症とは異なる。

　本例は，糖尿病と尿崩症の評価で施行された画像が診断の契機となった。無セルロプラスミン血症と中枢性尿崩症の合併はこれまでに報告がなく，しかも本例では視床下部性甲状腺機能低下症も判明している。病因として鉄沈着による視床下部障害が推測されているが[3]，詳細は不明である。

〔本症例の詳細は文献3に報告されています。〕

診　断：無セルロプラスミン血症　aceruloplasminemia

■ 文　献

1) Miyajima H：Aceruloplasminemia,（in）Pagon RA et al ed：GeneReviws［Internet］. Seatle（WA）, University of Washington, Seatle, updated 2011 Feb 17（http://www.ncbi.nlm.nih.gov/books/NBK1493/）
2) McNeil A et al：T2* and FSE MRI distinguishes four subtypes of neurodegeneration with brain iron accumulation. Neurology 70：1614-1619, 2008
3) Watanabe M et al：Central diabetes insipidus and hypothalamic hypothyroidism associated with aceruloplasminemia. Inten Med 49：1581-1585, 2010

小山雅司（57巻13号，2012より）

64 腰痛で加療中，肝門部に 6 cm 大の腫瘤が認められた

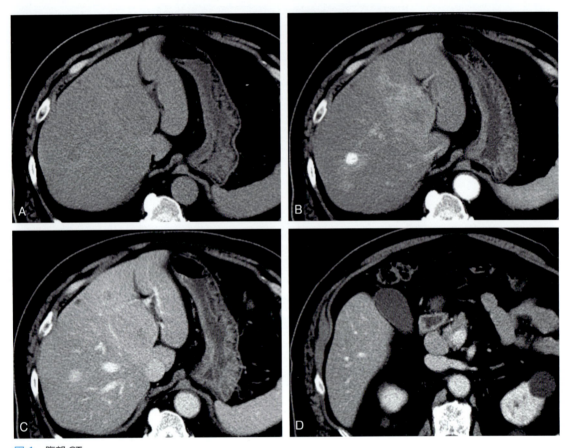

図1 腹部 CT
A：単純 CT，B：ダイナミック造影 CT（動脈相），C, D：ダイナミック造影 CT（平衡相）

★次頁にも画像所見（図2）があります

症例	症例は 70 歳代，男性。
主　訴	▶ 腰痛。
病　歴	▶ 高血圧，高尿酸血症，脂質異常症で近医加療中であった。腰痛の原因検索で施行された単純 CT で肝門部に 6 cm 大の低吸収腫瘤を指摘され，精査目的に当院紹介となった。
血液検査所見	▶ 特記事項なし。HBs 抗原陰性，HBs 抗体陰性，HCV 抗体陰性。腫瘍マーカー（AFP, PIVKA-II, CEA, CA19-9）の上昇なし。

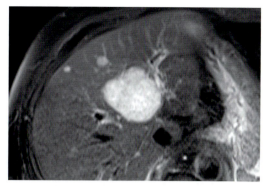

図 2　腹部 MRI（T2 強調像）

画像所見

　腹部 CT（図 1）で肝門部に 6 cm 大の腫瘤影が認められる。単純 CT で軽度低吸収，造影動脈相で淡く不均一な増強効果を呈し，平衡相にかけて均一に染まる。その腹側に 1 cm 大の淡く早期濃染され，淡い洗い出しのある結節影が認められる。肝 S7 領域には 15 mm 大の血管腫が，また膵頭部背側には造影効果を有する 3 cm 大のリンパ節腫大が認められる（図 1D）。

　MRI で肝腫瘤は T1 強調像で周囲肝より低信号，T2 強調像で高信号を呈している（図 2）。EOB 造影の肝細胞相で腫瘍内への取り込みは認められなかった。

　PET/CT では肝門部腫瘤に SUVmax＝5.34，膵頭部背側のリンパ節に SUVmax＝2.25 の異常集積が認められた。

経　　過

　肝腫瘤は多血性の造影効果を呈したが，肝細胞癌としては洗い出しに乏しく，背景にウイルス性やアルコール性肝硬変がないこと，リンパ節転移を伴っていることから，カルチノイドを含む多血性腫瘍も鑑別に挙げられた。確定診断のため肝腫瘤の針生検が行われ，カルチノイド腫瘍と診断された。

解　　説

　カルチノイド腫瘍は 1907 年，Oberndorfer により初めて提唱された神経内分泌細胞由来の腫瘍である[1]。高悪性度の神経内分泌癌に対して，カルチノイド腫瘍は一般に低悪性度と認識されている。症状としては，カルチノイドが産生する各種アミンやペプチドホルモンなどの活性物質により引き起こされる，顔面と胸部の紅潮，気管支喘息様発作，腸管蠕動亢進による下痢などを呈するカルチノイド症候群がよく知られている。気管支カルチノイドと肝転移性カルチノイド腫瘍に多いとされるが，本例のように無症候性も少なくない。

　カルチノイド腫瘍の発生部位は直腸（24.9％），呼吸器（18.1％），胃（16.0％），十二指腸（12.0％）の順に多く，肝は 1.6％とまれである。一方，カルチノイドは原発巣が比較的小さい段階から高頻度に転移を来すこと，消化管原発の場合に肝は最も一般的な転移臓器であることから，肝内に認められるカルチノイドのほとんどは転移性とされ，画像所見や病理学的所見からも原

発・転移の鑑別は困難とされる。このことから本例のように肝病変が発見の契機となった場合でも，他に原発臓器の存在する可能性を否定する必要があり，画像上原発巣の認められない場合でも少なくとも3年は経過観察が必要との見解もある。

カルチノイドの画像所見は多彩な像を示すが，一般的にCTでは辺縁明瞭で不均一な造影効果を示す多血性腫瘍として描出され，MRIではT1強調像で低信号，T2強調像では壊死や囊胞を反映した不均一な高信号を呈する。腫瘍径が大きくなると出血や壊死を来しやすく，腫瘍内出血を反映した囊胞性変化が本症の特徴とされる[2]。

多血性腫瘍であることから，画像上は主に肝細胞癌や肉腫，他の多血性腫瘍の転移との鑑別が問題になる。囊胞性変化の存在や，肝細胞癌でみられる nodule in nodule や mosaic pattern を呈さない点，リンパ節転移を伴いやすい点が鑑別上の特徴として挙げられる。

診　断：肝カルチノイド腫瘍　primary hepatic carcinoid tumor

■ 文　献
1) 志賀淳治，福島純一：肝臓原発の神経内分泌腫瘍．Liver Cancer 12：1-7，2006
2) Takayasu K et al：Findings in primary hepatic carcinoid tumor：US, CT, MRI and angiography. J Comput Assist Tomogr 16：99-102, 1992

中尾　聖，田辺昌寛，松永尚文（58巻5号，2013より）

65　3年前から次第に増大する肝腫瘤，右肺下葉にも結節があり，術後の病歴聴取が診断の手がかりとなった

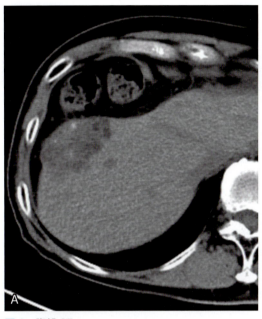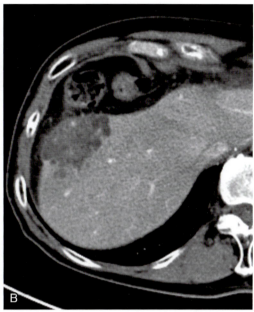

図1　腹部CT
　　A：単純CT，B：造影CT

★次頁にも画像所見（図2）があります

症例

症例は80歳代，男性。

現病歴 ▶ 約3年前に腹部膨満を主訴に内科を受診した。肝に3cm大の腫瘤を指摘され，定期的に超音波検査，CTにて経過観察されていた。本年，肝腫瘤の増大があり，手術目的に当院外科に紹介となった。

既往歴 ▶ 約5年前，洞不全症候群，発作性心房細動にてカテーテルアブレーション，ペースメーカー留置。開腹歴なし。輸血歴なし。

内服薬 ▶ 抗凝固薬，抗不整脈薬，降圧薬，ウルソ。

喫煙歴 ▶ 30本/日×約30年，50歳より禁煙。

飲酒 ▶ 焼酎1合/日。

渡航歴・動物飼育歴 ▶ なし。

家族歴 ▶ 肝疾患の家族歴なし。父：喉頭癌，母：心疾患。

身体所見 ▶ 腹水なし，脳症なし。

血液検査 ▶ ALP 374 IU/l，γ-GTP 83 IU/lと軽度高値。AST，ALT，Alb，T.Bil，CRP正常。WBC 3,720/μl，PLT 11.8×10^4/L，Hb 15.3 g/dl。HCV陰性，Hbs-Ag陰性，Hbs-Ab陽性，Hbc-Ab陰性。腫瘍マーカーはPIVKA-2 12,620 mAU/ml，CEA，CA19-9，AFP，AFP-L3は正常範囲。ICG R15 17.6%。

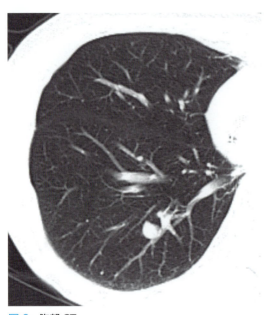

図2 胸部CT

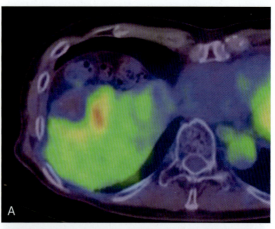

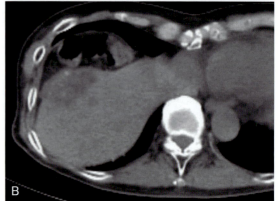

図3 FDG-PET/CT

画像所見

　腹部超音波検査（非掲載）で肝右葉前区域を中心に境界が不明瞭な囊胞が集簇した腫瘤が認められた。

　腹部CT（図1）で肝右葉ドーム下から前区域を中心に，囊胞が集簇しており，一部に石灰化を伴う腫瘤が認められた。腫瘍辺縁には軽度の造影効果がみられたが，内部にはみられなかった。約3年前のCT（非掲載）と比べて増大していた。胸部CT（図2）で右肺下葉に結節影がみられた。FDG-PET/CT（図3）で腫瘤の辺縁にFDGの異常集積が認められた（SUV max＝5.25）。DIC-CT（非掲載）では胆管との明らかな交通は認められなかった。ペースメーカー留置後のため，MRIは施行されなかった。

経　　過

　腹腔鏡補助下肝部分切除兼胆囊摘出術が施行された。手術所見としては肝右葉前区域にやや硬な囊胞性病変がみられた。固定後の標本では，病変は大小不同の囊胞が集簇した形態で，内部に壊死物質が充満する部位も認められた。病理では胞囊（hydatid）が融合した病変が認められ，囊胞壁はPAS染色，Grocott染色陽性であった。原頭節（protoscolex）はみられなかった。

病理学的にエキノコックスの診断であった。術前保存血清の抗体検査では，エキノコックス抗体陽性の結果であった。

■ 解　説

　エキノコックス（エキノコッカスともいう）は寄生虫の一種である。エキノコックス症（echinococcosis，包虫症 hydatid disease ともいう）は，エキノコックスが原因の人獣共通感染症である。ヒトに関しては，主に単包条虫（echinococcus granulosus）による単包性エキノコックス症（cystic echinococcosis）と，多包条虫（echinococcus multilocularis）による多包性エキノコックス症（alveolar echinococcosis）が報告されている。それぞれ画像所見および治療方法が異なる。

　単包条虫は世界中（特に羊を飼う地方）に分布し，単包性エキノコックス症は牧羊地帯に好発する。単包性エキノコックス症は日本においては輸入感染症とされる。単包性エキノコックス症では，多包虫に比して病巣は浸潤傾向を示さず，多包虫症より予後良好である。

　本邦では肝エキノコックスといえば，通常，多包条虫による感染である多包虫症を意味する。感染症法4類感染症に指定されており，診断した医師はただちに最寄りの保健所に届け出ることになっている。多包条虫は体長2mm（体節数3～5）の小さい条虫である。多包条虫は，自然界ではキツネ，イヌを終宿主（成虫が寄生）とし，中間宿主（幼虫が寄生）をノネズミとして生活環が維持されている。ヒトは，虫卵に汚染された井戸水や植物を経口摂取することにより感染する。ヒトが虫卵を口から摂取すると，幼虫が虫卵から出て腸壁に侵入し，血流あるいはリンパ流に乗って身体各所に運ばれて定着・増殖する。多包性エキノコックス症では，約98％が肝に一次的に病巣を形成する。本症の感染初期（約10年以内）は，無症状で経過することが多い。進行すると肝腫大，腹痛，黄疸，肝機能障害などが現れ，さらに進行すると胆道，脈管などの他臓器に浸潤し，閉塞性黄疸，病巣の中心壊死，病巣感染を来して重篤となる。肝肺瘻を来すと胆汁の喀出，咳嗽が認められる。囊胞が体内で破裂し，内容物が漏出するとアナフィラキシーショックを呈する。約10％は肺に病巣を形成し，咳嗽，喀血，胸痛，発熱などの症状を呈する。脳転移を来すと意識障害，痙攣発作などを呈する。その他，骨，脾，腎，副腎，心臓などに病変があったという報告がある[1) 2)]。

　診断は画像所見，免疫血清学的検査，組織検査などからなされる。流行地での居住歴，キツネ，イヌなどとの接触の有無は重要な参考となる。

　CTでは小囊胞と，造影されない壊死部分からなる腫瘤を呈し，石灰化が高頻度にみられる。FDG-PET/CTでは，病巣に対する周辺肝組織の炎症反応を反映した集積がみられる。本例では超音波，CTで囊胞が集簇し，一部に石灰化を伴っており，FDG-PET/CTで腫瘤の辺縁にFDGの異常集積が認められ，肝エキノコックスに典型的な画像所見であった。また，長期間に緩徐に増大した点もエキノコックス症に矛盾しない。本例では撮像されていないが，MRIのT2強調像は小囊胞の検出に優れている。囊胞は小さくて丸いものや，大きくて不整なものがみられ，多くは充実部分を伴うが，中には，囊胞を伴わず，充実部分のみのものや，充実部分を伴わず大きな囊胞のみの病変もみられるとの報告がある[3)]。壊死部分はT2強調像で様々な信号強度を呈し，造影MRIで壊死の範囲を評価することができる。多くの病変は造影効果に乏しい

が，病変の周囲にリング状の濃染を伴うこともある。大きな病変で，内部に大きな液状壊死を伴うと，画像上，肝膿瘍，biloma などが鑑別として挙げられる。以上の所見などから，画像上エキノコックスが疑われた場合は，血清エキノコックス抗体測定が推奨される。

多包虫症は緩徐に浸潤性発育，転移をするため，外科的切除が唯一の根治的治療法であり，早期診断された時の予後は良好である。進行病巣で完全切除が困難な場合では化学療法としてアルベンダゾール（albendazole）内服が行われる。

本例は9年前に1カ月間，北海道への旅行歴があることが術後の聴取で判明した。右肺下葉の結節は一元的に考えると，エキノコックスの肺病変が疑われる。肺の結節は現在，経過観察中である。

診　断：肝エキノコックス（肺病変疑い）
hepatic echinococcosis with suspected pulmonary involvement

■ 文　献

1) Reuter S et al：Extrahepatic alveolar echinococcosis without liver involvement：A rare manifestation. Infection 28：187-192, 2000
2) Raether W, Hänel H：Epidemiology, clinical manifestations and diagnosis of zoonotic cestode infections：an update. Parasitol Res 91：412-38, 2003
3) Kodama Y et al：Alveolar echinococcosis：MR Findings in the liver. Radiology 228：172-177, 2003

大崎正子，藤澤利充，上田高顕，松永尚文（59巻3号，2014より）

66 膵尾部と左副腎との間に嚢胞性病変を指摘された

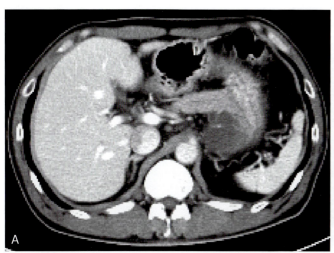
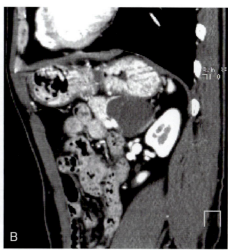

図1 腹部CT

★次頁にも画像所見（図2）があります

症例　症例は50歳代，男性。
主　訴　▶ 特になし。
現 病 歴　▶ 左尿管結石で近医を受診された時の腹部超音波検査で，膵尾部と左副腎の間に嚢胞性病変を指摘された。CTで膵尾部の嚢胞性腫瘍が疑われたため，精査加療目的に当院紹介となった。
既 往 歴　▶ 交通事故で腰椎圧迫骨折（30歳代）。
血液検査　▶ 血算や生化学に特記事項なし。腫瘍マーカー（CEA，CA19-9，Span-1，DUPAN-2）は陰性。

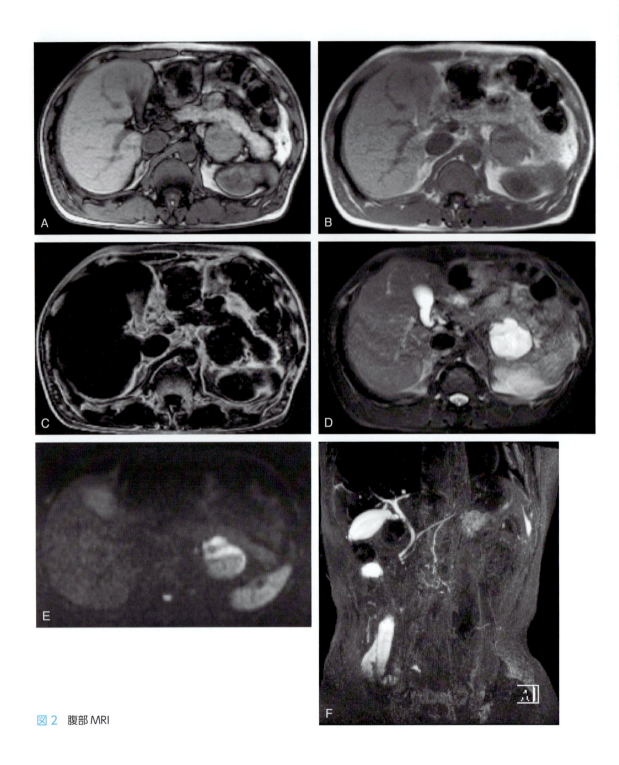

図2 腹部 MRI

画像所見

　腹部 CT（図1）で膵体部背側に接して 45×45 mm の境界明瞭な囊胞性腫瘤が認められる。囊胞壁は薄く，内容物は低吸収を呈している（CT 値約 20 HU）。内部に隔壁構造や小さな結節状陰影が認められ，同部位は造影にて増強される（図1A）。囊胞性腫瘤の主座は膵外であるが，

矢状断像で膵実質と beak sign を示し，膵由来の病変が疑われる（図 1B）。

腹部 MRI（図 2）で囊胞性腫瘤の内部には dual echo 法（図 2A〜C）で脂肪成分は認められず，T2 強調像で著明な高信号を示す（図 2D）。拡散強調像（b＝1,000）では囊胞内が辺縁主体に高信号を呈している（図 2E）。MRCP で主膵管との連続性はなく，主膵管拡張も認められない（図 2F）。

超音波内視鏡で囊胞内部は比較的均一な低エコーを示し，隔壁と思われる線状高エコーが認められた。一部に石灰化を疑わせる音響陰影を伴う高エコーも認められる。ソナゾイド造影で内部の隔壁構造が明瞭になり，中央部は最大 3 mm に肥厚している。

経　　過

内部に造影される小さな結節状陰影が認められたため，悪性腫瘍の可能性を否定できず，脾温存膵腫瘍切除術が施行された。囊胞性腫瘤の内容物はおがくず状であった。病理組織では角化を示す重層扁平上皮で囲まれた囊胞で，上皮下にはリンパ装置を認められた。上皮の消失した部分には，線維化や硝子化を伴っていた。悪性像は認められず，膵リンパ上皮囊胞（lympho-epithelial cyst：LEC）と診断された。その後，再発なく経過観察している。

解　　説

膵リンパ上皮囊胞は，膵囊胞性病変の約 0.5％ と比較的まれな良性囊胞である。扁平上皮で裏打ちされた膵囊胞の一つであり，その囊胞壁に皮脂腺などの付属器組織を含む dermoid cyst，副脾で覆われる epidermoid cyst，リンパ濾胞を含む密集したリンパ組織で覆われる LEC に分類されている[1]。加茂田らの集計した本邦 70 例の報告では，男性に多く（約 9 割），平均年齢は 58.3 歳（29〜76 歳）であった[2]。無症状での偶発的な発見も多い。血清 CA19-9 の上昇が半数以上でみられ，膵管内圧の上昇による膵管上皮細胞の形質膜に存在する CA19-9 の過剰な逸脱が原因と考えられている[2]。形態は多房性の割合（約 7 割）が多く，囊胞の大きさは平均 5.0 cm（0.5〜11.5 cm）で，特に好発部位はない[2]。境界は明瞭で，主膵管との連続性はない。囊胞壁や隔壁はやや厚く石灰化を伴うこともある。

画像所見からは，粘液性囊胞腫瘍，macrocystic type の漿液性囊胞腫瘍，分枝膵管型の IPMN，solid pseudopapillary neoplasm，囊胞変性した内分泌腫瘍や神経鞘腫が鑑別診断に挙げられる。囊胞の形態，主膵管との連続性，囊胞周囲の充実成分の有無が診断に有用である。年齢や性別が参考になることも多い。LEC に比較的特徴的な所見として，外方性発育と脂肪成分やケラチンなどの囊胞内容物が挙げられる。CT では，三次元的に膵外を主座とした位置関係，粘液性囊胞腫瘍や漿液性囊胞腫瘍より CT 値がやや高いことも鑑別の一助になる[3][4]。MRI では，dual echo 法での脂肪成分，拡散強調像で高信号を示すケラチン成分の検出が診断のポイントとなる[5][6]。

膵囊胞の鑑別や悪性度診断に超音波内視鏡検査（endoscopic ultrasound：EUS）やこれを用いた FNA の報告が多数認められる[7]。リンパ球の中に豊富な扁平上皮細胞を吸引することができれば，LEC と診断することができる[8]。しかし，悪性例に対する FNA は腹膜播種の危険性があるため，適応には慎重な検討が必要である。

本例のように外方性発育を示し，ケラチンまたは脂肪成分を含む膵嚢胞性病変を認めた場合は，膵リンパ上皮嚢胞を鑑別に挙げる必要がある。

診　断：膵リンパ上皮嚢胞　lymphoepithelial cyst of the pancreas

■ 文　献

1) Adsay NV et al：Squamous-lined cysts of the pancreas：lymphoepithelial cyst, dermoid cyst (teratomas), and accessory-splenic epidermoid cysts. Semin Diagn Pathol 17：56-65, 2000
2) 加茂田泰久ほか：術前診断しえた膵 lymphoepithelial cyst の1例．膵臓 22：123-129，2007
3) Osiro S et al：Is preoperative diagnosis possible? A clinical and radiological review of lymphoepithelial cysts of the pancreas. JOP 14：15-20, 2013
4) Kim WH et al：Lymphoepithelial cyst of the pancreas：comparison of CT findings with other pancreatic cystic lesions. Abdom Imaging 38：324-330, 2013
5) Kudo D et al：Usefulness of in-phase and out-of-phase magnetic resonance imaging for the detection of pancreatic lymphoepithelial cyst. Hepatogastroenterology 58：1403-1405, 2011
6) 金親克彦，村上康二：膵リンパ上皮嚢胞，山下康行編：肝胆膵の画像診断─CT・MRIを中心に─．p378-379，学研メディカル秀潤社，東京，2010
7) Jian B et al：Lymphoepithelial cysts of the pancreas：endosonography-guided fine needle aspiration. Diagn Cytopathol 36：662-665, 2008
8) Sewkani A et al：Lymphoepithelial cyst of the pancreas：a rare case report and review of literature. Indian J Surg 72：427-432, 2010

三好啓介，田辺昌寛，中尾　聖，上田髙顕，松永尚文（60巻2号，2015より）

67 成人検診の超音波検査で左腎洞内腫瘤を指摘された

⑧ 泌尿器・後腹膜

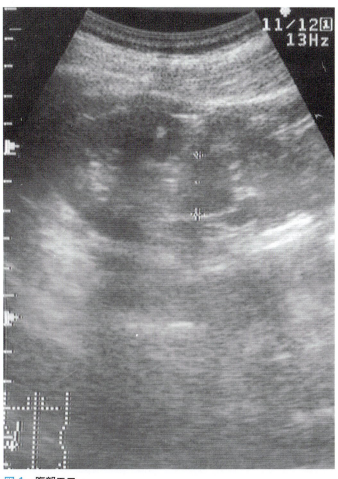

図1 腹部エコー

★次頁にも画像所見（図2〜4）があります

症例	症例は40歳代，男性。
	主　訴 ▶ なし。
	現病歴 ▶ 成人病健診の超音波検査にて左腎洞内に腫瘤を指摘された。
	家族歴 ▶ 特記事項なし。
	既往歴 ▶ 右精巣上体炎，うつ病にて加療中。

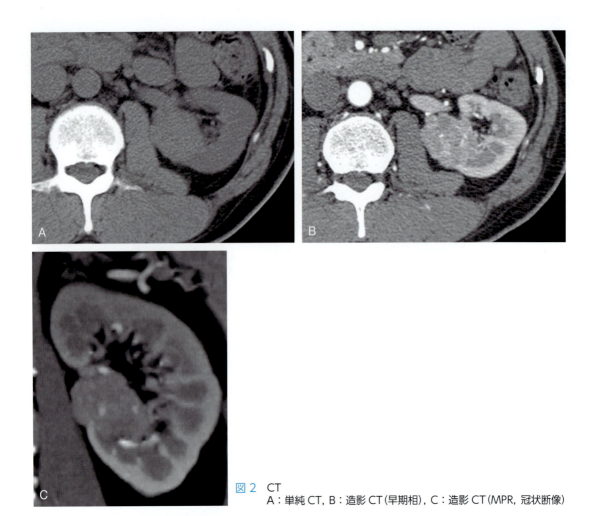

図2 CT
A：単純CT，B：造影CT（早期相），C：造影CT（MPR，冠状断像）

図3 MRI
A：T1強調（冠状断像），B：T2強調（水平断像）

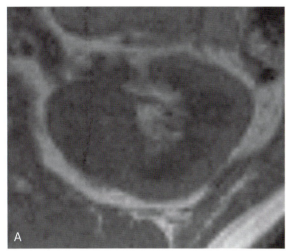
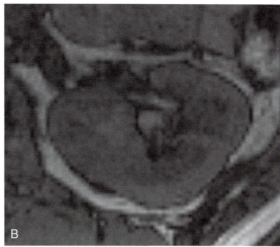

図4 MRI（gradient echo法）
A：in-phase，B：out-of-phase

画像所見

　左腎超音波画像（縦断像）にて左腎門部に直径約2cmの低echo腫瘤を認める（図1）。単純CTにて，左腎門部から腎下部にかけて辺縁軽度凹凸があり，境界明瞭で，腎実質より軽度高吸収域の腫瘤を認める（図2A）。造影CT皮髄相にて均一に造影されている（図2B）。冠状断では腫瘤の腎門部との位置関係が良くわかる（図2C）。MRI（T1強調像）にて腎実質よりやや低信号（図3A），T2強調像にて腎実質より明らかに低信号である（図3B）。gradient-echo法のin-phase imageに比べ，out-of-phase imageで腫瘤の信号低下は認められない（図4A，B）。

経　　過

　MRIのT1強調像，T2強調像とも低信号であることより，平滑筋腫や，脂肪の乏しい腎血管筋脂肪腫，後腎性腺腫，乳頭状腎細胞癌，悪性リンパ腫が鑑別にあがった。そのなかでも，超音波にて低エコー，単純CTで腎実質よりやや高吸収域，造影CTで比較的均一に染まることより，平滑筋腫や脂肪の少ない腎血管筋脂肪腫が疑われた。
　CT下針生検にて腎血管筋脂肪腫と診断された。

解　　説

　腎血管筋脂肪腫（angiomyolipoma：AML）は，脂肪と平滑筋，血管で構成される良性腫瘍である。男女比は約1：2で女性に多い[1]。結節性硬化症の50〜90％に多発性の腎血管筋脂肪腫を合併するが，腫瘤は両側性，多発性で小さい[2]。一方，孤発性の腎血管筋脂肪腫は単発で，大きい[3]。特に4cm以上の大きなものでは，出血のリスクが高い。脂肪成分と平滑筋成分の割合は腫瘍によって異なる。腎血管平滑筋脂肪腫の診断には腫瘍内部の脂肪成分を証明することが必要である。
　脂肪が多い腎血管筋脂肪腫は，超音波で高エコー，単純CTで−20HU以下の脂肪濃度域を

有する。MRIではT1強調像，T2強調像とも高信号を呈し，診断は比較的容易である[4]。

脂肪が少ない腎血管脂肪腫は，超音波で腎実質と等～低エコー，偽被膜は認められない。単純CTでは腎実質より均一な高吸収域，造影効果は比較的強い。平滑筋成分に富むものは血管成分も多く，造影早期相で比較的よく造影され，経時的に低吸収域になるものが多いが，乳頭状腎癌のように漸増する造影パターンを示すものもある。MRIのT2強調像では低信号を呈する。腫瘍は腎実質からbeak signを伴わずに突出をする傾向がある[4][5]。

病理学的には免疫染色にてHMB-45が陽性でcytokeratin陰性の場合，腎血管筋脂肪腫と診断できる[6]。

今回の症例は，脂肪がほとんど認められず，画像診断のみでは腎血管筋脂肪腫と診断することが難しかったが，単純CTで筋肉と同程度，腎実質よりやや高吸収域を示し，T2強調像で低信号を示し，さらに均一に造影されるという脂肪の乏しい腎血管筋脂肪腫を疑わせる所見があり，CT下生検で確定診断を得ることができた。CT，MRIで脂肪のない腎腫瘍の鑑別として，脂肪の乏しい腎血管筋脂肪腫も念頭に置く必要があると思われる。

診 断：脂肪の乏しい腎血管筋脂肪腫　fat-poor angiomyolipoma of left kidney

■ 文 献

1) Fujii Y et al：Benign renal tumors detected among healthy adults by abdominal ultrasonography. Eur Urol 27：124-127, 1995
2) Young RH, Eble JN：Urinary tract tumors, (in) Fletcher CDM ed, Diagnostic Histopathology of Tumors, 1st ed. p333-421, Churchill Livingstone, New York, 1996
3) McLendon RE, Tien RD：Tuberous sclerosis (Bourneville's disease), (in) Binger DD et al ed, Russell and Rubinstein's Pathology of Tumors of the Nervous System, 6th ed. p389-393, Arnold, London, 1998
4) 陣崎雅弘ほか：泌尿器画像診断のすべて；腎・尿管　腎腫瘍. 臨放 47：1349-1366, 2002
5) Jinzaki M et al：Angiomyolipoma；imaging findings in lesions with minimal fat. Radiology 205：497-502, 1997
6) Svec A, Velenska Z：Renal epithelioid angiomyolipoma；a close mimic of renal cell carcinoma. Report of a case and review of the literature. Pathol Res Pract 200：851-856, 2005

清野哲孝，崔　翔栄，信澤　宏，後閑武彦（51巻4号，2006より）

68 400m走に出場した日の夜，嘔吐と激しい両側背部痛が出現した

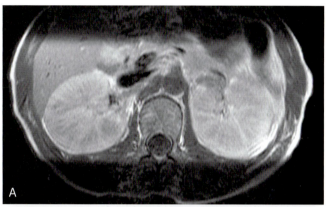
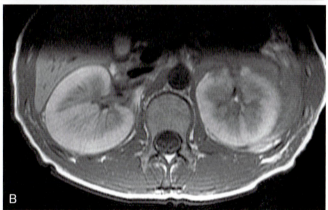

図1 MRI（入院翌日）
A：造影後T1強調像，B：T1強調像（造影2日後）

★次頁にも画像所見（図2，3）があります

症例

症例は17歳，女性。

主　訴 ▶ 嘔吐，両側腰背部痛。

現病歴 ▶ 陸上競技会で400m走に出場した日の夜，悪心，嘔吐と激しい腰背部痛が出現した。翌日，近医で点滴治療を受けた後，大会に参加（400m走）。再び嘔吐と腰背部痛を認め，当院へ紹介となった。

現　症 ▶ 体温37.3℃，血圧147/93 mmHg，両側腰背部に圧痛あり。

検査所見 ▶ BUN 43 mg/dl，クレアチニン7.32 mg/dl，CPK 84 IU/l（32〜180），ミオグロビン59 ng/ml（<60），白血球10,000，CRP 0.3 mg/dl，尿蛋白2＋，尿潜血－，尿ミオグロビン12 ng/ml（<10）。（　）内は正常値。

既往歴・家族歴 ▶ 特記事項なし。

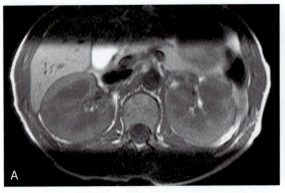
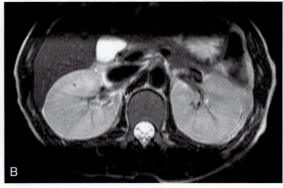

図2 MRI（入院翌日）
　　A：T1強調像，B：T2強調像

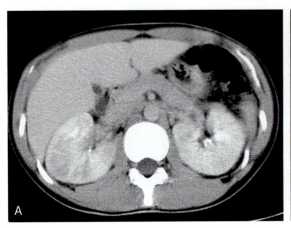
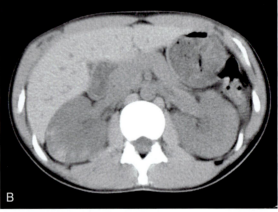

図3 CT（入院1週間後）
　　A：造影後CT，B：CT（造影2日後）

画像所見

　入院翌日（クレアチニン7.2 mg/dl）のMRI（図1）では両腎に腫大を認める。実質の信号は，T1強調像（図2A）では異常はないが，T2強調像（図2B）で髄質から皮質を貫く様にやや信号の低い線状域が認められる。造影効果は全体に不良だが，よくみると造影むらがみられる（図1A）。造影2日後のMRI（図1B）で両腎の皮質はT1強調像でびまん性に高信号を呈し，造影剤の残留が推測される。入院1週間後（クレアチニン1.8 mg/dl）の造影CT（図3A）でも腎実質の造影効果は不良だが，その中に楔状の造影不良域が認められる。造影2日後のCT（図3B）では当初みられた造影不良域に一致してまだ造影剤が残留している。またこの時期には，腎の腫大は軽減している。

経　　過

　安静と輸液治療で軽快し，入院から12日後に退院となった。

■ 解　説

腎の葉間動脈や弓状動脈の部分的攣縮，いわゆる patchy renal vasoconstriction は強い腰背部痛と急性腎不全を引き起こす。特徴的な臨床徴候が診断のきっかけとなる。そのひとつが運動後に発症することである。しかも，その多くは比較的軽い無酸素運動後で，典型的には 100 m〜400 m 程度のトラック競技や水泳を行った数時間後に，激しい腰背部痛を伴う悪心，嘔吐などで発症する。運動前に風邪気味であったり，解熱鎮痛薬を服用した場合には起こりやすいことが知られているが，低尿酸血症も危険因子となる。これは本疾患の発症に関与する活性酸素に対し，尿酸が防御因子として働くためと考えられている[1]。

好発年齢は 10〜20 歳代で，男性が 9 割以上を占める。受診時には微熱や炎症反応を伴い，検尿では血尿や蛋白尿を認めることもあるが，異常のない例も多い。

本疾患の急性腎不全の大部分は非乏尿性で，血清ミオグロビンや CPK は正常か軽度上昇程度である。これに対し，マラソンや登山などの長時間の激しい運動後に，横紋筋が融解して発症する急性腎不全は乏尿性で，高ミオグロビン血症や高 CPK 血症を呈する点が本疾患の急性腎不全と大きく異なる。

予後は良好で，多くは自然に回復するが，17% 程度に再発が報告されており，運動時の水分摂取や解熱鎮痛剤の使用を控えるなどの指導が必要である。

画像では両腎は腫大し，楔形の造影不良域が認められる。これは動脈攣縮による腎虚血が反映されたものと考えられている。造影後，数時間〜数日後に撮像すると，当初の造影不良域に造影剤の残留が認められる点が特徴的である。さらに病変面積が血清クレアチニン値と関連することが知られており，クレアチニンが 6 mg/dl を超えると病変が腎全体に及び，1.2〜3.5 mg/dl の場合には楔形になるといわれている[1]。本例の MRI と CT で，所見が異なっていたのも，撮像日のクレアチニン値の違いによると思われる。この他，MRI で腎内に限局性の異常信号域や皮髄境界の不明瞭化を認めた症例や，^{99m}Tc-MDP を用いたシンチグラムで両腎への集積が不均一となったことが報告されている[1,2]。

本症は，突然の腰背部痛や嘔吐などの症状から尿路結石や膵炎，椎間板ヘルニアなどと誤診されることが多い。画像所見は腎盂腎炎や急性巣状細菌性腎炎などを想起し勝ちであるが，本疾患の存在を認識し，発症契機となる運動の存在や血液所見から本疾患を疑い，造影 1〜2 日後の撮像を加えることで，正しい診断が可能となる。

診　断：運動後急性腎不全
exercise-induced acute renal failure and patchy renal vasoconstriction

---

■ 文　献

1) Ishikawa I：Acute renal failure with severe loin pain and patchy renal ischemia after anaerobic exercise in patients with or without renal hypouricemia. Nephron 91：559-570, 2002
2) Kim SH et al：Exercise-induced acute renal failure and patchy renal vasoconstriction；CT and MR findings. J Comput Assist Tomogr 15：985-988, 1991

小山雅司，大場　覚（52 巻 2 号，2007 より）

69 突然下腹部痛，腹部膨満，嘔吐が出現し，下腹部に限局する圧痛と反跳痛が認められた

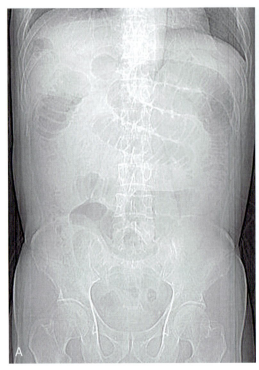

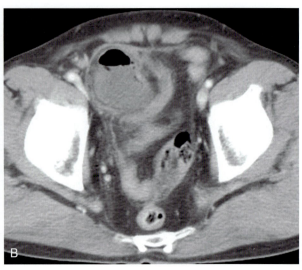

図1 CT
A：撮影時のスキャノグラム，B：造影CT

★次頁にも画像所見（図2）があります

症例	
	症例は66歳，男性。
主　訴	▶ 下腹部痛。
現病歴	▶ 突然の下腹部痛が出現して近医を受診したが，改善しなかった。次第に痛みが広がり，腹部は膨満し，嘔吐を認めるようになったため，発症から3日目に当院へ紹介された。
現　症	▶ 腹部は膨満。下腹部に限局する圧痛と反跳痛を認める。
検査所見	▶ 白血球 14,400/μl，CRP 23.3 mg/dl。
既往歴・家族歴	▶ 特記事項なし。開腹歴なし。

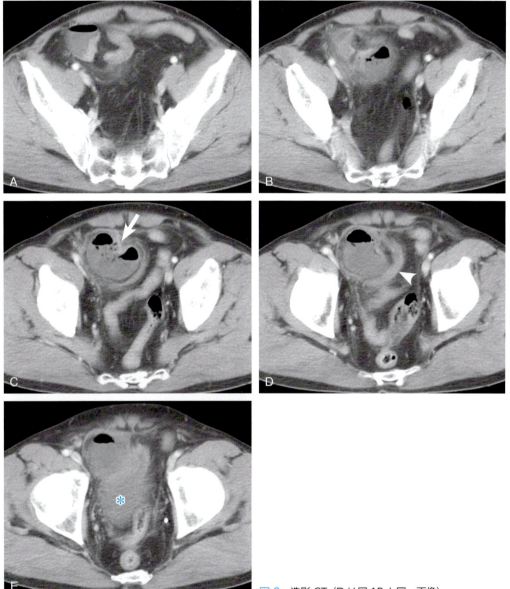

図 2 造影 CT（D は図 1B と同一画像）

画像所見

　CT 撮影時のスキャノグラム（図 1A）では，膨隆する小腸ガス像を主に上腹部に認める。
　造影早期 CT では上腹部には鏡面形成を伴う拡張した小腸が認められた（非呈示）。右下腹部では内部に糞便様ガスを有する拡張小腸が存在し（図 2C ⇨），その壁の造影効果が低下している。ここを境に肛門側の小腸が虚脱している（図 2A）。この拡張小腸の左背側には逆 C 形の構造を認め（図 1B，2D △），尾側にたどると膀胱（図 2E ＊）に連続する。

経　　過

開腹歴がないことから内ヘルニアが疑われた。質的診断に至らなかったが，絞扼の可能性が高いと判断されて緊急手術となった。

術中，右膀胱上窩への回腸の嵌頓が確認された。ヘルニア門を開放すると，壊死した回腸と膿汁が認められたため，回腸部分切除とヘルニア門の縫合閉鎖が行われた。

解　　説

臓器が体腔内の間隙や裂孔に入り込む内ヘルニアは，臓器が体腔外に脱出する外ヘルニアに比して頻度も低く診断も難しい。その診断には病変部位や腸管の状態，周囲臓器との位置関係が重要となる。

膀胱上ヘルニアは前腹膜後面の左右臍襞と正中臍襞，膀胱横襞によって囲まれる膀胱上窩をヘルニア門とするヘルニアである。ヘルニア嚢が前方に進展して腹壁から脱出する外ヘルニアと，膀胱周囲の体腔に入り込む内ヘルニアに大別され，頻度は前者が高い。

内膀胱上ヘルニア（図3）はヘルニア嚢の通過経路によって3型に分類される[1]。膀胱前方から恥骨背側のRetzius腔に入り込む前方型，左右側方から同腔に入る側方型，後方から膀胱後間隙に入り込む後方型である。さらに前方型のなかで，Retzius腔ではなく，膀胱内に嵌入する場合は重積型として亜分類されており，今回の症例はこのタイプと思われる。

内膀胱上ヘルニアは，全内ヘルニアの数%程度のまれな疾患である。前方型が多く，60歳代，男性に好発する。小腸イレウスを生じて腹痛や嘔吐で発症するほか，膀胱圧迫による膀胱刺激症状や排尿障害を呈することもある。

CT所見の特徴はまずその位置である。膀胱と腹直筋の間，正中臍靱帯の外側，すなわち膀胱上窩に拡張した小腸を認め，そこを境に腸管径に変化がみられれば本症の可能性が高い[2]。さらに本例のCTで，拡張した小腸の左背側にみられた逆C形の構造は，嵌入腸管によって圧排された膀胱と考えられる。金住ら[1]が考察するように，重積型の場合にはヘルニア門から嵌入した腸管を取り囲むような膀胱の変形も，ヘルニア門を同定する上での有用な所見と思われる。

診　断：内膀胱上ヘルニア（重積型）　supravesical hernia

（本症例の詳細については文献1に報告されています。）

■ 文　献

1) 金住直人ほか：内膀胱上窩ヘルニアの1例. 日消外会誌 35：1536-1540, 2002
2) Sasaya T et al：Supravesical hernia；CT diagnosis. Abdom Imaging 26：89-91, 2001

小山雅司, 大場　覚（53巻2号, 2008より）

70 微熱が出現し，CTで腎に異常がみられた

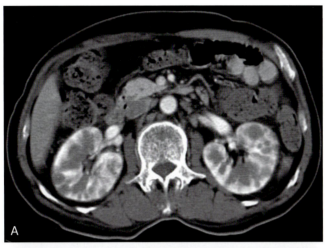
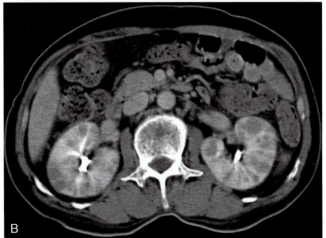

図1 腹部造影CT
A：皮髄相，B：腎実質相

★次頁にも画像所見（図2）があります

症例
症例は60歳，男性。
主　訴　▶ 微熱。
病　歴　▶ 出血性十二指腸潰瘍で1年前に入院歴がある。B型肝炎キャリア。今回，微熱，肝機能障害が1カ月前から出現した。スクリーニング目的で行われたCTで腎に異常がみられた。体表のリンパ節は触知されず。腹部は平坦，軟。下腿浮腫なし。神経学的異常なし。

⑧ 泌尿器・後腹膜

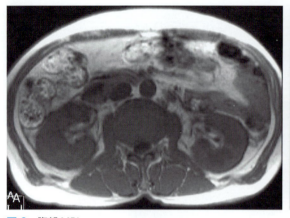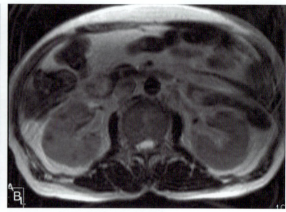

図2 腹部 MRI
A：T1 強調像，B：T2 強調像

画像所見

　腹部造影 CT（図1）で両側腎に多発する低吸収域が認められる。動脈相，腎実質相とも造影効果は均一で弱い。腹部リンパ節腫大は認めず，肝，脾にも腫大や腫瘤などの異常は認めなかった。腹部 MRI（図2）では T1 強調像では腎実質とほぼ等信号であり，異常ははっきりしないが，T2 強調像では腎実質に比較し低信号を示している。

経　　過

　尿細胞診 class V で lymphoma が疑われた。下血が出現し，胃内視鏡を施行したところ，多発するびらんと隆起性病変を認め，生検にて非ホジキンリンパ腫 large cell type，T-cell type の診断となった。

解　　説

　腎は節外性のものとしては悪性リンパ腫の頻度が高い臓器であるが，二次性のものがほとんどであり，原発のものはまれである。悪性リンパ腫の患者で剖検では37.6％に腎浸潤がみられたとの報告があるが，臨床例では腎病変が確認されることは10％以下である。この相違は腎病変に由来する臨床症状が乏しい事や過去の報告では画像診断の精度が低いことによるものと思われる[1]。腎実質はリンパ組織を有さないので，腎原発のものは節外性の悪性リンパ腫の1％未満と非常にまれである。腎周囲腔の悪性リンパ腫が腎実質へ浸潤する，慢性炎症に存在するリンパ球に発生する，ことが腎原発悪性リンパ腫の由来として推察されている。

　画像診断では超音波は病変の検出としては CT や MRI に劣るが，これらの検査で造影剤が使用できない場合や針生検のガイドとしての有用性は高い。腎病変は CT で，1）単発または多発性の腫瘤形成，2）腎全体のびまん性浸潤，3）後腹膜・腎周囲の悪性リンパ腫の腎への進展のパターンに大別されるが，なかでも腫瘤形成するものが最も多い[2) 3)]。腫瘤は多発するものが50～60％で，単発のものは10～25％である[1]。多発腫瘤を形成する腎悪性リンパ腫の CT 所見は髄質を中心に多発し，均一な吸収値を示し，造影効果は弱い。壊死，出血，囊胞変性，石灰

化などを伴うことは非常にまれであるが，化学療法後にはこれらの所見が出現することがある。腎皮質の変形を伴わず，腎は形態を保つので造影CTでないと診断は困難である。MRIでは腫瘍はT1強調像，T2強調像ともに腎実質と等信号または低信号を示す。造影MRIでは腫瘍の造影効果は弱く，均一な信号を示す。MRIはCTとほぼ同等の診断能を有するが，腎不全やヨード過敏症などで造影CTが施行できない場合には，特に診断的有用性が高い。

　今回の症例の様に多発腫瘤を示す悪性リンパ腫では，CT上の鑑別診断は腎転移，急性腎盂腎炎，腎梗塞などが挙げられる。すでに悪性リンパ腫と診断されている場合には腎病変の診断に迷うことは少ないと思われるが，悪性リンパ腫の初発所見として腎病変が発見された場合には上記疾患との鑑別が必要である。腎転移はすでに進行した悪性腫瘍の存在が明らかになっている場合には診断は容易であるが，悪性腫瘍の存在が不明な場合には悪性リンパ腫との鑑別は困難である。急性腎盂腎炎や腎梗塞はCTで腎に楔状の造影不良域を示すことと臨床所見から多くは鑑別可能であるが，急性腎盂腎炎で腫瘤様の低吸収域を示す場合には鑑別に注意が必要である。

診　断：腎悪性リンパ腫　renal lymphoma

■ 文　献

1) Shath S et al：Imaging of renal lymphoma：patterns of disease with pathologic correlation. RadioGraphics 26：1151-1168, 2006
2) 広村忠雄ほか：腎悪性腫瘍. 画像診断 26：272-273, 2006
3) Urban BA et al：Renal lymphoma：CT patterns with emphasis on helical CT. RadioGraphics 20：197-212, 2000

後閑武彦，波多野久美，琵琶坂奈緒美，ベル望美，村上幸三（56巻12号，2011より）

71　頻尿，下腹部痛が出現し，超音波検査で子宮上方に8 cm 大の嚢胞性病変が認められた

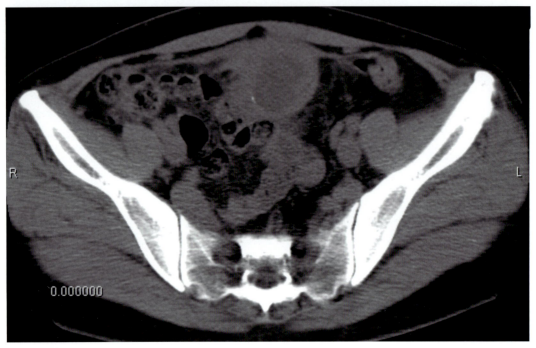

図1　単純 CT
骨盤部腹壁直下に嚢胞状の腫瘤が認められる。壁は厚く点状の石灰化を伴う。

★次頁にも画像所見（図2，3）があります

症例

症例は44歳，女性。
- **主　訴** ▶ 頻尿，下腹部痛。
- **現病歴** ▶ 頻尿・下腹部痛出現し近医を受診した。他院の超音波検査で子宮上方に径8 cm 大の嚢胞性病変を認め，精査目的に当院紹介となった。
- **既往歴** ▶ なし。
- **理学所見** ▶ 特記事項なし。
- **血液検査所見** ▶ 特記事項なし。
- **尿検査** ▶ 尿外観混濁：尿中に軽濁，尿外観色調：黄色，ゼリー状の浮遊物＋ 比重 10.16，pH 6.0，蛋白定性（1＋），潜血反応（3＋），白血球反応（3＋）。
- **尿細胞診** ▶ class Ⅱ。
- **膀胱鏡** ▶ 頂部に単発性非乳頭状広基性病変あり。

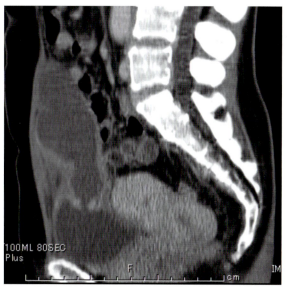

図2 造影CT（再構成，矢状断像）

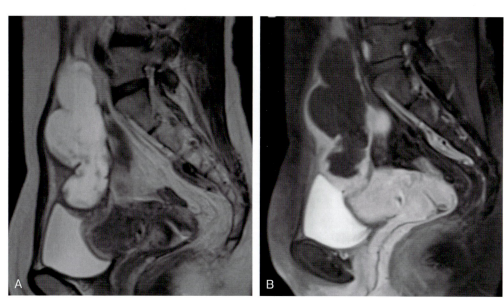

図3 MRI
　　A：T2強調（矢状断像），B：脂肪抑制T1強調（矢状断像）

画像所見

　単純および造影CTにおいて腹部正中総腸骨動脈分岐部レベルから膀胱頂部やや背側に膀胱内腔に連続する囊胞性腫瘤を認める（図1, 2）。単純CTにて壁にわずかな石灰化がみられる（図1）。壁は尾側で不整に厚く，やや強い造影増強効果を認める（図2）。他臓器に異常は認められない。

　T2強調画像において厚い低信号の壁を有する囊胞性腫瘤を認め，脂肪抑制併用造影T1強調画像にて壁に強い造影増強効果を示す（図3AB）。

■経　　過

尿細胞診にて class Ⅱ，生検でも悪性所見は得られなかったが，CT，MRI における壁の形態から尿膜管腫瘍が疑われ，2008 年 9 月手術が施行された。腫瘍後面に大網，S 状結腸との癒着があり 尿膜管腫瘍切除術，S 状結腸切除（端々吻合）術，膀胱部分切除術が施行された。

病理所見では膀胱頂部から臍に向かう外方性の腫瘤形成と，腫瘤内腔の高度なゼリー状の粘液物を認めた。組織学的には腫瘤内腔の大部分は炎症性肉芽組織で覆われていたが，一部に大腸粘膜に類似した円柱上皮から構成される高分化腺癌の所見を呈しており，粘液集塊内には腫瘍細胞の浮遊がみられた。また膀胱筋層への浸潤もみられた。術後経過は良好であり，2012 年 11 月現在再発なく経過している。

■解　　説

尿膜管に関連する腫瘍には尿膜管癌とその他（腺腫，線維腫，線維腺腫，過誤腫など）の大きく 2 つに分類される。

胎生期に臍から膀胱頂部を結ぶ構造物を尿膜管という。通常胎生 4～5 カ月には退縮し正中臍索となるが，この退縮過程が障害されたものが遺残尿膜管であり，全体の 2％の頻度でみられる。長径 3～10 cm，短径 8～10 mm であり，その形態により以下の 4 つに分類される[1]。①尿膜管開存（膀胱から臍まで開存）50％，②尿膜管洞（臍から尿膜管中部まで開存）15％，③尿膜管嚢胞（尿膜管が部分的に嚢胞状に拡張）30％，④尿膜管性膀胱憩室（尿膜管中部から膀胱までの開存）3～5％。尿膜管開存以外は生後，一度閉鎖した尿膜管が部分的に再び開存したものである。通常無症状であり，感染を合併した場合のみ症状を呈する。

この遺残尿膜管から発生する癌を尿膜管癌という。主に膀胱頂部に発生し，腔内および壁内に発育する。全膀胱癌の 0.5％以下とまれな腫瘍であり，90％が尿膜管膀胱移行部に発生，6％が尿膜管中央部に，4％が臍部に発生する。組織学的には腺癌の頻度が 90％と最も高く，粘液性腺癌はそのうち 70％を占める。少数ながら扁平上皮癌や尿路上皮癌，小細胞癌などの報告もみられる。腺癌では腫瘍内の粘液貯留が目立ち，腸型の腺癌と同様の組織像を呈する症例が多い。症状は初期には無症状のことが多いが，進行例では肉眼的血尿，膀胱刺激症状，下腹部腫瘤，下腹部疼痛，粘液排出，尿混濁などの症状を呈することもあり，発見時には浸潤癌となっていることが多い。予後は通常の膀胱癌より不良であり，局所浸潤癌の 5 年生存率は 20～40％とされる。

尿膜管腫瘍の診断基準[2]は

①膀胱頂部に発生する。

②膀胱筋層から膀胱外への進展が優勢である。

③隣接する嚢胞性膀胱炎がない。

④腺癌の原発臓器がない。

であり，①，②，④は画像診断，③は膀胱鏡での診断となる。

画像所見としては，正中部発生の膀胱直上の腫瘍であり，充実性，嚢胞性のいずれもみられる。腫瘤内には低吸収域や小さな石灰化を伴うとされ，内部の粘液産生を反映している。内部

の粘液産生は50〜70%にみられる所見である。なお，感染を伴った尿膜管嚢胞と尿膜管癌の鑑別は画像上困難である[2]。

膀胱腫瘍との鑑別が問題となるが，T2強調画像における内部信号と腫瘍の進展様式が鑑別のポイントとなる。尿膜管癌は粘液の貯留を反映して高信号を呈するものが多いが，膀胱癌は低信号を呈する。また，尿膜管癌は膀胱壁外腫瘤としてみられ，尿膜管に沿って進展するのに対し，膀胱癌は膀胱内腫瘤としてみられ，膀胱壁に浸潤していく。その他の鑑別疾患には傍神経細胞腫，平滑筋腫などの膀胱粘膜下腫瘍があがる。

治療法としては，外科的切除術が第一選択であるが再発・転移率は40%と高い。補助療法として全身化学療法と放射線療法の併用が有効との症例報告もみられるものの現在確立された治療法はない。

診　断：尿膜管癌　urachal carcinoma

■ **文　献**
1) Yu JS et al：Urachal remnant diseases：spectrum of CT and US findings. RadioGraphics 21：451-461, 2001
2) Beck AD et al：Carcinoma of the urachus. Br J Urol 42：555-562, 1970

波多野久美，八木奈緒美，ベル望美，扇谷芳光，廣瀬正典，後閑武彦（59巻1号，2014より）

72 腰痛，発熱が出現し，6年前から指摘されていた後腹膜腫瘍が増大してきた

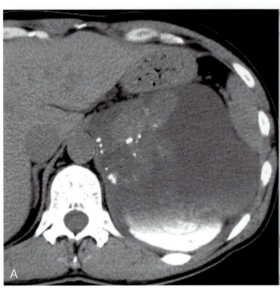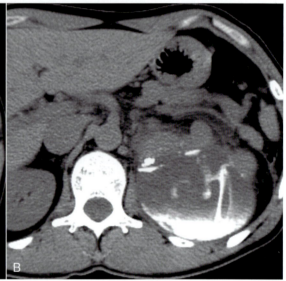

図1 単純CT（横断像）

★次頁にも画像所見（図2〜4）があります

症例 症例は40歳代，男性。

主　訴 ▶ 腰痛，発熱。

経　過 ▶ 6年前に大腸憩室炎で近医に入院した際のCT検査にて，後腹膜腫瘍を指摘されていたが，放置していた。今回，腰痛，発熱を主訴に再入院し，入院時CTにて後腹膜腫瘍の増大が認められた。

血液検査 ▶ 白血球 10,160/μl (Neut 77.4 %)，CRP 3.38 mg/dl，CA19-9 518.3 U/ml，CEA 4.1 ng/ml。

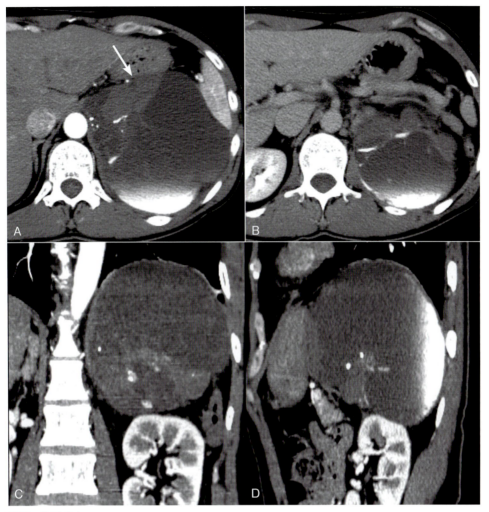

図2 造影CT
　A，B：横断像，C：冠状断像，D：矢状断像

画像所見

　単純CT（図1AB）で左上腹部に 12×11×12 cm 程の巨大腫瘤を認める．腫瘤内部には点状および液面形成を伴う高吸収域がみられ，石灰化が示唆される．液面形成の他には流蝋状の石灰化所見も認められる．胃や脾臓は腫瘤により腹側に圧排されているが，境界は明瞭である．また，左前腎筋膜は肥厚し，周囲脂肪識の吸収値の上昇を伴う．入院時に発熱を認めたことから，炎症性変化の存在が示唆される．

　造影CT（図2A〜D）で腫瘍内部や辺縁部の隔壁構造に軽度の造影効果を認める．腫瘤は左横隔膜脚と密に接しており，左下横隔動脈（図2⇒）が腹側に圧排されている．

　単純MRI（図3）で腫瘍内部は T1 強調像にて筋肉と比べ全体的に淡い高信号，T2 強調像では高信号を呈する．腫瘤内部および腫瘤辺縁部には T2 強調像にて線維性被膜・隔壁構造を反映する低信号域がみられるが，脂肪成分の所見はない．CT でみられた流蝋状の石灰化は，T2

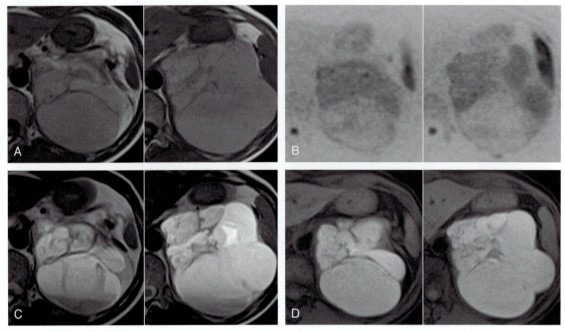

図3 単純MRI（横断像）
　　A：T1強調像，B：拡散強調像，C：T2強調像，D：脂肪抑制T1強調像

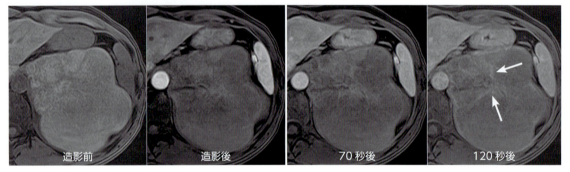

図4 造影ダイナミックMRI（横断像）

強調像にて軽度低信号として同定される。
　造影ダイナミックMRI（図4）で腫瘍の造影効果は全体的に不良であるが，一部漸増性の造影効果を認め，内部の隔壁構造に一致しているものと思われる（図4⇒）。CT同様，腫瘍は左横隔膜に広く接しており，腹部大動脈近傍では"beak sign"を呈することから，横隔膜あるいは横隔膜近傍の後腹膜腔より発生した腫瘍と考えられる。

経　　過

　6年前の経過と画像所見より，横隔膜あるいは横隔膜近傍の後腹膜腔より発生した気管支原性囊胞と診断した。増大傾向および感染を合併していることから，腫瘍摘出術が施行された。
　左第10肋間からのアプローチで，被膜を有する12cm大の囊胞性腫瘍が摘出された。腫瘍の上縁は横隔膜と，上後方部は横隔膜脚と癒着していた。術中に囊胞性腫瘍の上縁を一部破損し

た際，茶褐色漿液性〜粘液性の囊胞液が確認された。摘出した病変を展開すると，内部には凹凸不整の隔壁構造が認められた。病理組織所見では，線毛円柱上皮が囊胞内面を覆い，壁には平滑筋線維や軟骨組織，腺組織を伴っていた。悪性所見はなく，気管支原生囊胞と診断された。

■ 解　説

　気管支原性囊胞は，胎生期に気管支原基（前腸）が異所性組織に迷入することで発生する先天性疾患である。悪性化することはまれであり，過去に数例の文献報告がある[1]。

　囊胞の線毛上皮や囊胞内容液がCA19-9陽性となるため，血清CA19-9も高値を示すことがある。気管支原性囊胞の大部分は胸腔内もしくは縦隔内に生じるが，腹部にもまれながら発生し，その多くが後腹膜に認められる[5]。後腹膜の気管支原性囊胞のうち，82%は正中線，脾静脈，脾に囲まれた左側領域に多いと報告されている[2]。

　気管支原性囊胞の腹部（後腹膜部）発生は，横隔膜の形成が始まる胎生7週目以前に，肺・気管支との連続性を欠いた異常発芽，異常分離が生じ，肺芽が腹部に移動することに起因すると考えられている。正常発生では，胎生4週目に達すると，肺芽が前腸の腹側壁から膨らみ始め，尾側に拡張した後に前腸から分離し，気管・気管支原基を形成する。胎生5週には，胸腔と腹腔は完全に分離しておらず，横隔膜脚原基の両側にpericardioperitoneal canalとよばれる空洞が存在する[3]。胎生6週末には，この空洞が閉じ，胸腔と腹腔が完全に分離されるが，pericardioperitoneal canalが開存している胎生5週までの間に気管支原基が同部に迷入することで，後腹膜腔や腹腔内に気管支原性囊胞が生じるものと推察される。なお，気管支原性囊胞は，横隔膜左側に多くみられるが，腹腔の右側は肝臓が位置しているため，横隔膜左側のほうに迷入しやすいものと思われる。

　本症は通常無症状で，偶然発見されることが多い。後腹膜発生例に特徴的な症状はなく，上腹部痛，背部痛などが主症状とされるが，病変の存在部位によって様々である。本症例では，6年前に大腸憩室炎で撮影されたCTにて後腹膜腫瘍を偶然発見されているが，今回の発症時は腰痛と発熱が主訴であり，CT所見からは気管支原生囊胞に感染を合併したことによる症状と思われた。病変の大きさは平均5cm未満とされるが，本症例のように感染や出血を合併した場合は増大することがある[2]。組織学的には気管支正常組織である線毛円柱上皮，粘液腺，平滑筋線維，線維性組織，弾性組織，軟骨を含む。

　画像診断では，CTで境界明瞭で辺縁平滑な腫瘍として認められる。腫瘍の吸収値は内部の性状（蛋白濃度，カルシウム，粘液，鉄分，炎症の合併）により，低〜高吸収と様々である。また，"milk of calcium（石灰乳）"という流蝋状石灰化がしばしば認められるとの報告があり，特徴的で印象深い所見である。縦隔や肺内の気管支原性囊胞には比較的よくみられる所見であるが[4]，後腹膜の気管支原性囊胞ではまれであり，2003年のHisatomiらの報告[5]が初めてである。カルシウムが集積する機序は明確ではないが，囊胞壁を裏打ちする上皮がカルシウムを含む粘液を分泌すると考えられている。本症例でも腫瘍内に"fluid-fluid level"を伴う移動する流蝋状石灰化を認めた。囊胞内容液の性状によってはMRI T1強調像・T2強調像ともに高信号を示すことがある。腫瘍内の石灰化はT2強調像で低信号となり，また線維性の被膜・隔壁構造もT2強調像にて低信号で，軽度の造影効果を伴うと報告されている[5][6]。

本症例は，気管支原性囊胞に特徴的とされる"milk of calcium"を囊胞内に認め，存在部位と併せ正確に術前診断をし得た症例である。

診　断：後腹膜発生の気管支原性囊胞　retroperitoneal bronchogenic cyst

■ **文　献**

1) Kim EY et al：Retroperitoneal bronchogenic cyst mimicking a pancreatic cystic tumour. Clin Radiol 62：491-494, 2007
2) Cai Y et al：Bronchogenic cysts in retroperitoneal region. Abdom Imaging 38：211-214, 2013
3) Moore KL：The developing human, 6th ed. Philadelphia, 1998
4) Aydingöz U et al：Calcium within a bronchogenic cyst with a fluid level. Br J Radiol 70：761-763, 1997
5) Hisatomi E et al：Retroperitoneal bronchogenic cyst：a rare case showing the characteristic imaging feature of milk of calcium. Abdom Imaging 28：716-720, 2003
6) Murakami R et al：Retroperitoneal bronchogenic cyst：CT and MR imaging. Abdom Imaging 25：444-447, 2000

清永麻紀，井手里美，本郷哲央，松本俊郎，森　宣（59巻6号，2014より）

73　10年前から右腎腫瘍が指摘され，4年前には単純X線で石灰化が認められた，70歳代，女性

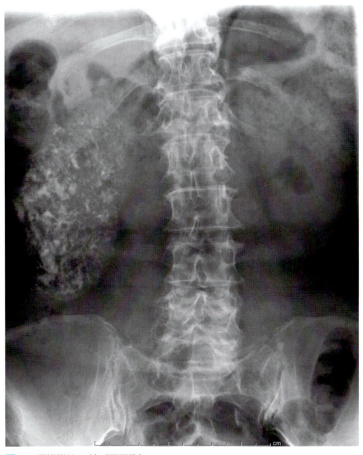

図1　腰椎単純X線（正面像）

★次頁にも画像所見（図2，3）があります

症例　症例は70歳代，女性。
主　訴　▶ 特になし。
現病歴　▶ 10年前から右腎腫瘍が指摘され，4年前には腹部単純X線で石灰化腫瘤も指摘された。腰部脊柱管狭窄症のため当院整形外科通院中であり，腹部CT検査で腎に腫瘤が認められ，当院泌尿器科に紹介受診となった。
既往歴　▶ 子宮筋腫（47歳時手術），高血圧，糖尿病。

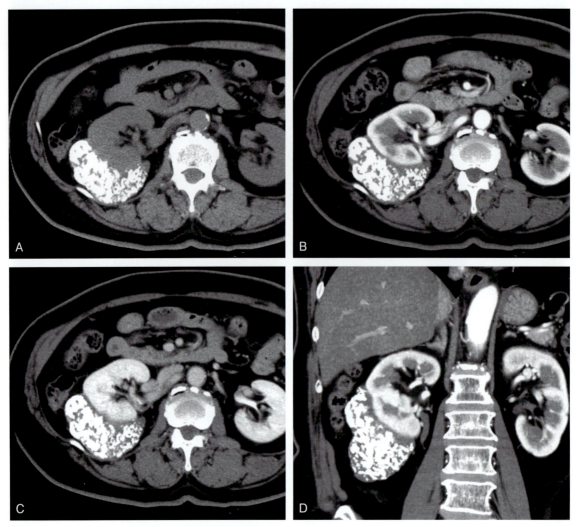

図2 CT
A：単純CT, B：造影CT（早期相）, C：造影CT（後期相）, D：造影CT（冠状断像）

画像所見

　腰椎単純X線（図1）で右腎に重なる石灰化を伴った腫瘤が認められる．石灰化は点状・線状・塊状で，一部の石灰化は桑実状となっている．

　腹部単純CT（図2A）で右腎の背側から尾側に腎実質と等〜やや高吸収を示す6.9×6.5×9.1 cmの境界明瞭な腫瘤が認められ，腫瘤全体に集族した石灰化が広がっている．造影CT（図2B〜D）では，腫瘤は軽度の増強効果を示し，広範に腎被膜に接しているが，腎皮質は保たれている．造影ダイナミックスタディでは，いずれの相でも腫瘤の増強効果は腎皮質より弱い．

　MRI（図3）で腫瘤はT1およびT2強調像で筋とほぼ等信号を呈している．T1強調像で内部に低信号が認められ，石灰化によるものと思われる．拡散強調像で高信号は示さず，造影T1強調像ではCT同様，腫瘤の増強効果は弱い．

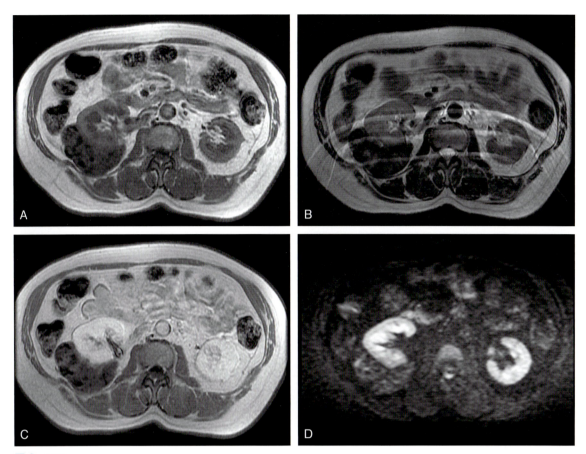

図3 MRI
A：T1強調像，B：T2強調像，C：造影T1強調像，D：拡散強調像

経　過

　腫瘤全体に集族した石灰化を伴う所見は，変性子宮筋腫にみられるものと同様であり，腎平滑筋腫が疑われた。腎被膜に沿った病変の広がりやMRIの信号パターンなども，腎平滑筋腫として矛盾しないものであった。
　患者の希望により，経皮的生検が行われ，組織学的に変性平滑筋腫と診断された。

解　説

　平滑筋腫は平滑筋を含む組織内に発生しうる腫瘍で，尿路・性器においては，腎をはじめ膀胱，精索，亀頭部などに発生したとの報告がある。この中では腎由来のものが最も多いが，平滑筋腫は腎腫瘍の1％に満たず，剖検例では4～5％に認められる[1]。発生母地は腎被膜，腎皮質内の血管，腎盂筋層と推測される。
　南村ら[2]による88症例の検討では，年齢は19～83歳，性別は男性29例，女性59例と女性に多い傾向がある。Zhenjieら[3]の報告でも女性の割合が高く，平滑筋腫の発育に女性ホルモンが関与するというZuckermanら[4]の意見を支持するものと思われる。

主訴は偶然発見が 44 例，疼痛 24 例，腫瘤触知 14 例，その他 6 例であった。腫瘍径は 1 cm 以下から 35 cm までさまざまである。手術術式は根治的腎摘が 56 例，部分切除が 22 例，不明 10 例であった。近年は無症状で小径のものが，偶然発見されることが多くなっている。

腎平滑筋腫の一般的な画像所見は，単純 CT で腎より高吸収であり，筋と同程度の吸収値を示す[5]。MRI でも，T1 および T2 強調像で筋と同程度の信号を呈するため，単純 CT・MRI 所見が，脂肪をほとんど含まない血管筋脂肪腫に類似することがある。多くは腎皮質を巻き込むことなく，腎辺縁に広がり，境界は明瞭である。増強効果は腎実質と比較して弱い[3][5]。サイズが大きなものでは，囊胞変性や出血を生じる。また，石灰化の報告はあるが，症例数は少なく[6]，石灰化を伴う腎腫瘍のうち，腎細胞癌の占める割合は 35％以上とする報告があり[7]，石灰化を伴う腫瘍では，腎細胞癌との鑑別が必要となる。

一般的に腎平滑筋腫は，画像上の特徴的所見に乏しく，術前診断は困難といわれているが，本症例は腎被膜に隣接する境界明瞭な腫瘍で，変性子宮筋腫様の石灰化が認められたことから，術前に平滑筋腫と診断され，腎摘出に至らず，最低限の侵襲で組織診断を行うことが可能であった。

診　断：腎平滑筋腫　renal leiomyomatosis

■ 文　献

1) Steiner M et al：Leiomyoma of the kidney：presentation of 4 new cases and the role of computerized tomography. J Urol 143：994-998, 1990
2) 南村和宏ほか：腹腔鏡下腎部分切除を施行した腎平滑筋腫の 2 例．泌外 24：1067-1071，2011
3) Cong Z et al：Radiological findings of renal leiomyomas：a report of five surgically confirmed cases. Abdom Imaging 36：604-608, 2011
4) Zuckerman IC et al：Leiomyoma of the kidney. Ann Surg 126：220-228, 1947
5) Derchi LE et al：Imaging of renal leiomyomas. Acta Radiol 49：833-838, 2008
6) 橘田岳也ほか：石灰化を伴う腎平滑筋腫．臨泌 54：623-625，2000
7) Patterson J et al：Calcified renal masses Urology 29：343-356, 1987

河合有里子，玉川光春，畠中正光（59 巻 7 号，2014 より）

74 妊娠後期に左腋窩に腫瘤を自覚，徐々に増大し，8 cm 大の腫瘤が触知された

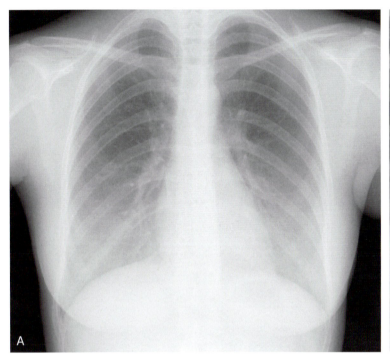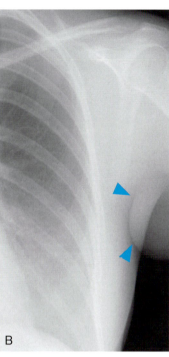

図1 胸部X線
A：正面像，B：左腋窩部

★次頁にも画像所見（図2）があります

症例	症例は 27 歳，女性。
主　　訴	▶ 左腋窩腫瘤。
現 病 歴	▶ 第2子の妊娠後期に左腋窩腫瘤を自覚した。徐々に増大してきたために出産後に受診した。産褥期に問題なし。
現　　症	▶ 左腋窩に 8 cm 大の腫瘤を触知する。弾性軟で圧痛なし。表面の皮膚に異常を認めない。
既往歴・家族歴	▶ 特記事項なし。第一子の出産時には異常なし。

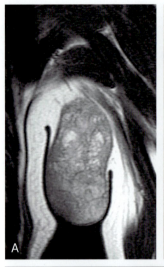
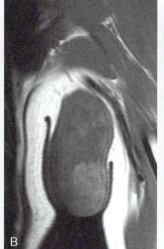
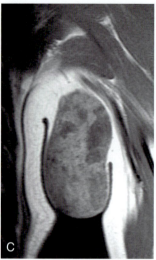
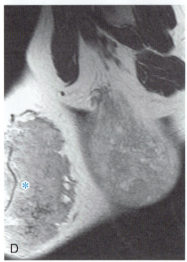

図2 MRI
A：T2強調（冠状断像）
B：T1強調（冠状断像）
C：造影後T1強調（冠状断像）
D：T2強調（傍矢状断像）

画像所見

　胸部X線正面像（図1A）では，左腋窩から下方に突出する軟部腫瘤影を認める（図1B▲）。MRI（図2）では左腋窩の皮下脂肪織内に4×7cm大の境界明瞭な軟部腫瘤を認める。内部は，T2強調像（図2AD）で軽度高信号の中に囊胞状の高信号域が認められる。T1強調像（図2B）では低信号だが，淡い信号上昇域が不均一に分布している。Gd-DTPA投与後（図2C）はまだら状に造影され，造影効果に乏しい領域がT2強調像でみられた囊胞状の高信号域と一致している。このような腫瘤の信号強度は，同一画像上に描出される左乳腺組織（図2D＊）と類似している。

経　過

出産2カ月後に摘出術が施行された。腫瘤は軟らかく，割面には乳汁が認められた。組織では内部に分泌物を貯めた乳管が増生し，乳汁分泌期の乳腺と同一で，腫瘍化した副乳と診断された。

解　説

副乳は乳腺原基の遺残から生じる乳腺である。乳腺の原基である乳腺堤は，胎生7週に両側上肢の起始部から下肢根部に至る躯幹の腹側前面に形成され，その後まもなく胸部の一部を残して消失する[1]。この前胸部に残された組織が乳房（乳腺，乳管，乳頭）となるが，この他の部位に遺残した乳腺堤が副乳となる。したがって副乳はかつて乳腺堤が存在した腋窩と鼠径部を結んだ線上のいずれにも発生しうるが（図3），最も多いのは腋窩で，陰部がこれに次ぐ。

副乳は女性の2～6％にみられ，わずかな乳腺組織や乳頭のみが存在するもの（多乳頭症）から，完全な乳房となるもの（多乳房症）まで様々である。無症状であることも多いが，ホルモンに対して正常乳腺と同様な反応を示すために思春期以降に発症し，皮膚の膨隆や痛みなどを月経周期に合せて繰り返すのが特徴である。さらに症状が顕在化する最大の契機は妊娠，出産であり，本例のような腫瘤を形成することも報告されている[2]。乳癌や乳腺症などの発生母地となる他，泌尿器の奇形や腫瘍を合併しやすいことも知られている[3]。

本症の画像所見の特徴は，乳房撮影，超音波，MRIとも正常乳腺と類似している点である[3,4]。今回のような腫瘤を形成しない例のMRI所見として，皮下に限局する境界不明瞭な病変で，T1強調像では高低信号の混在する不均一な信号，T2強調像では軽度高信号の内部に脂肪を示唆する領域が散在し，中等度の造影効果を示すと報告されている[3]。

腋窩病変の鑑別として，汗腺炎やリンパ節炎などの炎症性疾患の他，神経原性腫瘍やリンパ

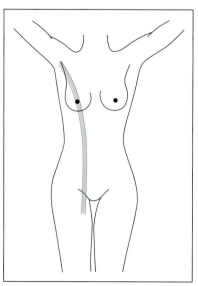

図3　乳腺堤の分布（文献1より引用改変）

節転移，肉腫などがあげられる。これらを区別することが難しいこともあるが，特徴的な臨床症状や部位，正常乳腺と類似する画像所見を認めることで，副乳を強く示唆することができる。

本例は術前より副乳と考えられていたが，今回発症よりも前には異常がなく，とりわけ第一子出産時には腫瘤を認めなかった点が興味深い。

診　断：第2子の妊娠を契機に腫瘤化した副乳　accessory breast mass

■ 文　献

1) Sadler TW：沢野十蔵　訳：ラングマン人体発生学，第5版．p293-295，医歯薬出版，東京，1988
2) Jordan K et al：Axillary mass in a 20-year-old woman. Arch Dermatol 137：1367-1372, 2001
3) Laor T et al：MRI appearance of accessory breast tissue；a diagnostic consideration for an axillary mass in a peripubertal or pubertal girl. AJR Am J Roentgenol 183：1779-1781, 2004
4) Yang WT et al：Mammographic, sonographic and histopathological correlation of benign axillary masses. Clin Radiol 52：130-135, 1997

小山雅司，大場　覚（52巻12号，2007より）

75 腹部膨満感が出現し，CTで骨盤内腫瘤，大量腹水，両側胸水が指摘された

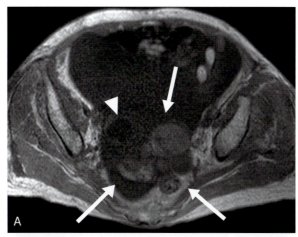
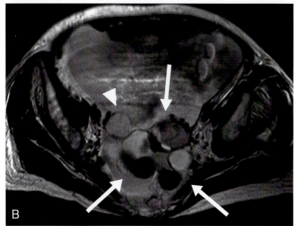

図1　MRI（横断像）
　　A：T1強調像，B：T2強調像

★次頁にも画像所見（図2，3）があります

症例

症例は70歳代，女性。

現病歴 ▶ 外傷にて他院入院中，5日前より腹部膨満が出現したため当院内科へ紹介された。CTにて骨盤内腫瘤，大量腹水および両側胸水を指摘され，産婦人科へ転科となった。自覚症状はないが，夜間にSpO₂の低下（90％）あり。

検査所見 ▶ 血算では特記事項なし。生化学ではCRPは1.22 mg/dlと軽度上昇していた。腫瘍マーカーはCEAが正常範囲内，CA19-9は82.1 U/ml（正常値0〜37）と軽度上昇，CA125は1,100.0 U/ml（正常値0〜35）と著明に上昇していた。

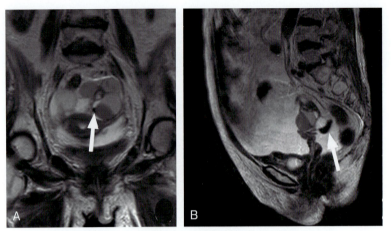

図2 MRI（T2強調像）
A：冠状断像，B：矢状断像

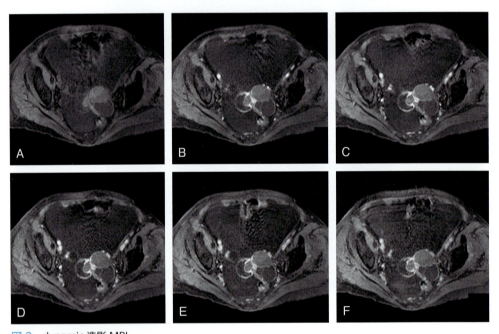

図3 dynamic造影MRI
A：造影前，B：30秒後，C：60秒後，D：180秒後，E：240秒後，F：300秒後

画像所見

　左付属器量域に約3cm大の多房性囊胞性腫瘤を認めた。MRI（T2強調像，T1強調像）では各房は種々の信号強度を呈し，いわゆるstained glass appearanceを呈していた（図1）。一部の囊胞内容はT2強調像で著明な低信号を呈した（図1，図2）。囊胞壁は一部に軽度肥厚しており，dynamic造影では早期より強い濃染を認めた（図3）。また，右付属器領域に単房性囊胞性腫瘤を，腹腔内には大量の腹水を認めた。

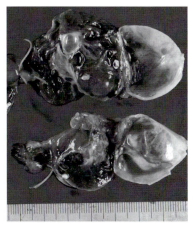

図4 摘出標本
　　（左卵巣：割面像）

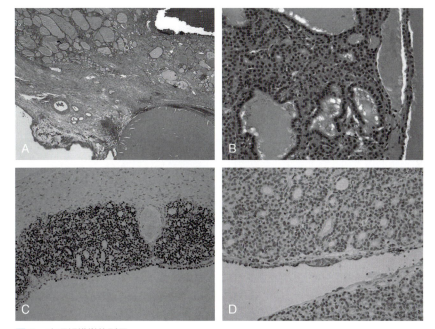

図5 病理組織学的所見
　　A：HE染色（弱拡大），B：HE染色（強拡大），C：TTF1染色，D：CA125染色

経　過

　腹式子宮全摘術および両側附属器切除術が施行された。病変は左卵巣の多房性嚢胞性腫瘍で，マクロの割面では，褐色で光沢を有するゼラチン様の構造が認められた（図4）。ミクロ像では，ほぼ全体が多数の大小不同の濾胞構造に占められていた。細胞成分が密な部分もあり，多数の毛細血管が介在してみられた（図5AB）。免疫組織学的には，甲状腺のマーカーであるTTF1陽性で（図5C），血管内皮由来のCD34も陽性であった。卵巣甲状腺腫の診断であった。なお，血清CA125は著明に上昇していたが，腫瘍細胞はCA125の免疫染色で陰性であった（図5D）。また，右卵巣は漿液性嚢胞腺腫の診断であった。

　術中に2,900 mlほど吸引されていた大量腹水は滲出性腹水で，黄色清であった。細胞診は陰

性で腫瘍の腹膜播種は否定的であった。術後より夜間の SpO_2 低下は改善しており（90％→98％程度），胸水消失が示唆され，超音波で腹水消失も確認された。また，術後にCA125は著明に低下（1,100→74.7 U/ml）した。卵巣甲状腺腫に pseudo-Meigs 症候群を合併したと考えられた。

解　説

　卵巣甲状腺腫は全卵巣腫瘍の約 0.3％，奇形腫全体の約 2.7％を占めるとされている。単胚葉性および高度限定奇形腫の一つで，奇形腫のうち甲状腺組織が腫瘍全体もしくは広範囲を占める腫瘍である。良性がほとんどであり，悪性はまれとされている[1]。通常，無症状であることが多いが，甲状腺機能亢進症，腹水，pseudo-Meigs 症候群などの合併も報告されている[2]。MRI では，充実成分を伴う多房性嚢胞性腫瘤（ブドウの房状）で，T1 強調像，T2 強調像でともに多彩な信号強度（いわゆる stained glass appearance）を呈する[3][4]。嚢胞成分の中には，出血や甲状腺コロイドによる蛋白濃度あるいは粘性の高さを反映した T2 強調像での著明な低信号を呈す部分が混在しており，この所見が特徴的とされる。充実成分は富血管性である[5]。

　Meigs/pseudo-Meigs 症候群は定義として，①原発腫瘍は卵巣の線維腫または線維腫様腫瘍，②腹水を伴う，③胸水を伴う，④卵巣腫瘍摘出により胸水・腹水は消失，とされている。このうち，①〜④を満たすものは Meigs 症候群，①のみ満たさないものは pseudo-Meigs 症候群とされている[6]。40〜60 歳に多くみられるが，小児から高齢まで全年齢層の報告がある。胸水発現側は，右側が約70％，左側が約10％，両側発生が20％と報告されている。胸水の性状は滲出液・漏出液の両方の報告があり，大多数は腹水の性状に一致する。原発腫瘍の腫瘍径と胸水・腹水貯留量に相関関係はない。原発腫瘍は線維腫が最も多く，約半数を占める。ついで，卵巣嚢腫，未分化胚細胞腫，卵巣癌など良性・悪性を問わず様々な卵巣腫瘍での報告がみられる。経過は腫瘤摘出後，急速に胸水は減少し，通常 2 週間以内に消失するとされている。

　本症例では，大量の腹水に加えCA125も著明に上昇しており，卵巣癌との鑑別が問題となった。過去の文献においても CA125 上昇を伴った Meigs/pseudo-Meigs 症候群症例が散見されるが機序は不明である[7][8]。このような症例では MRI による卵巣腫瘍の性状評価が非常に重要となる。

診　断：偽メイグス症候群を伴った卵巣甲状腺腫
　　　　struma ovarii associated with pseudo-Meigs syndrome

■ 文　献

1) 上田外幸ほか：第 6 章卵巣腫瘍，婦人科腫瘍の臨床病理，改訂第 2 版．p239-241，MEDICAL VIEW，2004
2) Smith FG：Pathology and physiolosy of stuma ovarii. Archives of Surgery 53：603-626, 1946
3) Dohke M et al：Struma ovarii：MR findings. J Comput Assist Tomogr 21：265-267, 1997
4) Yamashita Y et al：Struma ovarii：MR appearance Abdom Imaging 22：100-102, 1997
5) Tanaka Y et al：Differential gynecological "stained-glass" tumours on MRI. Br J Radiol 72：414-420, 1999
6) 千先康二，尾形利郎：Meigs 症候群，pseudo Meigs 症候群．別冊日本臨牀　領域別症候群シリーズ No.3　呼吸器症候群（上巻）．p735-737，日本臨牀社，1994
7) Huh JJ et al：Struma ovarii associated with pseudo-Meigs' syndrome and elevated serum CA125. Gynecol Oncol 86：231-234, 2002
8) Moran-Mendoza A et al：Elevated CA125 level associated with Meigs' syndrome：case report and review of the literature. Int J Gynecol Cancer 16：315-318, 2006

西原正志，中園貴彦，梶原哲郎，工藤　祥（53 巻 6 号，2008 より）

76 32年前に虫垂切除，14年前に帝王切開の既往歴あり，13年前から下腹部正中の腫瘤が徐々に増大してきた

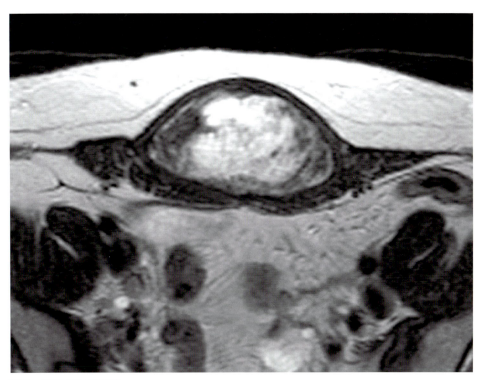

図1　MRI（T2強調像）

★次頁にも画像所見（図2, 3）があります

症例	
	症例は46歳，女性。
主　訴	▶ 下腹部腫瘤。
現病歴	▶ 13年前に下腹部正中の腫瘤を自覚した。以後，徐々に増大していたが，痛みなどの症状がないために放置してきた。今回，別件で受診した近医に精査を勧められた。月経との関連はない。
既往歴	▶ 帝王切開（14年前），虫垂切除（32年前）。
現　症	▶ 臍と帝王切開手術痕の間に6.5 cm大の腫瘤を触知する。圧痛なし。

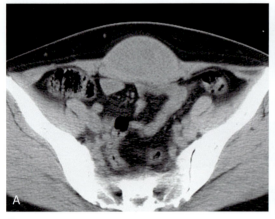
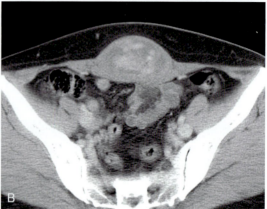

図2　CT
　　A：造影前，B：造影後

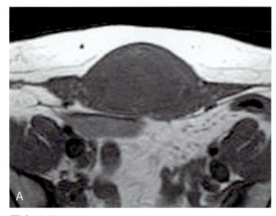
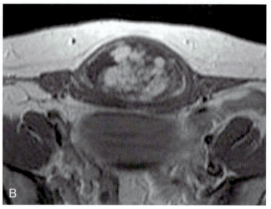

図3　MRI
　　A：T1強調像，B：造影後T1強調像

画像所見

　CT（図2）では腹直筋内に6×4cm大の軟部腫瘤を認める。境界明瞭で，筋と同程度の吸収値を呈する被膜様構造に囲まれている。内部はそれより吸収値が低く，やや不均一である（図2A）。造影後は腫瘤内部に不整な濃染域が認められる（図2B）。

　MRI T1強調像で腫瘤は低信号で，辺縁部に淡い高信号域が認められる（図3A）。T2強調像では低信号の被膜様構造に囲まれ，中央に不整な高信号域，その周囲に低信号域や，高信号と低信号の混在する領域を認める（図1, 図3B）。造影後は内部が濃染されるが（図3C），その範囲はT2強調像で高信号を呈した領域と一致している。

経　　過

　摘出術が行われ，腫瘤は腹直筋内に限局していた。病理所見（図4）では，腫瘤辺縁は硝子化の強い厚い線維性結合織に囲まれ，結合織内には泡沫細胞の浸潤や部分的な石灰化が認められた。腫瘤内部は出血とフィブリン様の好酸性変性物質が存在し，その間に拡張した毛細血管

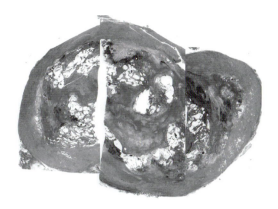

図4 ルーペ像

が反応性に増生していた。腫瘍細胞や子宮内膜組織は認められず，出血と器質化を繰り返した陳旧性血腫と診断された。

解説

　前腹壁に発生する腫瘤は，腫瘍（原発性，転移性），肉芽腫，炎症性腫瘤，血腫など多種多様なため，病歴は鑑別を絞るための重要な手懸りとなる。本例は10年を越える長い経過で，徐々に増大していることから，良性腫瘍や増大傾向を有する腫瘍類似病変が考えられる。さらに病変の発生に出産や開腹術の関与が疑われることを併せると，該当する疾患として，線維腫症（desmoid），腹壁内膜症，chronic expanding hematoma が挙げられる。

　線維腫症は分化した線維芽細胞と膠原線維からなる良性腫瘍で，上肢や上肢帯に好発する[1]。腹壁の線維腫症（abdominal desmoid）は，20〜30歳代の女性の腹直筋や内腹斜筋に好発し，妊娠や出産が発生の契機となりやすい。画像では膠原線維の割合や腫瘍内に生じる粘液様変性，出血，血管新生などによって，CTやT1強調像で筋と同程度の吸収値や信号，T2強調像では低信号域と高信号域が混在する。造影効果も良好な場合が多く，本例の画像との共通点も多いが，被膜様構造の存在は非典型である。

　腹壁内膜症は帝王切開後の創部に好発し，月経に関連した痛みを伴うことが多い[2]。病変は充実性で，嚢胞を伴うこともある。CTやT1強調像で筋と同等，T2強調像では高信号を呈し，造影増強される。周辺組織に浸潤性変化を伴い，境界不鮮明となる。本例とは，症状，画像所見とも合致しない。

　chronic expanding hematoma は，手術や外傷の後に，数ヵ月から数年の経過で徐々に増大する血腫である。増大の理由として，血液や血球破壊の産物によって血腫内の新生血管が刺激され，浸出液漏出や再出血を繰り返すためと考えられている[3]。痛みなどの自覚症状に乏しく，検診などで偶然に発見されることも少なくない。組織学的に腫瘤の周辺は硝子化した線維組織に囲まれ，内部は新旧の血腫や疎な結合織，肉芽，壊死物質，石灰化が混在する。

　chronic expanding hematoma の画像は上記した不均質な内容物と，それを囲む線維性被膜のよって構成される。CTでは低吸収値の腫瘤で，石灰化を伴うこともある。MRIには本症の組織性状がCTよりも鋭敏に反映され，腫瘤内部は高信号域と低信号域が混在する"mosaic sign" とよばれる不均一な信号を呈する。さらに腫瘍周囲は T1 強調像，T2 強調像とも低信号の帯状域に囲まれる。造影効果は新生血管の程度に依存し，造影不良例から濃染例まで様々である[3][4]。

　本例の画像には chronic expanding hematoma に特徴的なモザイク状の内部信号とそれを取り囲む低信号帯が認められる。T2 強調像の高信号域に一致する濃染も，新生血管の豊富な病変と解釈できる。臨床的事項も含めて，鑑別診断の筆頭になる疾患と思われる。

　診　断：慢性膨張性血腫　chronic expanding hematoma

■ 文　献

1) Kransdorf MJ, Murphey MD：Imaging of soft tissue tumors, 2nd ed. p224-237, Philadelphia, Lippincott William & Wilkins, 2006
2) Hensen JJ et al：Abdominal wall endometriosis：clinical presentation and imaging features with emphasis on sonography. AJR Am J Roentgenol 186：616-620, 2006
3) Aoki T et al：The radiological findings in chronic expanding hematoma. Skeletal Radiol 28：396-401, 1999
4) Yamada T et al：Chronic expanding hematoma in the adrenal gland with pathologic correlations. J Comput Assist Tomogr 27：354-356, 2003

小山雅司（54 巻 8 号，2009 より）

77 妊娠8カ月頃より右股関節痛が出現し，1カ月後には安静時痛も出現してきた

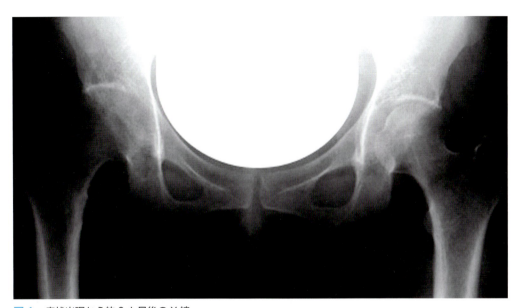

図1 症状出現から約2カ月後のX線

★次頁にも画像所見（図2, 3）があります

症例	
	症例は20歳代，女性。
主　　訴	▶ 右股関節痛。
現 病 歴	▶ 妊娠8カ月頃より右股関節に動作時痛が出現し，次第に疼痛増悪し，1カ月後には安静時痛も出現したため入院となった。
既 往 歴	▶ 特記事項なし。
理学所見	▶ 異常なし。
局所所見	▶ 明らかな腫脹・発赤なし。
血液検査所見	▶ 白血球数 5,000/μl，赤血球数 362万/μl，Hb 11.7 g/dl，血小板 55.4万/μl，ALP 496 IU/l（正常値 110～350）。

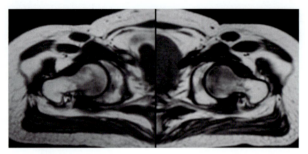

図2 MRI（T1強調像）

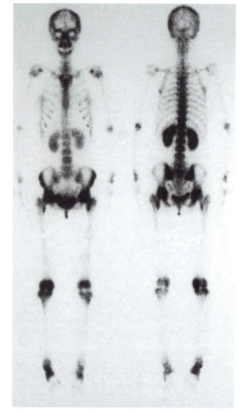

図3 骨シンチグラフィ

画像所見

　症状出現から約2カ月後のX線では右大腿骨頭～頸部に顕著な骨吸収像を認め，左側にも軽度であるが同様の所見が疑われた（図1）。その約1カ月後，出産直後に撮られたMRIでは両側の大腿骨頭～頸部骨髄にT1強調像で低信号，T2強調像で高信号を認めた。明らかな低信号帯や荷重面の圧潰などの変形は認めなかった（図2）。MRIとほぼ同時期の骨シンチグラフィでは両側大腿骨頭，両側小転子部，右膝，右足関節に集積を認めた（図3）。この時期にはX線上は左側大腿骨の骨頭～頸部骨髄に軽度の骨吸収がみられ，右側大腿骨の骨吸収像はわずかに改善傾向にあった。

経　　過

　画像所見および臨床像から一過性骨粗鬆症が疑われ安静および経過観察となった。症状出現から2カ月後（妊娠10週）正常分娩にて出産した。出産前後より対側にも疼痛が出現したが，両側とも症状およびX線は徐々に改善した。症状出現から約4カ月後に歩行など特に問題なく退院となった。退院より7カ月後の両側股関節X線では骨吸収所見は消失しほぼ正常に復していた（図4）。

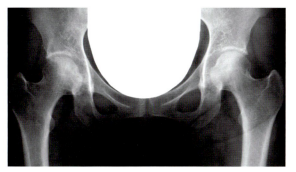

図4 7カ月後の両側股関節X線

解　説

　大腿骨の一過性骨粗鬆症（transient osteoporosis of the hip：TOH）は1959年に報告された原因不明の疾患で，外傷や感染などの誘引なく疼痛・跛行をきたすが数カ月で自然軽快する。妊娠後期の女性や中年男性に好発する。血液学的所見は正常もしくは非特異的である。生検では壊死や腫瘍は認めず，明らかな滑膜炎もみられない。おそらく，交感神経支配の異常によって引き起こされる急性の血管網拡張による骨吸収（反応性交感神経性ジストロフィ：reflex sympathetic dystrophy）の機序によると考えられている。

　X線で異常所見を捕えられない場合も多いが，有所見例でも発症初期は正常であり，数週（通常4〜8週）で大腿骨頭，大腿骨頸部の骨吸収像を呈し，臼蓋に所見が及ぶ場合もある。MRIでは大腿骨近位骨髄にびまん性にT1強調像で低信号，T2強調像で高信号を呈する（bone marrow edema：BME pattern）。関節液貯留を認めることもある。特発性大腿骨頭壊死症等，他のBMEパターンを呈する疾患との鑑別が重要で，骨頭壊死に特徴的な低信号帯（band像）や変形の有無を確認する。骨挫傷や不顕性骨折との鑑別には外傷の病歴の確認も必要である。骨シンチグラフィでは非特異的な集積を認める。MRIやシンチグラフィではX線よりも早期に所見が現れる。画像所見の改善は症状の改善から数週程の時間差がみられる。遅れて対側や他の関節にも一過性に所見が生じる場合にはregional migratory osteoporosis（RMO）と呼ばれ，本症例でも骨シンチグラム上対側大腿骨頭や右膝関節，足関節に異常所見を認めた。実際，RSDやRMOとされる病変は男女，年齢，四肢の部位を問わずみられ，近年のMRIの普及で診断に至る例が増えているようである。

診　断：大腿骨の一過性骨粗鬆症　transient osteoporosis of the femur

■ 文　献
1) Curtis W et al：MR imaging of bone marrow edema pattern：transient osteoporosis, transient bone marrow edema syndrome, or osteonecrosis. RadioGraphics 13：1001-1011, 1993
2) Johan L, Bloem MD：Transient osteoporosis of the hip：MR imaging. Radiology 167：753-755, 1988

平井徹良，大塚貴輝，工藤　祥（56巻7号，2011より）

78 妊娠 31 週の MRI で，回腸から直腸にかけて腸管が拡張し，胞巣状を呈していた

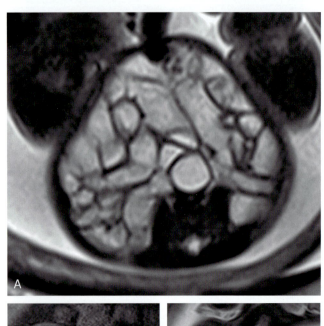
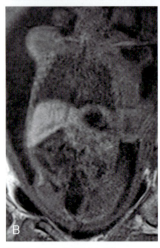
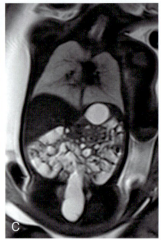

図 1　MRI（妊娠 31 週）
　　　A：HASTE（横断像），B：FLASH（冠状断像），
　　　C：HASTE（冠状断像）

★次頁にも画像所見（図2）があります

症例　症例は 36 歳，初産婦。
　主　訴 ▶ 胎児の腸管拡張。
　現 病 歴 ▶ 近医での妊娠管理中に，妊娠 26 週の超音波検査で消化管拡張を指摘された。小腸閉鎖の疑いで周産期センターへ紹介された。
　家族歴・既往歴 ▶ 特記事項なし。

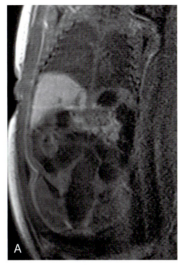
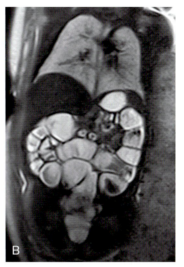

図2　MRI（妊娠 36 週）
　　　A：FLASH（冠状断像），B：HASTE（冠状断像）

画像所見

　妊娠 31 週の MRI（図 1）では，回腸から直腸にかけて腸管が拡張し，下腹部の横断像（図 1A）では拡張腸管が胞巣状を呈している（最大横断径：回腸 10 mm，結腸 12 mm，直腸 20× 15 mm）。腸管内に貯留する液体はいずれの部位でも，T1 強調の FLASH 像（図 1B）で低信号，T2 強調の HASTE 像（図 1A，C）で高信号を呈している。羊水の最大垂直深度は 55 mm。

　妊娠 36 週には（図 2），腸管拡張は前回 MRI よりも増強し，特に結腸の拡張が目立つ（最大横断径：回腸 10 mm，結腸 15 mm，直腸 22 mm）。内腔の信号は前回と同じく，FLASH 像（図 2A）で低信号，HASTE 像（図 2B）で高信号を呈している。羊水の最大垂直深度は 80 mm。

経　　過

　妊娠 37 週 2 日に陣発が出現。胎児心音低下のため，緊急帝王切開となった。羊水混濁あり。児は 2,400 g，Apgar score は 8 点（1 分値）/9 点（5 分値）。両側の副耳を認める以外に外表奇形はなく，肛門は確認できた。直腸に挿入したネラトンカテーテルから黄土色の水様便が吸引され，便中 Cl の高値（144 mEq/l，正常値<60）が判明し，先天性クロール下痢症と診断された。

　日齢 2 に施行された注腸造影（図 3）では結腸の走行に異常はなく，腸管の口径変化（caliver change）も認められなかった。

　出生時の血清電解質は正常（Na 137，K 4.1，Cl 101 mEq/l）だったが，生後から 1 日に 7〜10 回の水様性下痢が続き，補液と電解質補充療法が開始された。血清 Na と Cl は，日齢 3 にそれぞれ 128，93 mEq/l まで低下したが，以後は改善している。

解　　説

　胎児の器官形成は刻々と変化するため，その画像の解釈には妊娠週数に応じた状態を把握しておく必要がある。消化管は妊娠 6 週頃に形成が始まり，妊娠初期には形態，中期以降は蠕動

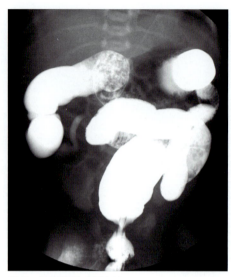

図3　注腸造影（日齢2）

や吸収，分泌などの機能の発達が進行する。この間，妊娠13週を過ぎたころから胎便が生成され始める。胎便は嚥下した羊水の一部や剥離した腸管上皮，腸管分泌物や胆汁などによって構成され，その分布は胎児消化管の状態を知る重要な指標となる。胎便は高濃度の蛋白や金属（鉄，銅，マンガンなど）を含有するため，T1強調像で高信号，T2強調像で等から低信号を呈する。これに対して嚥下された羊水はT1強調像で低信号，T2強調像で高信号を示す。妊娠18週頃までは小腸にも胎便を認めるが，肛門括約筋の収縮によって20週に肛門管が閉鎖すると，胎便は徐々に直腸から結腸に蓄積する。逆に小腸は胎児の嚥下する羊水によって満たされていく。30週を過ぎると胎便によるT1強調像の高信号は直腸から結腸に分布し，小腸では回腸にわずかに残存する程度となる。したがって妊娠20週以後の胎児直腸に，T1強調像の高信号を欠く場合は異常と判断できる[1)2)]。

　消化管の大きさ（太さ）は週数とともに増加する。生理的に最も大きな腸管は直腸で，その横断径は15×20mm程度である。結腸径は3〜18mmといわれるが，蠕動や周辺臓器による圧排の影響を受けるため絶対的な値ではなく，腹部全体のバランスを含めて判断しなくてはならない[1)]。

　本例のMRIでは，腸管の信号とその大きさの両方に異常が認められる。患児の直腸にはこの妊娠週数に存在すべきT1強調像の高信号がみられず，T1強調像で低信号，T2強調像で高信号を呈する液体で満たされている。考えられる病態のひとつは尿直腸中隔の形成異常である。高位鎖肛と尿直腸瘻を合併すれば，直腸には胎便に代わって尿が貯留する。信号は今回の画像と合致するが，本例にみられた広範な腸管拡張を説明できない。腸管の拡張は通過障害に伴うことが多く，一般に閉鎖部近位が拡張し，遠位は虚脱する。本例を腸閉鎖と仮定すると閉鎖部位は肛門と考えられ，鎖肛やHirschsprung病が想定される。しかし両疾患とも胎便はなくならないため，直腸や結腸はT1強調像で高信号を呈するはずである。本例のMRIが肛門の生理的閉鎖後に撮像されたことを考えると，腸内容が増加する病態であれば病的閉鎖がなくても本例と同様な拡張所見になると思われる。胎便の消失と腸管拡張を一元的に説明できる疾患とし

て，先天性下痢症が挙がる。

　先天性下痢症は，2週間以上持続する水様性下痢を生後3カ月以内に発症する疾患群である[3]。感染症は除外する。多くは遺伝的な腸管異常に起因し，病態生理学的に浸透圧性と分泌性に大別される。前者は吸収が障害された物質による浸透圧の上昇が腸内に水を集め，下痢を引き起こす。後者は腸管粘膜の異常な分泌亢進が下痢の原因となる。

　先天性クロール下痢症（congenital chloride diarrhea：CCD）は浸透圧性下痢を生じる先天性下痢症のひとつである。第7染色体（7q31）に存在するSCL26A3遺伝子の変異による常染色体劣性の疾患で，北欧や中東に多い[3][4]。病因は遠位回腸と結腸における陰イオン系（Cl^-/$HCO3^-$）の能動的交換移送の障害である。陰イオンの移送は受動的交換に依存し，大量のCl^-が排泄される。これが腸管内の浸透圧を上昇させ，下痢を引き起こす。Cl^-とは逆に腸管内の$HCO3^-$は欠乏して便は酸性となり，陽イオン系（Na^+/H^+）の能動的交換移送が二次的に抑制されてNa^+の排泄が増加する。反応性に腎ではNa^+－K^+交換によるNa^+の吸収が促進する。さらに脱水に伴う二次性アルドステロン症も影響してK^+排泄が増加し，低K血症となる。したがって本症では，Cl高値を示す大量の水様性下痢と代謝性アルカローシス，上記した電解質異常が認められる[4]。

　CCDの胎児超音波では，羊水過多，腸管拡張，腹囲拡大を認める。しばしば消化管通過障害，特に下部腸管閉鎖との鑑別を要するが，通過障害に比べてCCDの拡張は直腸を含めて腹部全体におよび，通過障害でみられる腸蠕動の亢進を欠く。MRIでは腸蠕動の評価は難しいが，腸内容の性状を知ることができる。拡張した直腸や結腸の中にT1強調像の高信号がなければ，胎便が水様便に置換された可能性を示唆し，本症を疑う根拠となる。ただし同様な所見は他の先天性下痢症でも認められるため[3]，CCDの確定診断には便中Clの持続的高値（90mEq/L以上）や，便中Cl濃度がNaとK濃度の和を上回ることを証明する必要がある。

　CCDの治療は電解質と水分の補充で，適切に管理や治療がされれば予後は良好である。したがって出生前から他疾患と鑑別して本症を疑うことができれば，周産期管理や出生後の治療方針を考える上で有用な情報となる。

　胎児MRIはT2強調像による評価が主体となるが，消化管異常が疑われる場合にはT1強調像が必要であり，直腸内高信号の有無は病態を考察する上で重要な所見のひとつとなる。

診　断：先天性クロール下痢症　congenital chloride diarrhea（CCD）

■ **文　献**

1) Saguintaah M et al：MRI of the fetal gastrointestinal tract. Pediatr Radiol 32：395-404, 2002
2) Rubesova E：Fetal bowel anomalies? US and MR assessment. Pediatr Radiol 42：S101-S106, 2012
3) Colombani M et al：Magnetic resonance imaging in the prenatal diagnosis of congenital diarrhea. Ultrasound Obstet Gynecol 35：560-565, 2010
4) Imada S et al：Prenatal diagnosis and management of congenital chloride diarrhea：a case report of 2 siblings. J Clin Ultrasound 40：239-242, 2012

小山雅司（58巻9号，2013より）

79 腹痛・嘔吐で受診し，腹部単純X線で異常が認められた

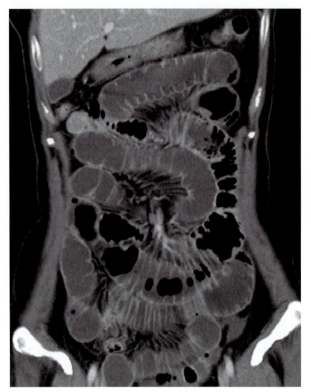

図1 腹部造影CT（冠状断像）

★次頁にも画像所見（図2）があります

症例	50歳代，女性。
主　　訴	▶ 腹痛・嘔吐。
現 病 歴	▶ 腹痛・嘔吐が出現してから4日後まで症状の改善なく，近医を受診したが，腹部単純X線にて異常所見を認めたため，当院を紹介受診した。
既 往 歴	▶ 特記事項なし。
現　　症	▶ 腹部軽度膨満・軟，圧痛なし。
血液検査	▶ WBC 9,900/μl, Hb 15.1 g/dl, Plt 34.6×10^4/μl, CRP 1.55 mg/dl, CPK 498 U/l.

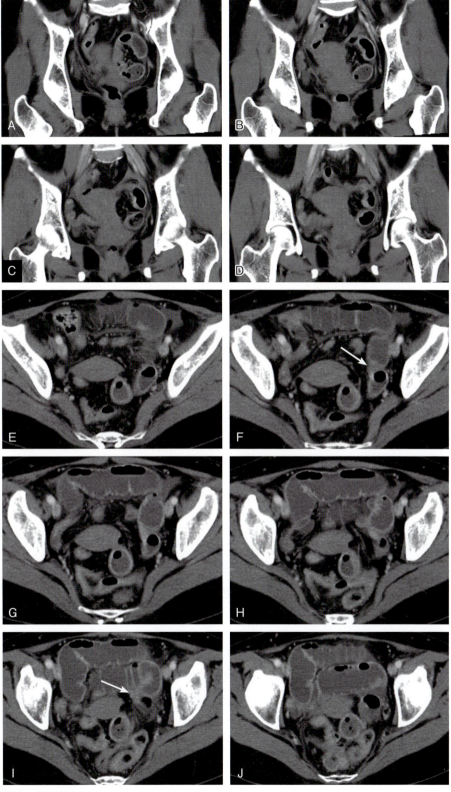

図2 腹部造影CT
　　A〜D：冠状断像，E〜J：横断像

画像所見

腹部造影 CT 冠状断像（図 1）で小腸の全体的な拡張および腸液の貯留を認める。また，子宮左側では closed loop を呈しており，口側と肛門側は近接して子宮左側に認められている（図 2A〜C）。

腹部造影 CT 横断像（図 2E〜J）で口側の腸管は図 2F ⇒の部分で caliber change を呈しており，口側の腸管は拡張してみえている。腸管が図 2I ⇒の部分で caliber change を呈し，肛門側の腸管は虚脱している。口側および肛門側の腸管は近接して caliber change を呈している。

経　　過

腸管の造影不良域・腸管気腫，腹水貯留を認めず，腸管虚血はないと判断した。イレウス管挿入の上，保存的加療となったが，5 日間経過しても，イレウス管排液量は低下なく，先進もなかった。排便・排ガスも認められなかったため 2010 年 11 月 29 日腹腔鏡下部分切除術を施行した。手術所見としては子宮広間膜に裂孔を認め，terminal ileum より約 40〜50 cm 口側より約 20 cm 嵌頓し，子宮広間膜ヘルニアと診断された。病理組織学的所見では回腸はびらんや粘膜下層の浮腫性肥厚，好中球が認められ，虚血性変化の所見であった。悪性を示唆する所見は認められなかった。術後の経過は良好であった。

解　　説

子宮広間膜ヘルニアとは子宮広間膜に生じた異常裂孔に腸管が嵌頓する疾患である。内破ヘルニアの約 4〜5％を占め，小腸が 9 割以上を占める。臨床的特徴としては腹部手術歴がなく妊娠歴のある中年女性に多い。85％以上が経産婦である。異常裂孔の成因としては①先天的な奇形，②妊娠，分娩，労働，手術などの外力による裂傷，③腹膜炎後や骨盤内膜症後の癒着やゆがみ，④加齢による広間膜の弾力性の低下，⑤先天性間膜内嚢胞の破裂，が挙げられる [1][2]。

分類としては Hunt の 2 つの分類が有名である [3]。

(1) fenestra type：広間膜の前葉と後葉の両方を貫通する。経広間膜型ともいう。

(2) pouch type：前葉または後葉のいずれかの裂隙を通じて広間膜内にヘルニア嚢を形成する。

頻度は fenestra type のほうが多く，本症例も fenestra type であった。

画像所見では子宮周囲にみられる小腸ループ像，小腸ループによる子宮の偏位などが報告されている。小腸ループは Douglas 窩に存在することが比較的多い。子宮と直腸および S 状結腸の間に air-fluid level を有する小腸が認められる。

鑑別診断しては S 状結腸間膜ヘルニアや子宮周囲に生じたバンドによる絞扼性イレウスが挙げられる。前者は S 状結腸および S 状結腸間膜と絞扼部位の位置関係をみれば可能性は低いと判断できる。バンドなどによる索状構造物を成因とするイレウスとの鑑別は比較的困難と考えられるが，MPR 像を用い，付属器の走行と絞扼部位との位置関係や絞扼部腸間膜の形態を詳細に検討することにより，子宮広間膜ヘルニアの特異的診断が可能である [2]。

診　断：子宮広間膜ヘルニア　hernia through the broad ligament

■文 献

1) Takeyama N et al：CT of internal hernias. RadioGraphics 25：997-1015, 2005
2) 本郷哲夫ほか：内ヘルニアの画像診断. 臨床画像 4：396-405, 2012
3) Hunt AB：Fenestra and pouches in the broad ligament as an actual and potential cause of strangulated intraabdominal hernia. Surg Gynecol Obstet 58：906-913, 1934

ベル望美，後閑武彦（59 巻 2 号，2014 より）

80 頸部痛，下肢違和感，歩行障害が出現し，第10胸椎レベルより遠位の感覚障害が認められた

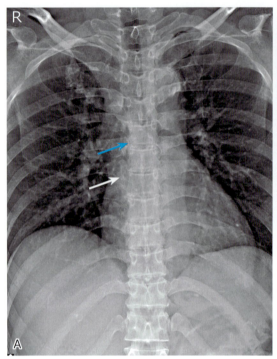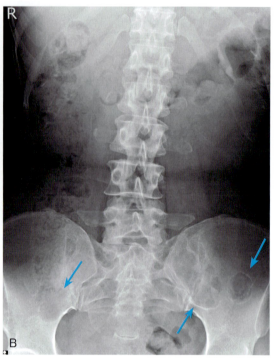

図1 単純X線
A：胸椎（正面像），B：腹部（仰臥位正面像）

★次頁にも画像所見（図2，3）があります

症例 症例は49歳，女性。
主　訴 ▶ 頸部痛，下肢違和感。
現 病 歴 ▶ 4カ月前から頸部痛と下肢の違和感が出現し，歩きにくくなった。2カ月半前に近医を受診して下肢の腱反射亢進とバビンスキー反射を指摘された。その後も違和感が持続し，歩行が難しくなったため精査目的で紹介となった。
現　症 ▶ 第10胸椎レベルより遠位の感覚障害を認める。
血液検査 ▶ CEA 0.9 ng/ml（<5.0），CA19-9 11 U/ml（<37），CA15-3 7 U/ml（<30）。（ ）内は正常値。
既 往 歴 ▶ 左卵巣腫瘍茎捻転で付属器切除（10年前）。

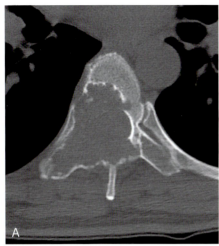
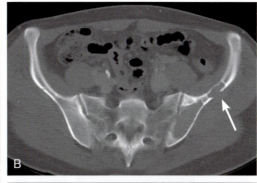
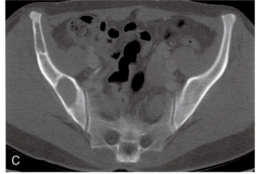

図2 CT（骨条件）
　　A：第7胸椎, B, C：骨盤部

画像所見

　胸椎単純X線（図1A）で第7胸椎の右椎弓根（⇒）と第5胸椎棘突起（→）の陰影が消失している。腹部単純X線（図1B）で両側腸骨に硬化縁を伴う類円形の透亮像を多発性に認める（→）。

　CT（骨条件, 図2）で第7胸椎の右側椎弓から椎体, 右横突起に広がる溶骨性病変を認める。病変は膨隆性に骨を破壊し, 辺縁には硬化縁を伴っている。両側腸骨にも同様な溶骨性病変が多発し, 左側の病変は皮質を破壊して骨外に進展している（⇒）。

　MRI（図3）で第7胸椎の病変は筋肉と比べて, T1強調像で同等, T2強調像では軽度高信号を呈している。脊柱管内に突出し, 脊髄（＊）を左方に圧排している。同様な信号の病変が第5胸椎棘突起（⇒）やL1椎体内（→）に認められ, 頸椎や第11, 12胸椎の椎体内にも多発していた（非提示）。

経　過

　多発する溶骨性病変が認められたため, 骨転移が疑われて原発巣が検索されたが, 乳腺, 甲状腺, 消化管を含めて頸胸腹部に病変を指摘できなかった。腫瘍マーカー（上記）にも異常はみられず, 原発不明癌の骨転移とともに血液系腫瘍や原発性骨腫瘍の可能性が検討された。

　脊椎病変の生検が施行され, 甲状腺濾胞が検出された。その後に測定された血中サイログロブリンが20,000 ng/ml（正常値：＜32.7）と上昇していることが判明し, 加えて10年前に摘出された卵巣腫瘍が, 一部に腺腫様組織を伴う卵巣甲状腺腫であったことから, 悪性卵巣甲状腺

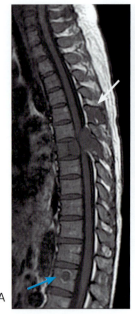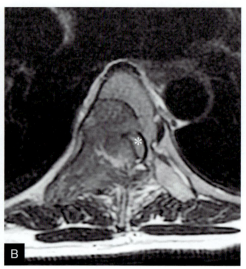

図3 MRI
A：T1強調（矢状断像），B：T2強調（横断像）

腫の骨転移と診断された。

解説

　本例で症状の原因になっている椎体病変は，CTで硬化縁を伴い，膨隆性に発育する溶骨性病変である。所見からは，発育が緩やかで悪性度の低い腫瘍が推定される。単発であれば，発生部位と合わせて動脈瘤様骨嚢腫や巨細胞腫も考えられるが，MRIではこれらの疾患に特徴的なfluid-fluid levelやT2強調像の低信号域は認められない。病変は多発し，硬化縁，膨隆性，溶骨性という点で共通している。45歳以上の多発性骨病変で第一に疑う疾患は転移である。しかもこれらの所見を呈する転移の場合には，原発巣の候補として腎癌，肝癌，甲状腺癌が上位に挙がる。しかし本例ではこれらはすべて否定され，その他の臓器にも腫瘍を指摘できなかった。画像上は多発性骨髄腫も鑑別の対象となったが，臨床的に否定された。最終的に生検で得られた甲状腺組織によって診断に至っている。

　卵巣甲状腺腫はまれな胚細胞腫瘍で，頻度は卵巣腫瘍全体の1%に満たない。特殊な奇形腫として，腫瘍の大部分（50%以上）が甲状腺組織で占められている，あるいは甲状腺組織が肉眼的にも広範囲を占めるものと定められている。通常は良性だが5〜15%に悪性が存在し，その組織型として原発性甲状腺癌で最多の乳頭癌ではなく，濾胞癌を伴う頻度が高い[1]。

　甲状腺癌の場合，組織学的に診断可能な乳頭癌とは異なり，濾胞癌は核や構造の異型から診断することが難しく，腺腫との鑑別に，被膜浸潤や脈管侵襲，遠隔転移の有無が重視されている。

　悪性卵巣甲状腺腫には明確な診断基準がなく，甲状腺が正常であることを前提に甲状腺癌に準じて診断されている。したがって濾胞癌を合併する場合には甲状腺と同じく，遠隔転移の存在によって診断されることも少なくない。そのため本例のように原発巣摘出から十数年を経て転移が出現し，遡及して診断される例も報告されている[2]。主な転移先は腹膜，腸間膜，大網

の他, 肝, 対側卵巣, 骨, 肺である。骨転移の頻度は低いといわれるがその性状は硬化縁を伴う溶骨性病変で, 甲状腺癌の骨転移と類似する[3,4]。

　甲状腺腫瘍の経過観察ではサイログロブリンが指標となる。本例も卵巣腫瘍に認められた腺腫様組織に注目し, サイログロブリンの定期的測定を続けていればより早期に転移巣を発見できたかもしれない。しかし特殊型とはいえ良性腫瘍である奇形腫に対し, 術後の経過観察をいつまで続けるべきか, 臨床的な課題が残る。

診　断：多発骨転移を生じた悪性卵巣甲状腺腫
malignant struma ovarii with multiple bone metastases

■ **文　献**

1) Checrallah A et al：Malignant struma ovarii：an unusual presentation. Thyroid 11：889-892, 2001
2) Ruel IF et al：Pulmonary metastasis of struma ovarii：a case report. Clin Nucl Med 35：692-694, 2010
3) Yamashita M et al：Metastasis of malignant struma ovarii to the lumbar spine. J Clin Neurosci 17：269-272, 2010
4) Steinman RA et al：Two cases of malignant struma ovarii with metastasis to pelvic bone. Gynecol Obstet Invest 75：139-144, 2013

小山雅司（59巻4号, 2014より）

81　異所性妊娠が疑われた33歳，女性

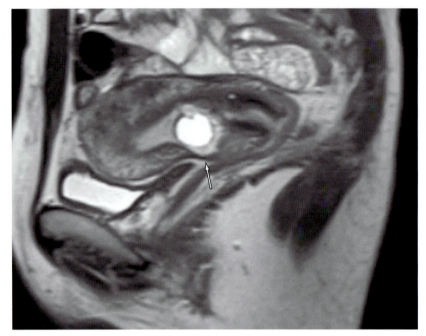

図1　MRI（T2強調，矢状断像）

★次頁にも画像所見（図2）があります

症例　症例は33歳，女性。1経妊1経産。
経　過 ▶ 無月経を主訴に前医を受診し，妊娠反応陽性であり妊娠5週5日と推測されたが，超音波検査で子宮腔内に胎嚢が認められなかった。妊娠6週5日には子宮体下部にエコーフリースペースが認められ，異所性妊娠が疑われたため当院を紹介され，MRIが施行された。
既 往 歴 ▶ 双角子宮，帝王切開（4年前）。
生化学検査 ▶ 尿中hCG 65,140 mIU/ml。

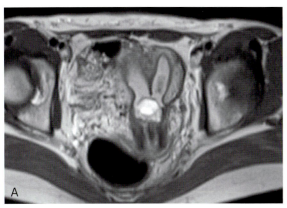
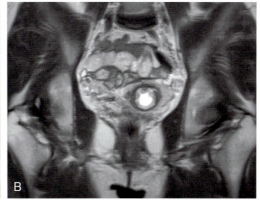

図2　MRI
A：T2強調（横断像），B：HASTE法（冠状断像）

画像所見

　T2強調横断像（図2A）では双角子宮が認められる．T2強調像（図1，図2AB）で子宮内に2cm大の明瞭な高信号腫瘤が認められ，胎嚢と思われる．胎嚢の周囲には筋層よりも高い信号域が認められ，絨毛と思われる．T2強調矢状断像（図1）では，子宮峡部に帝王切開瘢痕（⇒）が認められる．筋層は菲薄化し，嚢状の形態を呈する瘢痕部に胎嚢が陥入している．

経　過

　帝王切開瘢痕部妊娠の診断で，妊娠中断が選択された．子宮鏡下内容除去術が施行され，瘢痕部より胎嚢が摘出された．病理所見では瘢痕部組織に絨毛成分が認められた．尿中hCG値は術後2週で1,517 IU/l，4週で54.0 IU/lに低下した．6年後に自然妊娠し，帝王切開で出産した．

解　説

　帝王切開の既往のある患者に異所性妊娠が疑われた場合，まれではあるが帝王切開瘢痕部妊娠を考慮する必要がある．帝王切開瘢痕部妊娠は胎嚢が真の子宮腔内には存在せず子宮峡部の瘢痕部に認められるもので，子宮内異所性妊娠の一つである．受精卵が瘢痕部の亀裂や小さな欠損部に入り込み，筋層部に着床することで発生すると考えられている[1]．頻度は，全異所性妊娠の1％未満とされており帝王切開後の妊娠の0.15％に生じるが，帝王切開の手術件数の増加とともに瘢痕部妊娠の報告も増えてきている．妊娠第1三半期を超えると子宮破裂や大量出血のリスクが高く，妊娠を継続した場合は癒着胎盤，さらには胎盤の膀胱浸潤のリスクが増大するため早期の診断が必要で，一般的には妊娠中断が選択される[2）3)]．術前にメトトレキサート投与や子宮動脈塞栓をすることで術中の出血減少が期待できる．

　帝王切開瘢痕部妊娠に対する超音波検査の感度は86％と高いが，評価困難な場合や瘢痕部の形状の評価にはMRIが寄与する場合がある．MRI矢状断像では，子宮峡部の瘢痕部は憩室のような嚢状を呈し，これに陥入するような胎嚢が認められるが，妊娠の進行とともに増大した胎嚢によって瘢痕部は引き伸ばされていく[4)]．瘢痕部の筋層の評価には超音波検査よりもMRIが有用という報告があり，母体の膀胱壁と胎嚢を分離するような非常に薄い子宮筋層が認められる．

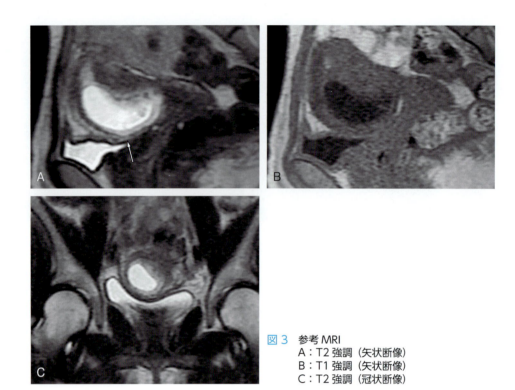

図3 参考 MRI
A：T2 強調（矢状断像）
B：T1 強調（矢状断像）
C：T2 強調（冠状断像）

　胎囊は T2 強調像で高信号，T1 強調像で低信号を示し，出血がある場合には T2 強調像，T1 強調像ともに不均一な信号を示す[3]。絨毛は T2 強調像で中等度高信号，T1 強調像で筋層と等〜高信号を示すとされ，豊富な血流を反映して明瞭に造影される。そのため造影 MRI では胎囊はリング状に強く濃染され検出が容易となるので，正常妊娠が否定できる場合には積極的に造影したほうがよいとされる[5]。

　参考 MRI（図3）は妊娠8週の瘢痕部妊娠である。子宮体下部に空豆のような形の腫瘤が認められ，胎囊と思われる。胎囊は T2 強調像（図3A）では高信号を示し，T1 強調像（図3B）では低信号を示しており出血は指摘できない。子宮体軸方向に4 cm 大の胎囊によって瘢痕部は引き伸ばされており，囊状の瘢痕部に胎囊が陥入しているというよりも，胎囊と母体の膀胱との間に菲薄化した子宮筋層が存在している所見である。本例は帝王切開瘢痕部妊娠の診断で，両側子宮動脈塞栓術後に子宮鏡下内容除去術が施行された。

診　断：帝王切開瘢痕部妊娠　cesarean section scar pregnancy

■ 文　献
1) Köroglu M et al：Cesarean section scar pregnancy. Japan Radiological Society 2012
2) 堤誠司ほか：帝切創部妊娠．臨床婦人科産科 64 巻 7 号：1122-1125，2010
3) Kao LY et al：Beyond ultrasound CT and MRI of ectopic pregnancy. AJR Am J Roentgenol 202：905-909, 2014
4) Peng KW et al：First trimester caesarean scar ectopic pregnancy evaluation using MRI. Clin Radiol 69：123-129, 2014
5) Tusufuhan Y et al：Diagnostic value of MRI in cesarean scar pregnancy. Japan Radiological Society 2015

滝川明子，宗近次朗，扇谷芳光（60 巻 12 号，2015 より）

82 突然の左背部痛で受診し,超音波検査で左尿管結石と右下腹部の腫瘤を指摘された14歳,女性

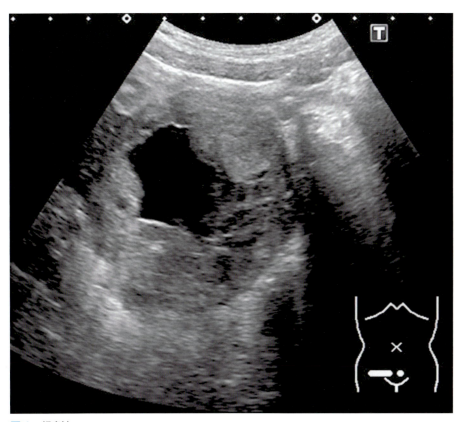

図1 超音波

★次頁にも画像所見(図2,3)があります

症例	
	症例は14歳,女性。
主　訴	▶ 下腹部腫瘤。
現 病 歴	▶ 突然の左背部痛で受診した。超音波で左尿管結石と右下腹部の腫瘤を指摘された。受診時,生理中であった。
家 族 歴	▶ 肝硬変(母親)。
既 往 歴	▶ 特記事項なし。
現　症	▶ 体温37.5℃。左肋骨脊椎角に叩打痛を認める。
血液検査	▶ WBC 11,900/μl,Hb 10.4 g/dl,CRP 0.3 mg/dl。

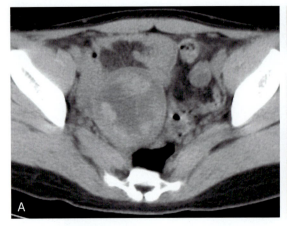
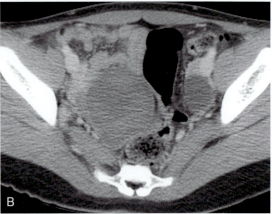

図2 CT
　A：造影前，B：造影後

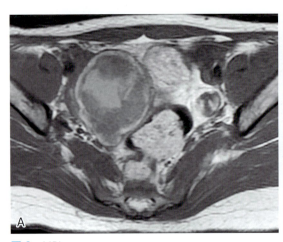
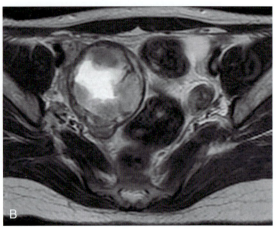

図3 MRI
　A：T1強調像，B：T2強調像

画像所見

　超音波（図1）において右下腹部の腫瘤は境界明瞭，径5cm大で，辺縁に不均一な厚みの充実領域，中心部には不整な低エコー域を認める．ドプラーエコー（未提示）では腫瘤内に血流を認めなかった．

　造影前CT（図2A）は，腫瘤の中央は低吸収，辺縁は筋と等吸収を呈し，両者の移行部に筋よりも高吸収の斑状域が散在する．造影増強される領域はなく，内部構造は造影前よりも不明瞭である（図2B）．左卵巣に2cm程度の単房性囊胞を認める．

　MRI（図3）で腫瘤はT1強調像（図3A），T2強調像（図3B）とも低信号の被膜様構造に囲まれている．この構造から中心部に向かって，T1強調像では帯状高信号域，不均一な厚みの低信号域（筋よりもやや高信号），不整な高信号域と続く．T2強調像では，信号の混在する不均一な厚みの領域が中央の不整高信号域を囲んでいる．

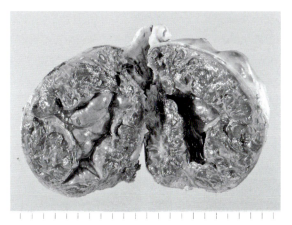
図4

経　過

　右卵巣腫瘍が疑われたが，hCG（human chorionic gonadotropin）の軽度上昇（42.7 mIU/ml，正常値＜1.0）以外に腫瘍マーカー（AFP，CEA，CA19-9，CA125，SCC，CA72-4）の異常はみられなかった。

　腫瘍摘出術が行われ，右卵巣に由来する腫瘍が付属器とともに摘出された。腫瘍の表面は平滑，割面は暗赤色の充実成分と，中心部に血性の液体が貯留する腔が認められた（図4）。

　病理組織では，充実部分に凝固壊死した絨毛様構造を認め，出血・凝固壊死の著しい卵巣妊娠と診断された。

　術後の問診で，患児は半年前の性交渉後に無月経となり，3カ月前に下腹部痛が出現して胃腸炎と診断されていたことが判明した。この症状が改善後に月経が再開し，今回は3回目の生理であった。

解　説

　本例の病変は若年女性の右下腹部腫瘍で，正常の右卵巣を同定できないことから右卵巣由来と推定できる。壊死を伴う充実性腫瘍が疑われ，CTの高吸収域やMRIの信号，ドプラーエコーの血流や造影増強の欠如から出血の合併，阻血状態が示唆される。つまり捻転や梗塞によって出血，壊死した右卵巣腫瘍が疑われる。しかもhCGの軽度上昇を有意に捉えると，壊死によって産生能が低下したhCG産生腫瘍が第一に疑われる。しかし急性虚血とすると，臨床症状が合致しない。今回は左背部痛による受診だったが，その原因をこの腫瘍に求め難い。画像上も腫瘍周囲に捻転を疑う所見や反応性腹水もない。血腫や異物肉芽など元来血流に乏しい病変も考えられるが，虚血のエピソードを念頭に，放射線科医から臨床医に腹痛などの既往を確認すべき状況である。

　慢性異所性妊娠とは，何らかの理由で適切な治療が行われず，慢性に経過して陳旧化した異所性妊娠の一形態である。急性異所性妊娠にみられる下腹部痛や性器出血などの徴候に乏しく，壊死に伴う絨毛組織量の減少によってhCGは低下する。本例のように生理が存在する場合もあ

る。Cole ら[1] が提唱する定義（①全身状態の安定，②無月経期間の存在，③妊娠反応陰性，④骨盤内腫瘤）に添った場合，その頻度は異所性妊娠の 4〜20％と報告[1][2] されている。

本症の診断に不可欠な腫瘤は，変性した受胎組織やそこに反復する微小出血，周囲との癒着によって形成され，組織学的に壊死した胎児や絨毛組織，器質化血腫，血性浸出液，フィブリンなどが含まれる。その画像所見は多様で，胎囊様に充実成分が多い例や卵管留血腫に類似した単房あるいは多房の囊胞性腫瘤などが報告されている[2-4]。こうした違いは着床部位や流産の時期に起因すると思われる。報告に共通する所見は，出血や血腫の合併と造影効果やドプラーエコーによる血流を欠く点であるが，いずれも特異的ではない。今回の症例の診断にとって，術後に聴取された直近半年間の既往が重要だったように，本症の術前診断には画像からその可能性を疑うことと，無月経や腹痛の既往を確認することが大切である。

振り返れば本例にとって，下腹部痛を発症した 3 カ月前の受診が，異所性妊娠を診断する最初の機会だったと思われる。妊孕可能な女性の腹痛に対して妊娠を否定することの重要性を再認識させられる症例でもある。

診　断：慢性異所性卵巣妊娠　chronic ectopic ovarian pregnancy

■ 文　献
1) Cole T, Corlett RC：Chronic ectopic pregnancy. Obstet Gynecol 59：63-68, 1982
2) Turan C et al：Transvaginal sonographic findings of chronic ectopic pregnancy. Eur J Obstet Gynecol Reprod Biol 67：115-119, 1996
3) Harada M et al：Case of chronic ectopic pregnancy diagnosed in which the complete shape of the fetus was visible by ultrasonography. J Obstet Gynecol Res 36：462-465, 2010
4) Nacharaju M et al：A rare case of chronic ectopic pregnancy presenting as large hematosalpinx. Clin Med Insights Reprod Health 8：1-4, 2014

小山雅司（61 巻 5 号，2016 より）

83 不正性器出血を主訴に受診した1経妊1経産の30歳代，女性

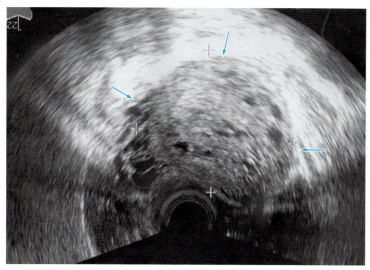

図1 経腟超音波検査

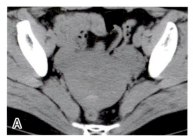 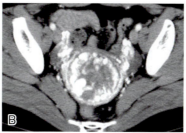 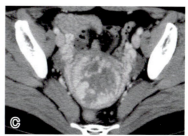

図2 骨盤部CT
A：単純，B：造影早期相，C：造影平衡相

★次頁にも画像所見（図3）があります

症例	症例は30歳代，女性。1経妊1経産。
主　訴	▶ 不正性器出血。
現病歴	▶ 7カ月前に正常妊娠出産した。胎盤所見は特に異常なく，産後1カ月に遺残のないことを確認されている。不正性器出血を主訴に受診した。授乳中のため性周期は回復していない。
血液検査	▶ hCG 190 mIU/ml（<3.0），hPL 0.05 μg/ml，CEA 2.1 ng/ml，αFP 2 ng/ml，CA 19-9 42.5 U/ml（<37），CA 125 10.7 U/ml。

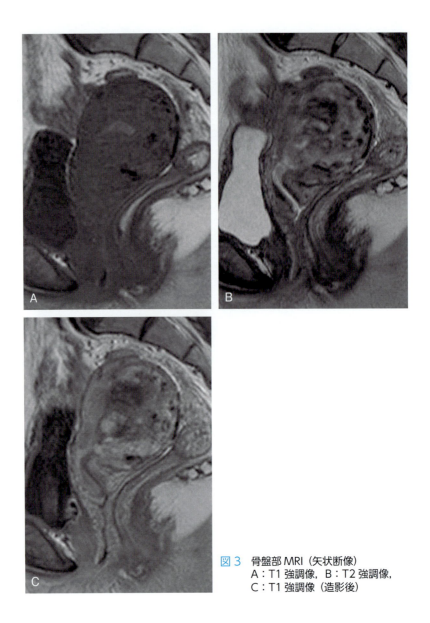

図3 骨盤部MRI(矢状断像)
A：T1強調像，B：T2強調像，
C：T1強調像(造影後)

画像所見

経腟超音波検査(図1)で子宮体部筋層内にcytic spaceを伴う充実性腫瘤を認める。

骨盤部単純CT(図2A)では，腫瘤内に出血を疑う淡い高吸収域を認める。造影CT(図2BC)では，造影早期より強い造影効果がみられ，内部に拡張した血管様構造を認める。卵巣静脈には早期還流が認められる。

MRIのT1強調像(図3A)では子宮筋層と等～低信号，T2強調像(図3B)では不均一な高信号を呈し，腫瘤内部に拡張蛇行したflow voidが目立つ。造影(図3C)では腫瘤辺縁部優位に増強効果を認める。

経　過

　生期産後7カ月で，子宮体部筋層内に血流豊富な腫瘤性病変があり，絨毛性疾患が疑われたが，血清hCG値が，その他の絨毛性疾患にしては，比較的低値であり，骨盤部トロホブラスト腫瘍（placental site trophoblastic tumor：PSTT）の可能性が考えられた。悪性に準じた扱いが必要であり，子宮温存も望まれなかったため，子宮摘出術が施行され，病理学的にもPSTTと診断された。

解　説

　PSTTはまれな絨毛性疾患の一つ（絨毛性疾患の0.2～2%）である。絨毛性疾患とは，胎盤栄養膜細胞の異常増殖をきたす疾患の総称であり，絨毛性疾患取扱い規約 第3版では，胞状奇胎，侵入胞状奇胎，絨毛癌，PSTT，ETT（epithelioid trophoblastic tumor，類上皮性トロホブラスト腫瘍），存続絨毛症の6つに分類される。そのなかでもPSTTとETTはまれな疾患で日常的に遭遇するものでもないが，化学療法に抵抗性で，手術が基本的治療となり，存在を知っておくことは必要である[1]。

　種々の栄養膜細胞のなかで，PSTTは正常妊娠における胎盤着床部の中間型栄養膜細胞（intermediate trophoblast）への分化，ETTは絨毛膜部の中間型栄養膜細胞への分化を示す細胞による腫瘤を形成する疾患である。

　絨毛性疾患の腫瘍マーカーとしては血清hCG値があるが，PSTTとETTはどちらも起源となる中間型栄養膜細胞と同様にhCG産生能が軽度で，それほど高値とならないことが特徴である。絨毛癌の場合，画像上で腫瘍が確認できればhCG値は10^3～10^7mIU/mlとなるが，PSTTでは，大半が500mIU/ml以下で，妊娠反応は通常陰性となる。ETTも同様にhCG値は低値となることが多い。

　PSTTは通常，満期分娩後（約60%）や自然流産，胞状奇胎後等に発生し，先行妊娠終了後から発症までの期間は平均18カ月（最長22年）で，潜伏期間が長い症例（2年以上）では予後が不良で転移例が増加するといわれている。症状は不正性器出血，無月経，ときにネフローゼ症候群をきたすこともある。

　PSTTの浸潤様式は，絨毛癌と異なり子宮筋層を破壊することなく，平滑筋線維の間隙を分け入るように浸潤・増殖する。胎盤付着部の非腫瘍性中間型栄養膜細胞と同様に血管周囲に増殖し，血管周囲平滑筋構築破壊のためか拡張した血管を多数認める。絨毛を認めることはほとんどない。免疫組織学的にはhPLが陽性でhCGは局所的に陽性あるいは陰性となる[2-4]。

　PSTTの画像所見としては，子宮内腔に突出する充実腫瘍として指摘され，USでは子宮筋層内に大小のcystic spaceを有する充実性腫瘍として認められる。MRIでは子宮内膜や筋層内の腫瘍として認められ，T1強調像では子宮筋層と等～低信号，T2強調像では子宮筋層と等～やや高信号を呈し，flow voidが多数みられ造影にて著明な増強効果を認める[5]，といった富血管性腫瘍の特徴を示す。しかし，侵入奇胎や絨毛癌等のほかの絨毛性疾患でも同様の所見が認められ，画像のみで鑑別することは難しい。また腫瘍径が小さい場合は，造影効果が乏しく，診断が難しくなる。CTの画像報告はほとんどない。

一方，PSTTと同様に中間型栄養膜細胞由来とされ，hCG値が比較的となるETTの病変は，子宮下部領域～子宮頸部に多く（50％）みられるとされる[6]。

本症例では，子宮体部に認められる腫瘍で，CT/MRIでは腫瘍内の著明な血管増生・flow voidと卵巣静脈の著明な拡張と早期還流が認められた。画像上は，ほかの絨毛性疾患との鑑別は難しい。しかし，絨毛癌等と比較すると血清hCG値が低値であり，PSTTを疑う根拠となった。

診　断：骨盤部トロホブラスト腫瘍　placental site trophoblastic tumor（PSTT）

■ 文　献

1) 日本産科婦人科学会，日本病理学会編：絨毛性疾患取扱い規約，第3版．金原出版，東京，2011
2) Shih IM, Kurman RJ：The pathology of intermediate trophoblastic tumors and tumor-like lesions. Int J Gynecol Pathol 20：31-47, 2001
3) Piura B et al：Placental site trophoblastic tumor：report of four cases and review of literature. Int J Gynecol Cancer 17：258-262, 2007
4) Hyman DM et al：Placental site trophoblastic tumor：analysis of presentation, treatment and outcome. Gynecol Oncol 129：58-62, 2013
5) Brandt KR, Coakley KJ：MR appearance of placental site trophoblastic tumor：a report of three cases. AJR Am J Roentgenol 170：485-487, 1998
6) Shih IM, Kurman RJ：Epithelioid trophoblastic tumor：a neoplasm distinct from choriocarcinoma and placental site trophoblastic tumor simulating carcinoma. Am J Surg Pathol 22：1393-1403, 1998

小野麻美，高司　亮，松本俊郎，森　　宣（61巻6号，2016より）

84

18年前に後腹膜腫瘍を指摘され，complicated renal cyst で経過観察中，左側腹部の圧迫感を自覚した

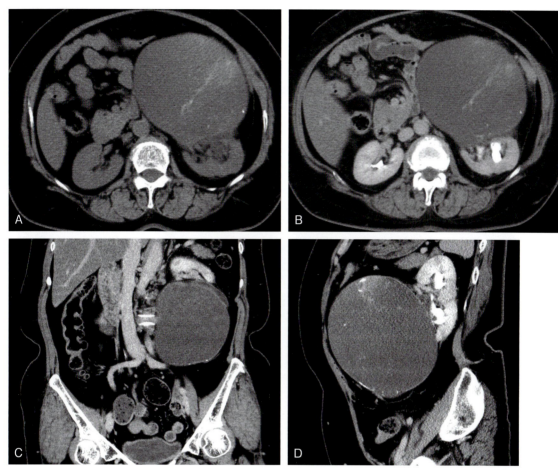

図1 CT
A：単純CT（横断像），B：造影CT（横断像，平衡相），C：造影CT（冠状断像，平衡相），
D：造影CT（矢状断像，平衡相）

★次頁にも画像所見（図2，3）があります

症例

症例は60歳代，女性。
- 主　　訴 ▶ 左側腹部の圧迫感。
- 既 往 歴 ▶ 両側膝関節症（50歳代）。
- 生 活 歴 ▶ 喫煙・飲酒なし。
- 家 族 歴 ▶ 特記事項なし。
- 現 病 歴 ▶ 18年前に内科検診で後腹膜腫瘤を指摘され，近医にてcomplicated renal cystの診断で経過観察されていた。経過中に徐々に増大し，左側腹部圧迫感が出現したため，当院に紹介受診された。
- 検査所見 ▶ 特記事項なし。

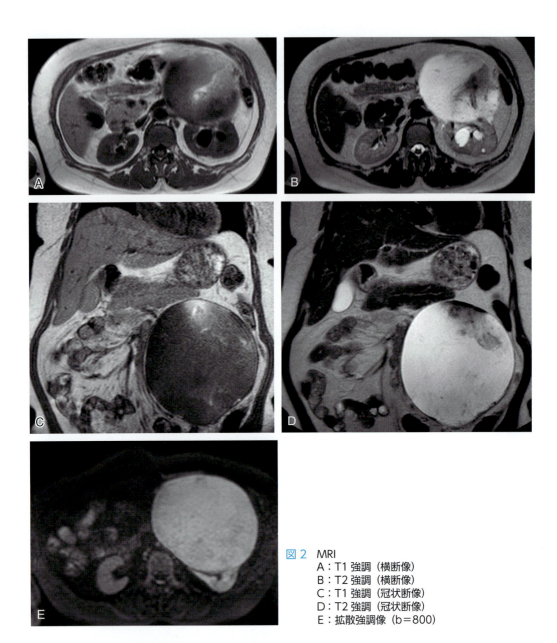

図2 MRI
A：T1強調（横断像）
B：T2強調（横断像）
C：T1強調（冠状断像）
D：T2強調（冠状断像）
E：拡散強調像（b＝800）

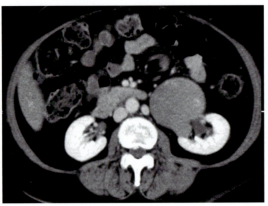

図3 6年前の造影CT

画像所見

　腹部CT（図1）で左腎臓の腹側に最大径15 cm大の囊胞性腫瘤を認める。左腎臓を圧排しているが境界は大部分で同定できる。囊胞壁は薄く，内部には高吸収を示す索状の構造を認め，頭側の部分では塊状の高吸収構造を認める。明らかな造影効果は確認できない。左尿管は外側に圧排され，左水腎症を認める。腹部単純MRI（図2）で，囊胞内の大部分はT1強調像で低信号，T2強調像で高信号を示し，拡散強調像では不均一なやや高い信号を示している。出血や高粘稠な液体貯留が示唆される。CTで高吸収を示した領域は，T1強調像で高信号，T2強調像で低信号を示し，拡散強調像では大部分が低信号である。6年前の腹部CT（図3）では左腎の傍腎盂から腎内腹側にかけて7 cmの腫瘤を認める。左腎を軽度圧排しているが，境界は明瞭で，腎外の腫瘤と考えられる。

経　　過

　画像上，悪性を強く疑う所見は認めなかったが，腫瘍増大によると思われる症状を認めたため手術の方針となった。開腹による腫瘤摘出術が施行された。腫瘤は左腎と容易に分離でき，後腹膜由来の腫瘤と考えられた。囊胞内には暗赤色の液体と浮遊物が認められ，この浮遊物がT1強調像で高信号を示していたと思われた（図4A）。HE染色では，線維性結合組織によって構成されている比較的薄い壁からなる囊胞性腫瘤であった。大部分の裏打ちされた上皮は逸脱していたが，部分的に1層の上皮で裏打ちされており，重層化を示す領域も認められた（図4B）。低悪性度粘液性囊胞腺癌と診断した。

解　　説

　後腹膜に発生した腫瘤を診断する際には，腎・副腎などの後腹膜臓器に由来する病変かどうかを判断する必要がある。後腹膜臓器に由来する場合はそれぞれの臓器に発生する病変から鑑別を絞っていくことになる。後腹膜臓器由来かどうかの判定は，"beak sign"，"phantom (invis-

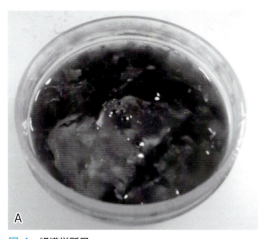 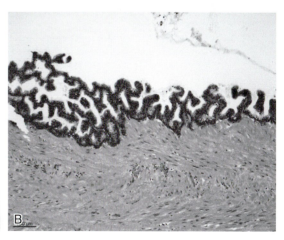

図4　組織学所見
　　A：囊胞内容物，B：HE染色（弱拡大）

ible) organ sign", "embedded organ sign" などを参考に行う[1][2]。後腹膜原発と考えられた場合，充実性腫瘍であるか囊胞性腫瘍であるかによって鑑別が大きく異なる[2]。囊胞性の後腹膜腫瘍の鑑別として，腫瘍性では粘液性囊胞腺腫/腺癌，囊胞性中皮腫が，非腫瘍性病変では囊胞性リンパ管腫，ミューラー管囊胞，類上皮腫，膵偽囊胞，リンパ囊腫，尿瘤，血腫などが鑑別に挙がる[1][2]。

　本症例の腫瘍は，腎と広く接するも，境界は明瞭であることから，後腹膜原発の腫瘍と考えられた。また，造影では明らかな増強効果を認めず，囊胞性腫瘍と考えられた。腫瘍性病変では，囊胞性中皮腫はアスベスト暴露歴がないこと，また，長い経過から否定的であった。充実性腫瘍の囊胞変性も増強される部分がほとんどないことから否定的であった。非腫瘍性病変ではリンパ管腫やリンパ囊腫は内部性状が合致せず，血腫（chronic expanding hematoma）としては 20 年近い経過が非典型と考えられた。画像所見からは粘液性囊胞腺腫/腺癌が最も疑われた。超音波検査，CT，MRI などの画像診断で粘液性囊胞腺腫/腺癌をほかの後腹膜腫瘍と鑑別することは一般に難しいと考えられるが[3]，後腹膜原発の囊胞性腫瘍と判断できれば，粘液性囊胞腺腫/腺癌を鑑別に挙げることができる。そのためには，後腹膜原発であること，囊胞性腫瘍であることを正確に評価することが重要である。後腹膜原発粘液性囊胞腺腫/腺癌 11 例中 4 例（36.4％）に石灰化を認めたという報告があり[4]，本症例でも石灰化が認められた。本症例では低悪性度の囊胞性腫瘍であったが，明らかな増強効果が認められなかった。このことから，充実部分が同定できない囊胞性腫瘍であっても，悪性の可能性を考慮する必要があると考えられた。また，本症例は 18 年前に腫瘍を指摘されており（3 cm 大），非常に長い自然経過を確認できた症例である。後腹膜囊胞性腫瘍の診断を行う際，粘液性囊胞腺癌の中には本症例のように非常に長い経過を示すことがあるものを念頭に置く必要があると考えられた。

診　断：低悪性度粘液性囊胞腺癌　low-grade mucinous cystadenocarcinoma

■ 文　献

1) Nishino M et al：Primary retroperitoneal neoplasms：CT and MR imaging findings with anatomic and pathologic diagnostic clues. RadioGraphics 23：45-57, 2003
2) Scali EP et al：Primary retroperitoneal masses：what is the differential diagnosis? Abdom Imaging 40：1887-1903, 2015
3) Myriokefalitaki E et al：Primary retroperitoneal mucinous cystadenocarcinoma（PRMCa）：a systematic review of the literature and meta-analysis. Arch Gynecol Obstet 293：709-720, 2016
4) 才川義朗ほか：後腹膜原発粘液性囊胞腺癌の 1 例. 日消外会誌 25：916-920, 1992

磯田拓郎，小山奈緒美，山　直也，小野寺麻希，小野寺耕一，畠中正光，桧山佳樹，平野博嗣
(61 巻 8 号，2016 より)

85 下肢脱力から歩行困難となり，下部胸椎に膨隆性・溶骨性変化がみられた

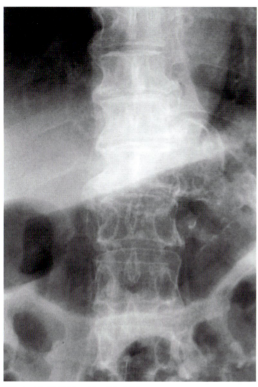

図1 胸椎単純X線（正面像）

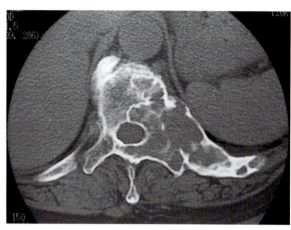

図2 CT

★次頁にも画像所見（図3）があります

症例	
	症例は55歳，女性。
主　　訴	▶ 下肢脱力。
現 病 歴	▶ 突然両下肢脱力が出現し歩行困難となった。近医を受診し，転移性骨腫瘍疑いで当院転院となった。
既 往 歴	▶ 糖尿病，高血圧。
家 族 歴	▶ 特記事項なし。

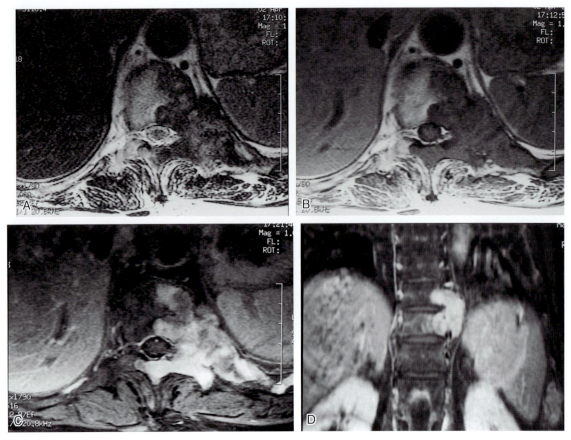

図 3 MRI
A：T2 強調（横断像），B：T1 強調（横断像），C：造影 T1 強調（横断像），D：造影 T1 強調（冠状断像）

画像所見

胸椎単純 X 線正面像（図 1）で第 10，11 胸椎椎体左側，左第 11 肋骨に膨隆性・溶骨性変化が認められる。CT（図 2）では椎体左側から左椎弓根，横突起，椎弓，左第 11 肋骨に辺縁が硬化性の膨隆性腫瘤が認められる。腫瘤は MRI T2 強調横断像（図 3A）で筋肉と iso から high signal intensity，MRI T1 強調横断像（図 3B）で筋肉より low signal intensity を呈している。造影 MRI T1 強調横断像（図 3C），冠状断像（図 3D）で著明に造影されている。

経　　過

後方固定術および腫瘍生検が施行され，線維性骨異形成症（fibrous dysplasia）と診断された。

▌解　説

　線維性骨異形成は osteoblast が異常分化した非遺伝性の良性骨疾患である。単骨性と多骨性に分けられ，単骨性のものは 10〜70 歳にみられ，好発部位は肋骨，大腿骨，脛骨，下顎骨，頭蓋骨，上腕骨などであり[1]，脊椎，特に胸椎に起こることはまれである[2][3]。通常は無症状である。

　単純 X 線では骨髄中心発生の境界明瞭な膨張性変化を示し，内部は溶骨性からすりガラス状，硬化性変化まで様々である。骨シンチでは病変部に非特異的集積がみられる。CT と MRI は軟部組織成分と病変の広がりを評価するのに有用であり，典型的には T1 強調像で intermediate から low，T2 強調像で intermediate から high signal intensity を呈し，ガドリニウム静注後不均一に造影される[1]。

　長管骨に発生した無症状の線維性骨異形成は通常経過観察される。外科的適応は部位，大きさ，症状，変形の程度で決定される。脊椎に発生した単骨性線維性骨異形成は Przybylski らによると 16 例の報告があり，内訳は頸椎 5 例，胸椎 4 例，腰椎 7 例である[4]。これに Arazi[2]，Oba[3] らの報告を加え，胸椎に発生した例は 6 例と少ない。このため脊椎に病変が存在する場合の治療法は確立されておらず，不完全切除の場合に再発した例があるため，文献的には根治的切除が推奨されている[2][4][5]。Oba らは第 10 胸椎，左第 10 肋骨に生じた胸痛と背部痛を伴う線維性骨異形成を完全切除し，術後に症状が改善したことから，痛みは tumor が神経を物理的に圧排することによる肋間神経痛と考えている[3]。

　本症例では切除は行われず，後方固定術が施行された。症状はやや改善し，杖歩行可となっている。

診　断：単骨性線維性骨異形成　monostotic fibrous dysplasia

■文　献

1) Fitzpatrick KA et al：Imaging findings of fibrous dysplasia with histopathologic and intraoperative correlation. AJR Am J Roentgenol 182：1389–1398, 2004
2) Arazi M et al：Monostotic fibrous dysplasia of the thoracic spine；clinopathological description and follow up. J Neurosurg 100：378–381, 2004
3) Oba M et al：Symptomatic monostotic fibrous dysplasia of the thoracic spine. Spine 23：741–743, 1998
4) Przybylski GJ et al：Monostotic fibrous dysplasia of the thoracic spine. A case report. Spine 21：860–865, 1996
5) Nabarro MN et al：Monostotic fibrous dysplasia of the thoracic spine. Spine 19：463–465, 1994

木村正剛，藤澤弘之，林　邦昭，小西宏昭（50 巻 4 号，2005 より）

86 右拇指腫脹に気づき，徐々に右拇指痛が出現し，右拇指腫瘤を指摘された

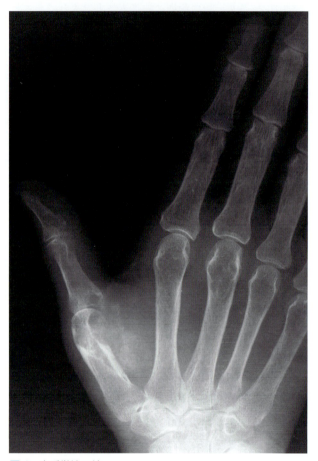

図1　右手単純X線

★次頁にも画像所見（図2）があります

症例

症例は71歳，女性。

主　訴 ▶ 右拇指腫脹，右拇指痛。

現病歴 ▶ 約2年前より右拇指の腫脹に気付いた。徐々に疼痛が出現した。近医受診し右拇指腫瘤を指摘された。精査加療目的で当院に紹介受診となる。

既往歴 ▶ 60歳で動脈弁・僧帽弁閉鎖不全症，68歳で狭心症，70歳で第1腰椎圧迫骨折。

家族歴 ▶ 特記事項なし。

身体所見 ▶ 右第1指中手指節関節部腫脹，熱感あり。発赤なし。自発痛，可動痛あり。第1指間部〜拇指球部に2×1cmの弾性硬の腫瘤あり。

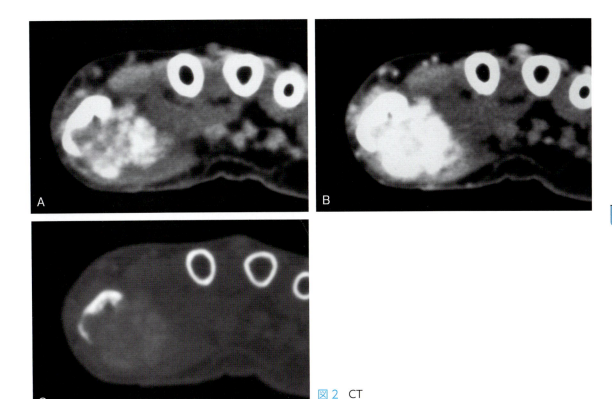

図 2　CT
A：単純 CT，B：造影 CT，C：造影 CT（骨条件）

画像所見

　右手単純 X 線（図 1）では，第 1 指中手指節関節部内側に骨破壊を伴う軟部腫瘤を認める。淡く粗大な石灰化を伴う。単純 CT（図 2A）にて第 1 指中手骨から外方に発育する多結節状の腫瘤を認める。粗大な石灰化を伴う。造影 CT（図 2B）では不均一な増強効果がみられる。骨条件にて，中手骨の破壊，および腫瘤の骨髄への進展が明らかである（図 2C）。

　MRI（非提示）では T1 強調像にて筋肉と比べ等～軽度低信号，T2 強調像にて高信号を呈した。いずれのシークエンスでも低信号を呈する構造が散在し，石灰化と思われた。造影後は不均一な増強効果がみられた。周囲筋肉との境界は不明瞭で浸潤が疑われた。骨髄への浸潤も認められた。

経　　過

　画像所見にて軟骨肉腫を疑い，生検にても同様の結果であった。右拇指離断術が施行され，病理組織にて軟骨肉腫と確定された。術後経過は良好で，義手を処方し退院となった。

■ 解　説

　軟骨肉腫は骨悪性腫瘍の約20～27％に起こり，比較的頻度の高い腫瘍である。若年者にはまれで，成人～高齢者に多く40～50歳代にピークがみられる。一般に緩徐な発育で，症状として数カ月から数年にかけて徐々に増強する疼痛や局所的な腫脹を伴うことが多い[1]。

　軟骨肉腫はその発生機序によって2つに分類され，de novoからのものは原発性，内軟骨腫や骨軟骨腫から発生するものは二次性とされる。また，発生部位によって中心性，末梢性，傍骨性に大別される。中心性のものが最も多く，好発部位は大腿骨や上腕骨等の長管骨，骨盤骨，肋骨，肩甲骨等である[1]。手足等の末梢に起こることはまれで，手指や手関節での発生率は895例中17例（1.9％）との報告もある[2]。一方，手から発生する腫瘍は内軟骨腫が最も多く，その他骨外性軟骨腫，骨膜性軟骨腫，骨軟骨腫，軟骨芽腫，軟骨肉腫等がみられる[3]。

　一般に軟骨肉腫の画像所見は，単純X線にて透亮像と硬化像が混在し，特徴的な軟骨性石灰化(ring and arc pattern)を伴うことが多いとされる。骨皮質の内側からの侵食endosteal scalloping や骨皮質の肥厚，骨破壊像等もみられる。CTもほぼ同様であるが，石灰化および軟部組織への広がりの評価は単純X線よりもCTが優れている。また，endosteal scallopingの評価には3DCTが有用との報告もある[1]。MRIは病変の進展範囲の評価に有用で，特に骨髄への浸潤の評価に適している。石灰化をきたしていない軟骨肉腫成分はその硝子軟骨の豊富な水分を反映し，T2強調像にて高信号を呈することが多い。CT同様，MRIにてもendosteal scallopingの深さや広がりの評価が可能である。

　軟骨肉腫と内軟骨腫の鑑別点として，長管骨の軟骨肉腫では，endosteal scallopingの広がりがより強い，骨シンチでの集積が強い，造影ダイナミックMRIにて早期濃染がみられる等の報告がみられるが，確立したものはなく，内軟骨腫と低悪性度の軟骨肉腫の画像での鑑別は困難とされる[1]。

　今回の症例では，特徴的な軟骨性石灰化，およびMRIにて周囲への筋肉や骨髄への浸潤がみられ，術前に診断が可能であった。ただし，皮質や周囲軟部組織への進展がない限り，その画像のみでの良悪性の鑑別，特に内軟骨腫との鑑別は困難であり，臨床所見や生検等をあわせて評価を行う必要があると思われる。

　まれであるが，軟骨肉腫は手指等の短管骨にも発生することがあり，その1例を紹介した。

診断名：右第1指軟骨肉腫　primary chondrosarcoma of right 1st finger

■ 文　献

1) Murphey MD et al：From the archives of the AFIP；imaging of primary chondrosarcoma；radiologic-pathologic correlation. RadioGraphics 23：1245-1278, 2003
2) Unni KK, Dahlin DC：Dahlin's bone tumors；general aspects and data on 11,087 cases, 5th ed. Philadelphia, Lippincott-Raven, 1996
3) O'Connor MI et al：Benign and malignant cartilage tumors of the hand. Hand Clin 20：317-323, 2004

今井詩乃，工藤　祥（50巻6号，2005より）

87 1年前から右肩，右手，左肘の関節痛が出現した

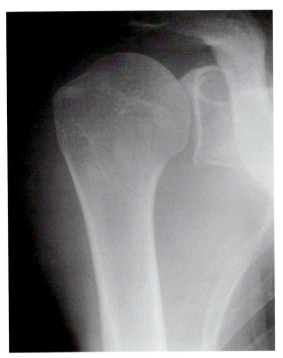

図1 右肩関節単純X線（正面像）

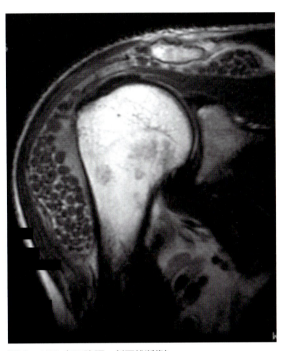

図2 MRI（T2強調，斜冠状断像）

★次頁にも画像所見（図3）があります

症例

症例は50歳代，男性。
主　　訴 ▶ 右肩関節，右手関節，左肘関節痛。
現 病 歴 ▶ 約1年前に上記症状が出現し，当院整形外科を受診した。
血液検査所見 ▶ WBC 12,980/μl（3,420〜8,410），CRP 4.45 mg/dl（0〜0.3），リウマトイド因子 13 IU/ml（0〜15）。（　）内は正常値。
理学所見 ▶ 右肩関節腫脹，右手関節腫脹・圧痛あり。
既 往 歴 ▶ 特記事項なし。

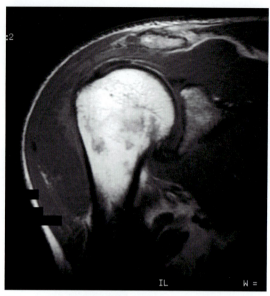

図3 MRI (T1強調, 斜冠状断像)

画像所見

　右肩関節単純X線正面像（図1）では上腕骨頭外方の軟部組織腫脹がみられるのみで，骨および関節に異常を認めない．MRIでは肩峰下・三角筋下滑液包に液体貯留がみられ，その内部にT1強調像，T2強調像ともに関節液よりも低信号（筋肉とほぼ等信号）を示す多数の結節状病変が認められる（図2, 3）．肩関節に滑膜肥厚や関節液貯留はなく，骨にも異常を認めない．

経　　過

　鏡視下右肩峰下・三角筋下滑液包内腫瘤摘出術および右手関節の滑膜生検が施行された．滑液包内は円形〜楕円形の白色粒で充満しており，米粒体と診断された．滑膜は乳頭状に増殖し，関節リウマチに伴う慢性滑膜炎と診断された．ホルマリン標本（図4）で結節は3〜8mm程のやや黄色みがかった乳白色を呈し，組織学的には好酸性フィブリン様物質の集合体で，少数の線維芽細胞様細胞の浸潤がみられた．

　術後約1カ月の時点でリウマトイド因子は陽転化した（23 IU/ml）．朝のこわばり，右手関節のX線における関節裂隙の狭小化，骨びらんがみられ，関節リウマチの診断で治療が行われている．

解　　説

　米粒体（rice body）は慢性滑膜炎に対する非特異的反応で，関節や滑液包内に白い米粒に似た結節性病変が多数認められることが特徴である．関節リウマチに合併することが最も多く，この他に結核性関節炎，非結核性抗酸菌症性滑膜炎，若年性慢性関節炎，乾癬性関節炎，強直性脊椎炎，全身性エリテマトーデスに合併しうることが報告されている[1,2]．米粒体の存在は疾患の進行度や期間とは関係がない[2,3]．組織学的に米粒体の中心には好酸性無構造物質がみ

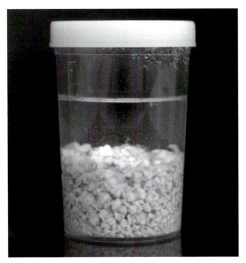

図4　ホルマリン標本

られ，その周囲はフィブリンとコラーゲンで囲まれる。その発生機序はいまだに明らかでないが，剥奪した滑膜組織あるいは関節液内に沈着したフィブリンが起源と推測されている。

　X線上は，関節リウマチなどの基礎疾患による異常を認めうる以外には異常を認めず，石灰化などの特異的な所見はない。MRIでは関節腔あるいは滑液内に液体貯留がみられ，その内部にT1強調像，T2強調像ともに筋と比べ等〜低信号を呈する多数の小結節が認められることが特徴である[2)3)]。造影では滑膜炎に伴う滑膜のエンハンス効果がみられるが，米粒体にはエンハンス効果はみられない。鑑別としては滑膜性骨軟骨腫症や色素性絨毛結節性滑膜炎（PVNS）があげられる[3)]。滑膜性骨軟骨腫症は石灰化あるいは骨化を伴うことから単純X線で区別が可能なことが多い。石灰化や骨化が少ない場合は，軟骨成分を反映してMRIのT1強調像で筋と比べて等〜やや高信号，T2強調像で高信号を示すことが特徴である[3)]。色素性絨毛結節性滑膜炎は信号パターンが米粒体と類似しているが，多結節性病変として認められることはまれなこと，ヘモジデリン沈着によりT2*強調像で強い低信号を示すこと，造影MRIでエンハンス効果がみられることなどから鑑別が可能である[4)]。

診　断：関節リウマチにおける米粒体　rice body

■ 文　献
1) Stein AJ et al：Case report 770. Skeletal Radiol 22：71-73, 1993
2) Narvaez JA et al：MR imaging assessment of clinical problems in rheumatoid arthritis. Eur Radiol 12：1819-1828, 2002
3) Griffith JF et al：Multiple rice body formation in chronic subacromia/subdeltoid bursitis；MR appearances. Clin Radiol 51：511-514, 1996
4) Lin J et al：Pigmented villonodular synovitis and related lesions；the spectrum of imaging findings. AJR Am J Roentgenol 172：191-197, 1999

木村正剛，藤澤弘之，林　邦昭，千葉　恒，上谷雅孝（50巻10号，2005より）

88 3カ月前から左胸部腫瘤に気づき，腹部単純X線で内部に不整な粒状石灰化がみられた

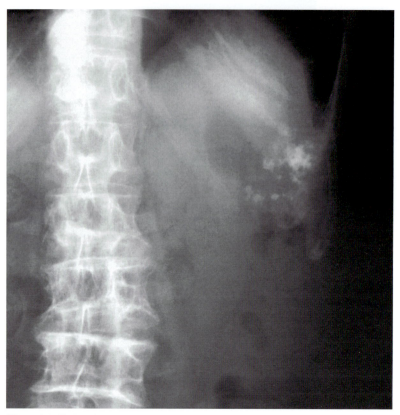

図1　腹部単純X線

★次頁にも画像所見（図2，3）があります

症例

症例は83歳，男性。
主　訴 ▶ 左胸部腫瘤。
現病歴 ▶ 3カ月前より左胸部の腫瘤に気付く。疼痛なし。
現　症 ▶ 特記事項なし。
家族歴 ▶ 特記事項なし。
血液生化学所見 ▶ 特記事項なし。

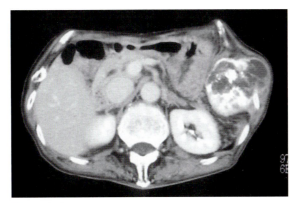

図2 造影CT

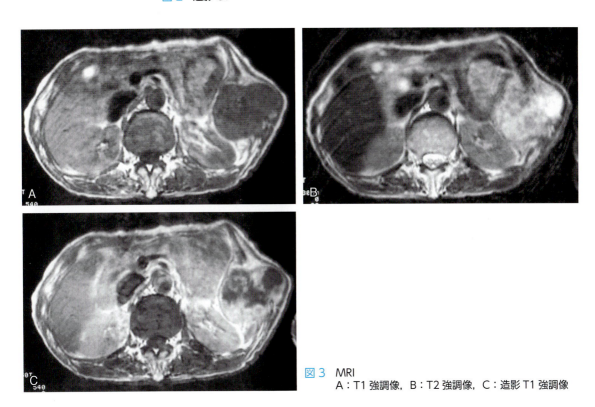

図3 MRI
A：T1強調像，B：T2強調像，C：造影T1強調像

画像所見

　腹部単純X線（図1）では左側胸〜側腹部にかけて内部に不整な粒状石灰化を伴う腫瘤影を認め，この陰影に重なった第9，10肋骨前部が不明瞭になっている。

　造影CT（図2）では左第10肋骨を主座とする径5cm程の膨張性に発育する腫瘤を認める。周囲との境界は比較的明瞭，内部はかなり不均一で，粗大な石灰化を伴っている。

　MRIでは腫瘤は，T1強調像（図3A）にて筋と同様の低信号，T2強調像（図3B）にて全体的に強い高信号を示しているが，内部は不均一であり，多結節状ともとれる。造影後，内部が不均一に増強され，結節状の構造も描出されている（図3C）。

経　過

　病変部の切除術が施行された。病理所見上，分葉状構造を保つ軟骨組織を認め，構成細胞は腫大した胞体を有し，異形成・多核が目立った。骨梁の介在を認め，既存の骨への腫瘍性浸潤が疑われた。以上より肋骨由来の軟骨肉腫と診断された。

解　説

　軟骨肉腫は，発生が骨内か骨表層かによって中心性軟骨肉腫と末梢性軟骨肉腫に大別される。組織学的悪性度から3段階に分けられている。好発年齢は30〜60歳代で，若年者はまれ。好発部位は長管骨，骨盤骨，肋骨，肩甲骨などである。

　X線上，低悪性度の軟骨肉腫は，比較的境界明瞭な中心性の透亮像として認められ，内軟骨腫に類似する。進行すると骨侵食や骨破壊，軟部腫瘤の形成がみられる。高頻度で点状石灰化（stippled calcification）を伴っている。CTでは，骨の破壊や内部の石灰化がよりはっきりとわかる。

　MRIでは，病変の進展範囲を把握しやすく，また，軟骨成分がT1強調像で低信号，T2強調像にて強い高信号を示し，多結節状の形態として描出されることで，その検出に有用と考えられる。造影MRIでは，結節（軟骨成分）を分画する隔壁様の構造が描出される。さらに高悪性度のものでは，粘液様基質，壊死，出血などを伴ってくる。

診　断：肋骨由来の軟骨肉腫　chondrosarcoma of the rib

■ 文　献

1) MacSweeney F et al：Skeletal Radiol 32：671-678, 2003
2) Venel D et al：Skeletal Radiol 30：208-212, 2001

今泉　猛，下田悠一郎，工藤　祥（50巻13号，2005より）

89 慢性関節リウマチ，腎不全で通院中，3カ月前から左側胸部に柔らかい腫瘤を触知し，9カ月前には右側胸部にも腫瘤を認めるも，無治療で消失した

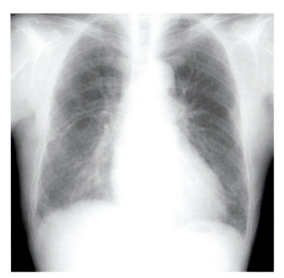

図1 胸部X線（今回）

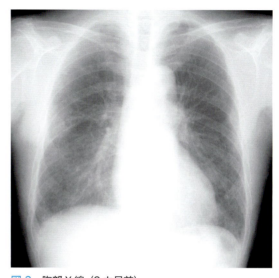

図2 胸部X線（9カ月前）

★次頁にも画像所見（図3〜5）があります

症例	
	症例は62歳，男性。
主　訴	▶ 左側胸部腫瘤。
現病歴	▶ 慢性関節リウマチ，腎不全で通院中であった。3カ月前より左側胸部の腫瘤を自覚している。9カ月前には右側胸部にも腫瘤を認めたが無治療で消失した。
既往歴	▶ 慢性関節リウマチ（19年前より），慢性腎不全（3年前より血液透析）。
現　症	▶ 左側胸部に軟らかい腫瘤を触知する。圧痛なし。

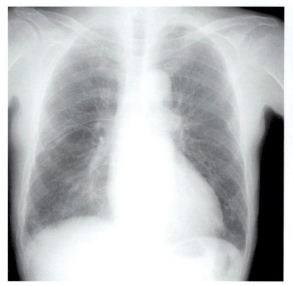

図3 胸部X線（4カ月前）

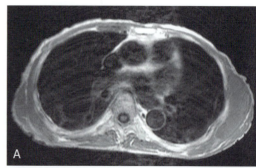

図4 胸部CT（4カ月前）

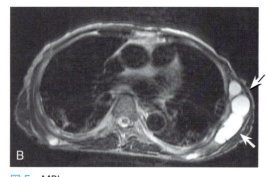
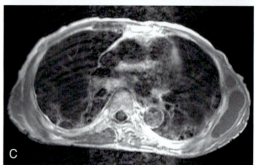

図5 MRI
　　A：T1強調像，B：T2強調像，C：造影後T1強調像

画像所見

　今回の胸部X線（図1）では，左腋窩の膨隆，両肺の網状粒状影，左肋骨の骨折後変形を認める。9カ月前の胸部X線（図2）では，右腋窩に今回と同様な膨隆を認めるが，左腋窩には異常を指摘できない。4カ月前（図3）には両側腋窩が膨隆しているが，左側の病変は今回よりも小さい。4カ月前のCT（図4）で，両側肩甲骨の前面には胸壁に広基性に接する半球状腫瘤が認められる。境界は明瞭で，内部は多房状である。

今回の MRI では左胸壁に沿った多房状腫瘤を認める。内部は T1 強調像（図 5A）で低信号，T2 強調像（図 5B）で高信号を呈し，造影後 T1 強調像（図 5C）では濃染する被膜様構造が描出されるが，充実成分はない。右側の病変は CT 撮影時よりも縮小し，1 cm 大の囊胞状結節となっている。腫瘤表面には外方に圧排された前鋸筋を認め（図 5B ⇒），病変の局在は胸壁と前鋸筋の間と思われる。

▌解　説

X 線で描出される腋窩腫瘤影として，腫瘍，リンパ節腫大，膿瘍，血腫などがあげられる。本例にみられる自然縮小の経緯からは，腫瘍特に悪性腫瘍の可能性は低い。CT や MRI では病変は囊胞性であり，囊胞性腫瘍か充実性腫瘍の囊胞化のいずれかと考えられる。囊胞状リンパ管腫などでは，出血を契機に大きさが変化することが知られているが，MRI の信号は出血を示唆するものではない。さらに CT では病変は左右対称的で，いずれも胸壁と前鋸筋に囲まれる解剖学的な同一部位に位置しており，既存の構造物に由来する病変が疑われる。

肩甲胸郭関節の深部は，前鋸筋と胸壁で囲まれた前鋸腔，肩甲下筋と前鋸筋に囲まれる肩甲下腔に分けられ，前者に肩甲胸郭滑液包（scapulothoracic bursa），後者に肩甲下滑液包（subscapular bursa）が存在する[1]。慢性の物理的刺激によってこれら滑液包に液体が貯留した状態は滑液包炎と呼称され，肩甲部のきしみ音や疼痛の原因になるが[2]，ときに臨床症状を伴わない滑液包炎を生じることが知られている[3]。

Higuchi らは，無症候性の肩甲胸郭滑液包炎（scapulothoracic bursitis）の臨床的特徴として，①上背部（肩甲骨下）に軟部腫瘤を認める，②病悩期間が比較的短い（数週間），③自然に縮小する，④穿刺液から悪性細胞が検出されない，と報告している。さらにその画像所見として，①病変は胸壁と前鋸筋の間に存在する，②レンズ状ないしは半球状の境界明瞭な囊胞性腫瘤である，③通常は T1 強調像で低信号，T2 強調像で高信号を呈するが，ときに fluid-fluid level を認める，④造影後は被膜様の造影増強を認めるが，充実成分を欠く，などをあげている[3]。

本例は，病理の裏づけはないが，経過や特徴のある発生部位と画像から肩甲胸郭滑液包炎と考えられる。本症は軟部腫瘍と誤って診断されることが多いが，疾患の性質上，侵襲的な治療は避けるべきである。この疾患の特徴的な部位や画像所見を知ってさえいれば，臨床的に診断が可能な疾患と考えられる。

診　断：肩甲胸郭滑液包炎　scapulothoracic bursitis

■ 文　献

1) Williams GR et al：Anatomy of the scapulothoracic articulation. Clin Orthop Relat Res 359：237-246, 1999
2) Fujikawa A et al：Chronic scapulothoracic bursitis associated with thoracoplasty. AJR Am J Roentgenol 183：1487-1488, 2004
3) Higuchi T et al：Clinical and imaging features of distended scapulothoracic bursitis. J Comput Assist Tomogr 28：223-228, 2004

小山雅司，大場　覚（51 巻 1 号，2006 より）

90 徐々に進行する両下肢麻痺をきたし，MRIで第3胸椎に腫瘤性病変を指摘され，骨転移が疑われた

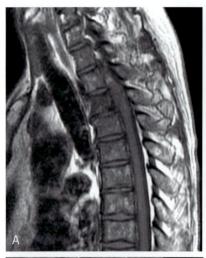
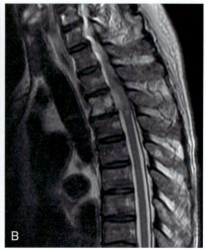
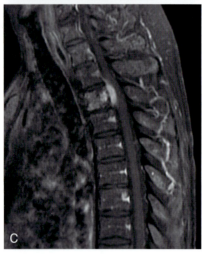

図1 MRI
A：T1強調（矢状断像）
B：T2強調（矢状断像）
C：脂肪抑制造影T1強調（矢状断像）

★次頁にも画像所見（図2, 3）があります

症例

症例は70歳，男性。
主　訴 ▶ 両下肢麻痺。
現病歴 ▶ 2×××年7月初旬より徐々に進行する両下肢麻痺がみられ，体動困難となった。8月初旬に近医を受診し，MRIにて第3胸椎に腫瘤性病変を指摘され，骨転移が疑われた。同月末に当院入院となる。
神経学的所見 ▶ 剣状突起以下の知覚障害，運動障害（腸腰筋，大腿四頭筋，前脛骨筋，長拇趾屈筋・伸筋，腓腹筋の左右対称の筋力低下：MMT 2～4），膀胱機能低下を認めた。

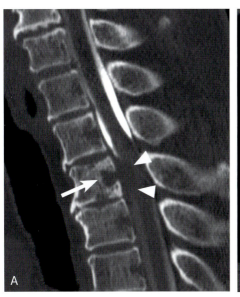
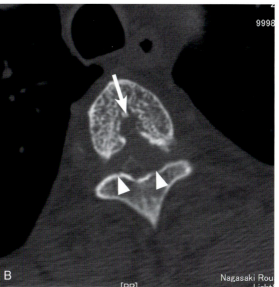

図2　CT myelography
　　A：MPR（矢状断像），B：MPR（斜横断像）

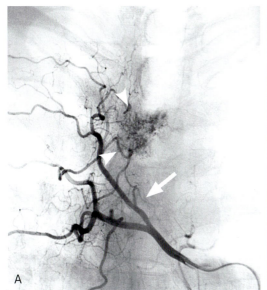
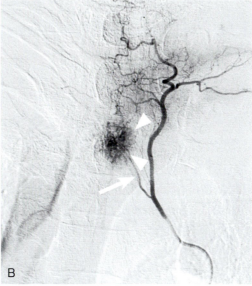

図3　血管造影
　　A：右第2〜5肋間動脈共通幹造影，B：左第2・3肋間動脈共通幹造影

画像所見

　MRI（図1）では，第3胸椎椎体より前部硬膜外腔へ進展する腫瘤を認める。T1強調像で低信号を，T2強調像で強い高信号を，造影像で強い濃染効果を示す。骨内成分には点状の低信号域，造影不良域を混在している。硬膜外成分はT2強調像で特に強く均一な高信号を，造影像で特に強く均一な濃染効果を示す。脊髄は病変により後方へ圧排され，T2強調像にて損傷を示

す高信号域を認める。

CT myelography（図2）では，第3胸椎椎体に後部正中の溶骨性変化，軟部腫瘤を認める（⇨）。斜横断像にて同椎体全体の骨梁粗造化がみられる。この後方の硬膜外軟部腫瘤（△），それによる脊髄圧排も明らかである。

血管造影では，右第2〜5肋間動脈共通幹造影（図3A）にて根動脈（⇨）を介して病変の右側に強い濃染像（△）を認める。左第2・3肋間動脈共通幹造影（図3B）にて根動脈（⇨）を介して病変の左側に強い濃染像を認める（△）。ともにpoolingを示唆する強い点状・結節状濃染域を混在している。

▌経　過

画像所見より脊椎血管腫と診断した。脊髄圧排・損傷があったため，まずは早急な除圧術が必要と考えられた。術中出血軽減のためのジェルフォーム細片による栄養動脈（根動脈）塞栓術後に，第2・3椎弓切除術，硬膜外病変切除術が施行された。病変は椎体後面の拡大した血管孔（basivertebral vein流出部）より硬膜外腔へ進展していた。病理組織にて海綿状血管腫と診断された。その後，MRIにて硬膜外病変縮小，脊髄圧排軽減がみられ，症状軽減も認めたが，これらは残存しており放射線治療による追加治療中である。

▌解　説

骨血管腫は組織学的に，軟部組織血管腫と同様に海綿状血管腫（cavernous hemangioma）と毛細血管性血管腫（capillary hemangioma）に大別される。脊椎に最も多くみられるが，脊椎血管腫（vertebral hemangioma：VH）の大部分は真の腫瘍ではなく，過誤腫様奇形，または静脈うっ帯によるものと考えられている。胸椎，次いで腰椎に多く，頸椎には少ない[1]。どの年齢にもみられるが，特に中年女性に多い[1]。

症状の有無によりasymptomatic VH，symptomatic VHに大別される。asymptomatic VHは骨内に限局し増大傾向はなく，無症状で偶然に発見される。大部分の症例に相当し，治療は必要ない。symptomatic VHは脊椎血管腫の1%以下にみられるまれなもので，急速増大し，圧迫骨折，骨外進展，それらによる脊髄・神経根圧排をきたす。多くは背部痛が先行し，次第に両下肢異常感覚・麻痺，膀胱直腸障害などの神経症状を認める。90%が胸椎（75%が第3〜9胸椎）にみられ，頸椎では非常にまれである[1]。男性より女性に若干多い。骨外進展がなく背部痛を認める場合もあり，これをsymptomatic VH，骨外進展，脊髄・神経根圧迫をきたしたものをcompressive VHとする分類もある[1]。

asymptomatic VHは血管性組織が少なく，主に脂肪組織より成る[2]。単純X線，CTでは，骨濃度低下，主に縦走する粗造化した骨梁（単純X線：vertical striation，corduroy appearance，CT：polka dot appearance）を認める。MRIでは，脂肪成分を反映してT1・T2強調像ともに強い高信号を示す[2]。粗造化した骨梁を反映する点状・線状低信号を混在することが多い。造影効果は軽度である。血管造影では，濃染像が軽度，または正常脊椎と同程度である[2]。symptomatic VHは主に海綿状血管腫様の血管性組織より成る。単純X線，CTでは，asymptomatic VHに特徴的な縦走する粗造化した骨梁を認める頻度は高くない。CTでは，溶骨性変

化，軟部腫瘤をしばしば認める。MRI では，T1 強調像で低信号を示し[2]，T2 強調像で強い高信号に粗造化した骨梁を反映する点状・線状低信号を混在する。骨外進展部は軟部腫瘤としてみられ，硬膜外静脈などの隣接静脈拡張も認める。造影効果は強い[3]。血管造影では，脊椎の細動脈拡張，pooling，強い濃染像を認める[1-3]。鑑別は転移，悪性リンパ腫，骨髄腫などが挙がるが，前述した特徴的画像所見により診断は可能と思われる。

　治療は動脈塞栓術，手術，放射線治療，経皮的エタノール局所注入[4] などがあり，適宜，これらの単独，または組み合わせによる治療が選択される。

診　断：脊椎血管腫　vertebral hemangioma

■ 文　献

1) Laredo JD et al：Vertebral hemangioma；radiographic evaluation. Radiology 161：183-189, 1986
2) Laredo JD et al：Vertebral hemangioma；fat-content as a sign of aggressiveness. Radiology 177：467-472, 1990
3) Friedman DP：Symptomatic vertebral hemangiomas；MR findings. AJR Am J Roentegerol 167：359-364, 1996
4) Dopmann JL et al：Symptomatic vertebral hemangiomas；treatment by means of direct intralesional injection of ethanol. Radiology 342：341-348, 2000

川原康弘，木村正剛，藤沢弘之，林　邦昭，小西宏昭，奥平　毅，上谷雅孝（52 巻 4 号，2007 より）

91 肺炎で入院中，突然意識レベルが低下し，血圧低下と著明な発汗がみられた

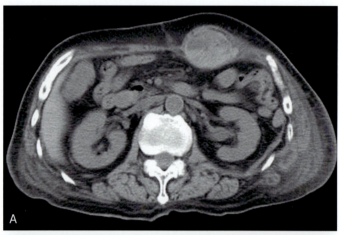

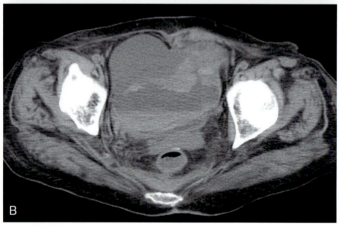

図1　腹部CT
A：臍上部，B：骨盤部

★次頁にも画像所見（図2）があります

症例	
	症例は82歳，女性。
主　　訴	▶ 意識レベル低下。
現 病 歴	▶ 肺炎のため10日前から入院加療中であった。突然の意識レベル低下が出現した。
現　　症	▶ 血圧80/40 mmHg。著明な発汗を認める。呼名に対する反応はあるが，発語が乏しい。
検査所見	▶ 赤血球 $161 \times 10^4/\mu l$，Hb 5.0 mg/dl。
既 往 歴	▶ 胃癌と胆石で手術（4年前），心房細動（ワーファリン服用中）。

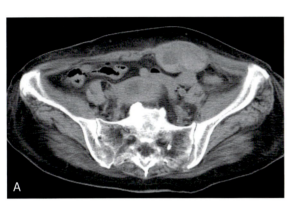
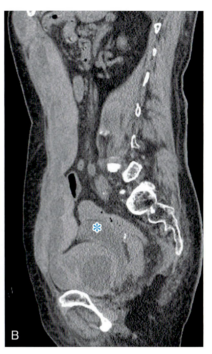

図2　腹部 CT
A：臍下部，B：MPR（矢状断像）

画像所見

腹部 CT（発症 2 日後，図1，図2）では，左腹直筋に沿って頭尾側に連続する腫瘤を認める。腫瘤内は背側領域の吸収値が高く，複数の液面を形成している。同様な性状を呈する腫瘤が骨盤内を占拠しており（図1B），一見すると膀胱との区別が難しいが，MPR を用いた矢状断像（図2B）によって，腹直筋と骨盤内の病変が一連のものであることと，膀胱（図2B＊）は骨盤内病変によって背側に圧排されていることがわかる。

解　　説

腹直筋に生じる腫瘤としてデスモイドなどの腫瘍のほか，膿瘍などの炎症性病変をあげることができる。本例の場合，強い貧血を伴う突然の発症や，CT における高吸収域の存在，病変内の液面形成をみれば出血を想定することは難しくない。

腹直筋鞘内血腫は下腹壁動脈やその分枝の破綻によって生じる。特発例もあるが，血液疾患や抗凝固治療を受けている例が多く，こうした状況下での咳嗽や過剰な運動が発症の契機となる[1]。中高年以上，女性優位に認められ，激しい腹痛や悪心・嘔吐を呈するために急性腹症として扱われることも少なくない。理学的には腹部腫瘤を触知したり，皮膚の出血斑が認められる。本例はこうした好発要件をすべて満たしており，CT 所見と合わせて診断は可能である。意識レベルの低下も大量出血によるショックと考えられる。注目は血腫の形態である。左腹直筋に沿って進展し，骨盤内に至って膨隆するように骨盤内を占拠しているが，どうしてこの様な形状を呈するのであろうか。

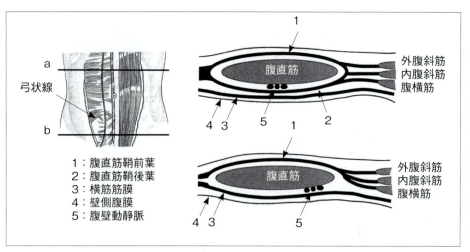

図3　前腹壁解剖図（文献2より改変）

　腹直筋鞘内血腫の画像を理解するためには前腹壁の解剖が重要となる（図3）。腹直筋鞘は側腹筋（外腹斜筋，内腹斜筋，腹横筋）腱膜が癒合して形成されるが，その構造は臍の4～5cm下方に存在する弓状線を境に大きく異なる。弓状線より上方の側腹筋腱膜は筋鞘の前葉，後葉となって腹直筋を全周性に包み込むのに対し（図3），弓状線下方の腱膜は前葉しか形成しないため，腹直筋の背側には横筋筋膜と壁側腹膜しか存在しない（図3）。血腫の原因となる下腹壁動脈は，弓状線上方では腹直筋と筋鞘後葉の間を，下方では腹直筋と横筋筋膜の間を走行している。

　したがって強靭な腱膜で囲まれる弓状線上方では，血腫は正中や側腹筋辺縁を越えることができず横断像で紡錘形となり，腹直筋を腹側に圧排する。弓状線の下方では，血腫は横筋筋膜を圧排して背側に膨隆することができるために球形を呈し，容易に対側へも広がり得るのである[2]。こうした形態的特徴に加え，本症のCT所見として，血腫自体の吸収値が高いことや周辺脂肪織の吸収値上昇が指摘されている[2]。

診　断：腹直筋鞘内血腫　spontaneous rectus sheath hematoma

■ 文　献
1) Linhares MM et al：Spontaneous hematoma of the rectus abdominis sheath：a review of 177 cases with report of 7 personal cases. Int Surg 84：251-257, 1999
2) Fukuda T et al：Spontaneous rectus sheath hematomas：clinical and radiological features. Abdom Imaging 21：58-61, 1996

小山雅司，大場　覚（53巻7号，2008より）

92 左膝内側疼痛，腫脹，熱感，疼痛が増悪し，近医にて骨腫瘍を指摘された

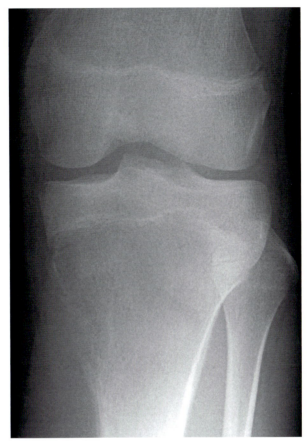

図1 単純X線

★次頁にも画像所見（図2, 3）があります

症例 症例は13歳，女児。
- **主　訴** ▶ 左膝内側疼痛。
- **現病歴** ▶ 2〜3カ月前より左膝内側の疼痛を自覚していた。同部の腫脹および熱感が出現し，疼痛が増悪したため，近医にて骨腫瘍が疑われ，当院に紹介となった。
- **既往歴** ▶ 特記事項なし。
- **血液検査所見** ▶ ALPが564と上昇している以外には，明らかな異常値は認められなかった。

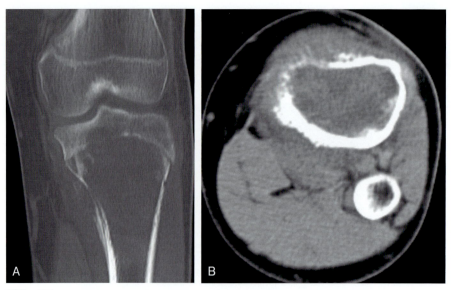

図2 CT
A：単純CT（MPR，冠状断像），B：単純CT（横断像）

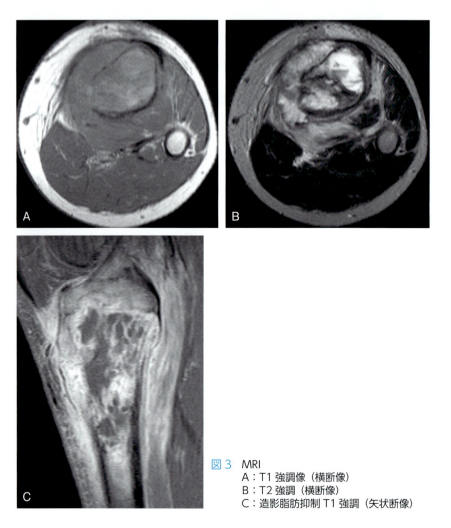

図3 MRI
A：T1強調像（横断像）
B：T2強調（横断像）
C：造影脂肪抑制T1強調（矢状断像）

▌画像所見

単純X線（図1）では，左脛骨近位骨幹端内側の膨隆性変化と骨透亮像が認められた。明らかな硬化縁はみられず，広い移行帯を有していた。内側の骨皮質の断裂および骨膜反応と思われる淡い硬化像が認められた。

CTでは，脛骨近位骨幹端から一部骨端に広がる8cm長の腫瘤があり，内側の骨皮質の菲薄化，一部断裂と多層性の骨膜反応（onion-skin appearance）が認められた（図2A）。腫瘤内部は単純CTにて低吸収～一部高吸収域を示しており，低吸収域と高吸収域の液面形成を思わせる部分もみられた（図2B）。明らかな骨形成は認められなかった。脛骨内側前方の骨皮質の断裂とsunburst状の骨膜反応が認められた（図2B）。

MRI T2強調像では多数の隔壁を有する小嚢胞構造があり（図3B），その一部はT1強調像にて高信号を示し（図3A），液面形成も伴っていることから，出血性変化が示唆された。脛骨周囲には強い増強効果を有する骨外腫瘤が認められた（図3C）。

▌経　　過

侵襲性の高い骨破壊，骨膜反応を有し，出血性変化を伴った多房性嚢胞と充実性腫瘤から成る骨腫瘍であることから，血管拡張型骨肉腫が疑われた。

左脛骨骨生検にて骨肉腫と診断された。化学療法3コース施行後のMRIで腫瘤はサイズに変化はなかったものの，増強効果のある不整な隔壁，充実成分は縮小していた（図4）。腫瘍広範切除術および人工膝関節置換術が施行され，血管拡張型骨肉腫の診断であった。病理学的に血液を内包する多房性嚢胞性腫瘍で，腫瘍細胞の遺残がわずかにみられるのみであり，化学療法が奏効したと考えられた。その後，術後化学療法が2コース施行され，現在経過観察中である。

▌解　　説

血管拡張型骨肉腫（telangiectatic osteosarcoma）は骨肉腫の一亜型で，2.5～12％を占めるとされる。血液が充満した多数の拡張した空洞と線維性隔壁およびその辺縁に存在する悪性度の高い腫瘍細胞からなるが，画像や病理像が動脈瘤様骨嚢腫と類似しており，鑑別を要することがある。好発年齢，性差や好発部位は通常型骨肉腫と同様で，10～20歳代の男性に多く，長管骨の骨幹端，特に大腿骨遠位部および脛骨近位部に好発する[1]。

単純X線では侵襲性の高い地図状骨破壊（geographic bone destruction）を示すことが多く，広い移行帯を有する。骨の膨隆性変化や骨膜反応がみられ，病的骨折，骨皮質の破壊や軟部腫瘤の形成を伴うこともある。基質の石灰化や骨化は軽度で，通常型骨肉腫でみられるような濃い石灰化や骨化がみられることはない。

CTでは，腫瘤内部は不均一な濃度を示し，筋肉と比較して低濃度の部分の他に，筋肉と等～軽度高濃度を示す部分もみられる。また単純X線に比べ，骨皮質の断裂や軟部腫瘤の描出が明瞭となる。

MRIでは，T1強調像にて筋肉と等～高信号，T2強調像にて高信号を示し，出血を反映した信号を呈する。嚢胞内部に液面形成を認めることがあり，特徴的である。造影剤にて，隔壁や

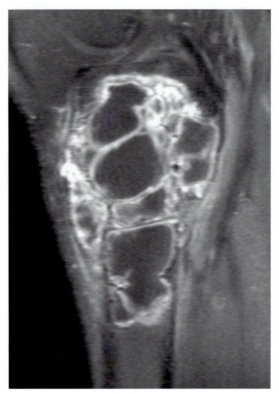

図4　造影脂肪抑制T1強調像（矢状断像，化学療法後）

　囊胞の周囲にみられる充実成分は増強される。
　CTやMRIにて液面形成を来す囊胞性腫瘤として，血管拡張型骨肉腫のほかに，まずは動脈瘤様骨囊腫が挙げられるが，その鑑別点としては，本例でみられるような侵襲性の高い骨破壊像，厚く不整に増強される囊胞壁や充実成分の有無が重要である[1]。その他，巨細胞腫や骨芽細胞腫，軟骨芽細胞腫，線維性骨異形成などは，2次性の動脈瘤様骨囊腫様変化を来すことがあり，鑑別疾患に含まれる。また，単純性骨囊腫に病的骨折を合併した場合やまれにbrown tumorにも出血を伴うことがあり，液面形成を来す可能性がある[2]。

診　断：血管拡張型骨肉腫　telangiectatic osteosarcoma

■ 文　献
1) Murphey MD et al：Telangiectatic osteosarcoma：radiologic-pathologic comparison. Radiology 229：545-553, 2003
2) van Dyck P et al：Prevalence, extension and characteristics of fluid-fluid levels in bone and soft tissue tumors. Eur Radiol 16：2644-2651, 2006

原田祐子，德田　修，松永尚文（54巻12号，2009より）

93　3，4年前より左脛骨の疼痛を放置しており，5カ月前から両下肢痛が増強し，歩行困難となった

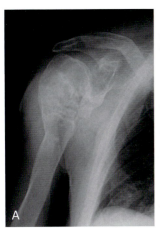
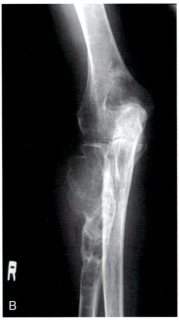
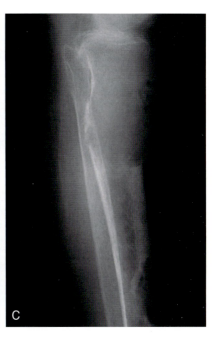

図1　X線
　A：右上腕骨
　B：右橈骨
　C：左脛骨

★次頁にも画像所見（図2〜4）があります

症例　症例は40歳代，男性。
- **主　訴** ▶ 両下肢痛，歩行困難。
- **現病歴** ▶ 3〜4年前より左脛骨前面に疼痛が出現していたが放置していた。5カ月前より左下腿の疼痛が増悪し歩行時に左足がよく上がらず，すり足歩行となった。右足にも同様の症状が現れ歩行不能となり当院を受診した。
- **既往歴** ▶ 特記事項なし。
- **理学所見** ▶ 血圧 120/80 mmHg，頻拍。
- **局所所見** ▶ 明らかな腫瘤は触知せず。
- **血液検査所見** ▶ ALP 2166 IU/l（110〜350 IU/l），Ca 12.5 mg/dl（8.8〜10.2 mg/dl），P 1.7 mg/dl（2.5〜4.5 mg/dl），インタクトPTH（副甲状腺ホルモン）878 pg/ml（10〜60 pg/ml），高感度PTH 12,000 pg/dl（160〜520 pg/ml），PTH関連蛋白 0.2 pmol/l以下。（　）内は正常値。

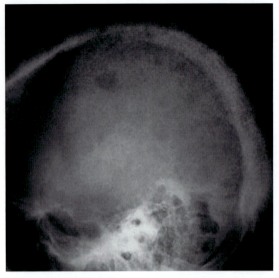

図2 X線（頭蓋骨全体）

図3 頸部CT

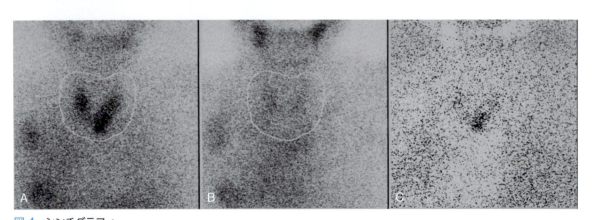

図4 シンチグラフィ
A：甲状腺シンチグラフィ，B，C：副甲状腺サブトラクションシンチグラフィ

画像所見

　X線では，頭蓋骨全体（図2），下顎骨体部，右上腕骨（図1A），右橈骨（図1B），大腿骨・左脛骨（図1C）の骨幹端から骨幹に腫瘤状の骨吸収像を認め，左脛骨骨折を合併していた。溶骨性骨転移や軟骨肉腫，Oiller diseaseの内軟骨腫病変なども鑑別に挙げられたが，血液学的所見から副甲状腺亢進症による褐色腫が疑われた。頸部超音波検査を行ったところ甲状腺の左葉下極背側に接して径18 mmの低エコー結節を認めた。頸部CTでも甲状腺の左葉下極背側から胸骨背側にかけて2×1.8 cmの腫瘤を認め造影後に均一に良好な増強を認めた（図3）。頸部MRIでは同部位にT1強調像で低信号，T2強調像で高信号を呈する腫瘤を認めた。

　骨シンチグラフィでは頭蓋骨，下顎骨，四肢や肋骨に多数の異常集積を認めた。甲状腺シンチグラフィ（$^{99m}TcO_4^-$）では甲状腺は正常の形態であった（図4A）。副甲状腺シンチグラフィ（$^{201}TlCl$，$^{99m}TcO_4^-$サブトラクションシンチグラフィ）では甲状腺左葉下極の尾側にタリウムの異常集積を認め副甲状腺腫瘍への集積と考えられた（図4BC）。

▎経 過

　副甲状腺腫瘍による原発性副甲状腺機能亢進症の診断で左上皮小体摘出術が行われた。病理組織診断の結果は副甲状腺腺腫であった。術後より 1.5 mEq/h で Ca を投与開始し，著明な Ca 低下は認めなかった。術後 4 日目には乳酸 Ca および活性型ビタミン D3 製剤の内服のみとし血清 Ca 値 8 mg/dl 前後で安定した経過となり退院となった。

▎解 説

　原発性副甲状腺機能亢進症はその大部分が単発性の腺腫（85%）であり，次に過形成（10〜15%）が続き，癌腫は 1% 以下である[1)2)]。二次性（腎性）副甲状腺機能亢進症は慢性腎不全による副甲状腺の刺激により引き起こされ，この過形成も骨痛や病的骨折，他の腎性骨異栄養症を引き起こす。線維性骨炎を呈する場合は副甲状腺の全重量が 1 g を超えることが多い。いずれも副甲状腺摘出術により高い治療効果が得られる。術前診断には超音波や CT，MRI の他，核医学検査としては ^{201}TlCl，^{99m}TcO$_4^-$ サブトラクションシンチグラフィ，^{99m}Tc-MIBI が有効である。特に，近年は後者が特異度，感度に優れ再手術のリスク軽減などに寄与すると考えられ[3)4)]，本邦では ^{99m}Tc-MIBI の副甲状腺シンチグラフィは厚生労働省の認可を待つ段階である（2010 年 3 月現在）。

　副甲状腺機能亢進症の骨 X 線所見としては，褐色腫による限局性骨吸収（図 1）の他，全身生の骨吸収像，頭蓋骨の吸収による salt and pepper appearance（図 2），歯根周囲の骨吸収像，手指骨の骨膜下骨吸収などがよく知られている[5)]。他に，軟部組織の石灰化も高頻度にみられる。

> **診 断**：原発性副甲状腺腺腫による多発性褐色腫
> multiple brown tumor due to primary parathyroid adenoma

■ 文 献

1) Lee VS et al : The complementary roles of fast spin-echo MR imaging and double-phase ^{99m}Tc-sestamibi scintigraphy for localization of hyperfunctioning parathyroid glands : AJR Am J Roentgenol 167 : 1555-1562, 1996
2) 日下部きよ子：副甲状腺シンチグラフィ．最新臨床核医学 第 3 版．p362-370，金原出版，1999
3) Mazzeo S et al : Comparison among sonography, double-tracer subtraction scintigraphy, and double-phase parathyroid lesions. AJR Am J Roentgenol 166 : 1465-1470, 1996
4) 奥村能啓：臨牀核医学　私たちはこう使う　第 1 版．p51-53，メジカルセンス，2002
5) Hayes CW et al : Hyperparathyroidism. Radiol Clin North Am 29 : 85-96, 1991

平井徹良，大塚貴輝，工藤　祥（55 巻 7 号，2010 より）

94　3歳になった頃から歩行障害が出現し，骨折の既往を指摘された

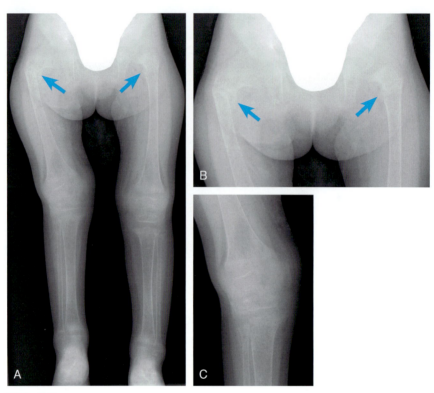

図1　X線
A：両下肢X線（正面像），B：骨盤部拡大像，C：右膝拡大像

★次頁にも画像所見（図2，3）があります

症例

症例は3歳9カ月，女児。

主　　訴 ▶ 歩行困難。

現 病 歴 ▶ 3歳になった頃から歩行を嫌がるようになり，前医を受診した。X線にて骨折の既往を指摘された。その後は伝え歩きができるまで回復したが，2カ月前に転倒した後から立たなくなった。前医を再受診し，前回と同部位に骨折を認めたため精査目的で紹介となった。正期産児，周産期異常なし。寝返り：8カ月，掴まり立ち：1歳，独歩：1歳5カ月。

家 族 歴 ▶ 母親がアトピー性皮膚炎。

血液検査 ▶ Ca 8.2 mg/dl（8.5〜10.5），P 2.9 mg/dl（2.5〜4.5），Alp 13425 IU/l（100〜325），PTH-intact 451 pg/ml（10〜65），25(OH)VitD 12 ng/ml（15〜34），1,25(OH)$_2$VitD 145.0 pg/ml（22〜88）。（　）内は正常値。

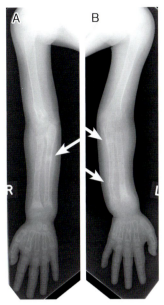

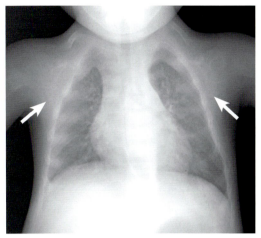

図3 胸部X線（仰臥位正面像）

図2 上肢X線
A：右上肢X線（正面像），B：左上肢X線（正面像）

画像所見

　X線（図1〜3）では，骨陰影のびまん性減弱と骨皮質の菲薄化を認める．両下肢正面像（図1）では両側大腿骨，脛骨，腓骨の成長板が開大している．それらの骨幹端の辺縁は不鮮明で刷毛状を呈し，外方へ張り出している．両側大腿骨の近位骨幹には淡い硬化を伴う線状透亮像を認める（図1→）．右側では仮骨が形成され，軽度に変形している．

　両側上肢正面像（図2）では橈・尺骨の骨幹端や成長板に同様な所見を認める．尺骨の骨幹には骨を横断する透亮像を認め，周囲の淡い硬化と仮骨形成を伴っている（図2⇒）．

　胸部仰臥位正面像（図3）では，両側肩甲骨下角に線状透亮像を認め（図3⇒），肋骨腹側端は不鮮明で軽度腫大している．

経　　過

　繰り返す骨折から骨形成不全症や虐待が疑われたが，画像所見からくる病と考えられた．さらに下記の血液検査の結果によって，ビタミンD欠乏性くる病と診断された．その後の聴取で，母親は自身のアトピー性皮膚炎のために児を連れた外出を避けていたことが判明し，日光曝露の不足がビタミンD欠乏の主原因と考えられた．

解　　説

　小児に多発する骨折を認めた場合，第一に鑑別すべき疾患は虐待である．骨折の部位や性状の他，骨以外の外傷の有無（体表，眼底，頭蓋内）などを含めた総合的な判断が必要となる．今回の症例では，骨折と思われる部位はいずれも辺縁に淡い硬化を伴い，転位に乏しい．しかも病変が左右対称に分布している点や，周辺軟部影の腫脹がないなど，外傷性骨折としては非典型である．骨陰影がびまん性に低下していることからも，外傷よりも全身性の骨形成障害が示唆される．骨形成不全症（以下，OI）は，骨の主要成分のひとつであるI型コラーゲンの異常によっ

て骨が脆弱化する骨系統疾患である。本例は，OIとの画像的共通点もあるが，OIでみられることの多い長管骨の狭細化はなく，青色強膜も認められなかった。本例のX線所見の特徴は骨幹端に認められ，成長板の開大と骨幹端の不鮮明化，外方への突出から，くる病と診断できる。

くる病は類骨や軟骨基質への骨塩沈着が障害される疾患である。石灰化を欠くために骨の強度が低下し，骨格の変形や成長障害を生じる。同様の病態が骨端線閉鎖後に生じたものが骨軟化症である。

X線画像上，くる病では骨陰影がびまん性に減弱し，長管骨の皮質が薄くなる。さらに骨代謝の盛んな骨幹端では，成長板の開大，骨幹端の不鮮明化（fraying），漏斗状変形（flaring）を認める。それぞれ，石灰化の乏しい軟骨基質の増加，予備石灰化層の骨化不全，軟骨周囲環障害による外方への張り出しによる所見である。特に代謝の活発な骨幹端中央が影響を受け易く，骨幹端の中央が陥凹した形状を呈する（cupping）。本例の骨幹にもみられた辺縁に淡い硬化を伴う線状透亮像は，Looser's zone と呼ばれ，不全骨折の治癒過程で生じる類骨への未石灰化状態である。骨の長軸に直交し，対称性に分布することが多く，痛みや変形を伴うことは少ない。好発部位は肩甲骨，大腿骨内側面，恥骨，坐骨，尺骨近位 1/3，橈骨遠位 1/3，肋骨，鎖骨，中手骨，中足骨である。また本例の肋骨腹側端に認めた不整と腫大は，肋骨念珠（rachitic rosary）と呼ばれる所見である。

くる病は原因によって，ビタミンDの作用不全によるものと，リンの不足から生じるものに大別できるが[1]，画像による区別はできない。血中の副甲状腺ホルモンやビタミンDなどの値で判断され，本例では体内のビタミンD総量を反映する 25（OH）VitD の低値から，ビタミンD欠乏性と診断された。

ビタミンDの主な供給源は食物と，紫外線照射による皮膚での生合成である。いずれも肝臓や腎臓での代謝を経て活性化され，作用を発揮する。栄養状態の改善によって本邦のビタミンD欠乏性くる病は減少したが，近年は再増加の傾向が報告されている[2][3]。その背景には，アレルギー疾患などに対する誤った食事制限や偏食，肌荒れや皮膚癌を恐れた日光曝露の不足などが存在する。また母乳に含まれるビタミンD濃度は人工乳に比べて低く，母乳栄養児ではビタミンD欠乏になる危険性が高い[4]。生活習慣の多様化によって，ビタミンD欠乏性くる病は，過去の疾患ではなくなりつつある。

診 断：ビタミンD欠乏性くる病　vitamin D deficiency rickets

■ 文 献

1) 松尾公美浩，藤枝憲二：代謝性骨疾患 ビタミンD欠乏性くる病，藤枝憲二監修，田中弘之編集：小児の骨の発達とその異常性. p154-159, 診断と治療社，東京，2008
2) Nishikawa K et al：Case of incidentally diagnosed vitamin D deficiency rickets：a review of literature from Japan and a proposal for reintroduction of vitamin D2. Pediatr Int 44：179-182, 2002
3) Matsuo K et al：Prevalence and risk factors of vitamin D deficiency rickets in Hokkaido, Japan. Pediatr Int 51：559-562, 2009
4) 杉本昌也ほか：母乳栄養の乳児にみられる日光浴不足によるビタミンD欠乏性くる病. 日本小児科学会雑誌 107：1497-1501, 2003

小山雅司（56巻3号，2011 より）

95 数年前から多関節痛が出現し，息切れ，下腿浮腫を伴っていた

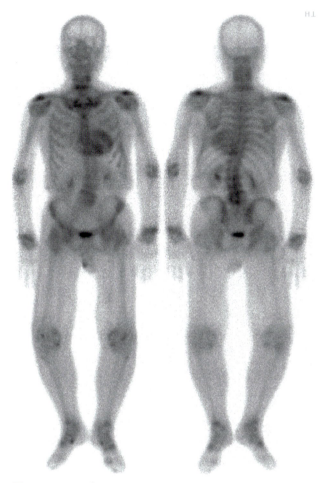

図1 骨シンチグラフィ

★次頁にも画像所見（図2，3）があります

症例	症例は80歳代，女性。
現病歴	股関節を中心とする多関節痛により数年前から外来でフォローされていた。最近動きづらいという訴えがあり，骨シンチグラフィが行われた。
既往歴	高血圧，マラリア（20歳代）。透析の既往はない。
身体所見	息切れ，下腿浮腫あり。
家族歴	特記事項なし。
血液検査	貧血，低アルブミン血症，CRP高値，BNP高値。

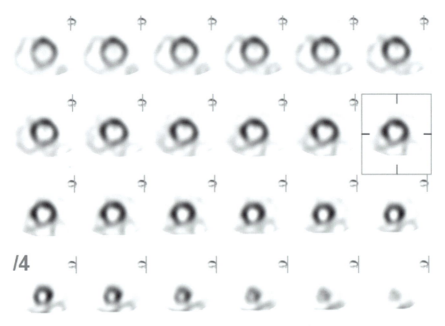

図2 心筋血流SPECT（短軸像）

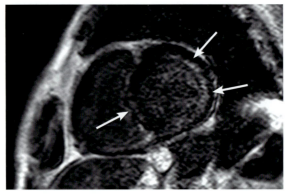

図3 心臓造影MRI（遅延像）

画像所見

　初めに行われた骨シンチグラフィでは多関節炎による集積亢進を認め（図1），骨外所見として心筋にびまん性の ^{99m}Tc-HMDP（ヒドロキシメチレンジホスホン酸テクネシウム）の集積を認めた。胸部単純X線では心胸比の拡大傾向がみられた（画像提示なし）。これらの所見を受けて行われた心筋血流SPECTでは目立った血流低下所見はみられなかったが（図2），右室壁の集積がやや強く，軽度の右室負荷が疑われた。同時に行われた心電図同期SPECTの機能解析の結果，左室駆出率は40％で，全体的な壁運動低下と心拡大を認めた。心臓MRIの遅延造影像では側壁を中心に下後壁，後中隔や一部前壁にもおよぶ心内膜側優位の造影剤の貯留がみられた（図3⇒）。心エコーでは心尖部を除き全体的に壁肥厚を認め，壁運動も全体的に低下，心筋内部には点状の高エコーを認めた（granular sparkling pattern）。

経　過

　十二指腸粘膜の生検から血管壁にコンゴーレッド陽性の沈着物が確認された。高齢でもあることなどから心筋生検は施行されなかったが，核医学検査，MRI，心エコー所見などを考え併せ，心アミロイドーシスと診断された。心不全の増悪により約4カ月後に死亡した。

解　説

　骨シンチグラフィ用の製剤として用いられる ^{99m}Tc-HMDP や ^{99m}Tc-MDP は骨のハイドロキシアパタイトに主に化学的吸着により集積すると考えられている[1]。骨外集積については，脳梗塞，脳出血，心筋梗塞，各種の腫瘍，血腫，石灰化病変などさまざまなものが知られているが[2]，同系化合物を用いた ^{99m}Tc-PYP（ピロリン酸）シンチグラフィと同様に心アミロイドーシスの病変にしばしば集積し，診断的情報を与えることがある。

　アミロイドーシスはアミロイド蛋白が全身に沈着する予後不良の疾患である。沈着するアミロイドなどによりいくつかの型に分類され，形質細胞から産生される蛋白による免疫グロブリン性アミロイドーシス（AL アミロイドーシス），関節リウマチなどを基礎疾患とする反応性 AA アミロイドーシス，長期の透析などにともない発症する β2 ミクログロブリン由来のアミロイドーシス（Aβ2M アミロイドーシス），TTR（トランスサイレチン）関連型を含む家族性のアミロイドーシスなどがある。石田らは PYP の心筋集積性によりアミロイドーシスの型をある程度鑑別できるとし，心集積が肋骨の集積よりも強い例は AL 型で 20％，TTR 関連型で 100％であったと報告している[3]。本例におけるトレーサの集積は肋骨や胸骨よりも強いが，抗 TTR 抗体を用いた免疫染色が行われていないため，TTR 関連型かは不明である。TTR 関連型アミロイドーシスとしては発症年齢が高く，関節炎の既往があるため AA 型も鑑別に挙がる。

診　断：心アミロイドーシス　cardiac amyloidosis

■ 文　献

1) 滝淳一ほか：骨シンチグラフィ，久田欣一監修：最新核医学．p328-349，金原出版，東京，2005
2) 久保敦司：シンチグラムアトラス 正常像とピットフォール 骨．臨放 55：122-138，1997
3) 石田良雄ほか：Tc-99m-pyrophosphate シンチによる心アミロイドーシスの診断：AL 型と TTR 関連型の鑑別への応用．核医学 46：305，2009

橋本　順，橋田和靖，川田秀一，今井　裕（57巻1号，2012より）

96 卵巣癌術後7カ月のPET/CTでFDG集積がみられた

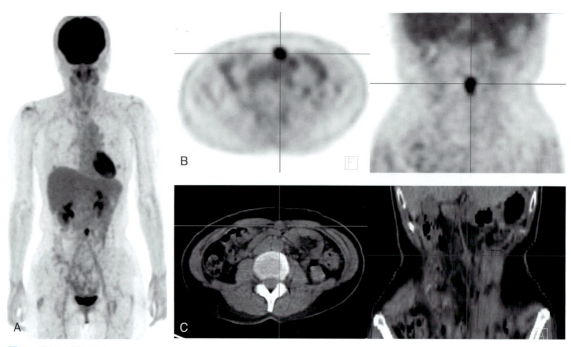

図1 FDG-PET/CT
A：FDG-PET（MIP，正面像），B：FDG-PET（横断像と冠状断像，腹部大動脈分岐やや上のレベル），
C：単純CT（横断像と冠状断像，Bと同レベル）

症例	症例は50歳代，女性。
経　　過	▶ 卵巣癌術後7カ月でFDG-PET/CT検査が施行された。
身体所見	▶ 特記事項なし。
血液検査	▶ 腫瘍マーカー上昇なし。
既 往 歴	▶ 子宮筋腫。

画像所見

PET/CT において腹部正中付近に結節状の強い FDG の集積を認めた（図 1AB　SUV max 11.5）。CT 画像から病変は前腹壁直下に位置していることがわかる（図 1C）。引き続きエコー検査が行われ，辺縁平滑で血流シグナルに乏しい不均一なエコー輝度の腫瘤で，肉芽などの術後変化を疑う像とはやや異なり，再発腫瘍を否定できないと報告されている。

経　　過

腫瘍マーカーの上昇などはなかったが，強い FDG 集積から腹膜再発が疑われ，腫瘍の生検切除が行われた。病理検査では異物反応と乾酪肉芽腫の混在を認め，悪性細胞は見られなかった。シュロッフェル腫瘍（Schloffer's tumor，縫合糸肉芽腫）であると考えられた。

解　　説

シュロッフェル腫瘍は手術の際に縫合針が通過した部位での炎症反応により生じた肉芽腫であり，まれな合併症であるが，再発との鑑別において問題となる。腹部や骨盤での報告が多いようであるが，さまざまな種類の手術の後にさまざまな部位に生ずる[1]。術後どれくらいの期間で見られるかについては数カ月から数年でばらつきがあり，手術からの期間は診断にあまり有効な情報とはならない[1]。画像診断ではエコーが有用であるとされる。特徴的な所見として，辺縁部が明瞭で，高エコー部分と低エコー部分の二重線が形成される "rail-like lines" が知られているが，このような所見を示さずに悪性病変類似のエコー所見を呈する場合もある[1]。本例ではマーキングの目的で再手術直前に再度エコーが行われ，内部に高輝度エコーが数カ所あり，その一部が縫合糸様に見えたことから，シュロッフェル腫瘍の可能性があると指摘されている。

卵巣癌の再発診断に FDG PET/CT は有用であるとされ，腫瘍マーカーの上昇があり，他の画像診断で病変の存在が指摘できない場合にはとくに有用であると考えられている。一方で，卵巣癌の術後に限らず炎症性病変での偽陽性が問題となることがしばしばあり，とくに治療後早期では注意が必要となる。再発の診断において，FDG PET で偽陽性となる術後炎症性病変として，報告は限られているがシュロッフェル腫瘍が挙げられる[1-4]。これらの報告では最大 SUV 値は 4 以下であり，今回の症例のように 10 を越える文献は見当たらないが，FDG 集積が強い場合でも再発との鑑別にシュロッフェル腫瘍を念頭に置く必要があることが示唆される。術後に手術操作部位に生じた単発の腫瘍については，抗癌剤投与などの再発を想定した治療を開始する前にシュロッフェル腫瘍の除外が望まれる。

診　断：シュロッフェル腫瘍　Schloffer's tumor（suture granuloma）

■ 文　献

1) Chung YE et al：Suture granuloma mimicking recurrent thyroid carcinoma on ultrasonography. Yonsei Med J 47：748-751, 2006

2) Holder WD Jr et al : Effectiveness of positron emission tomography for the detection of melanoma metastases. Ann Surg 227 : 764-769 : discussion 769-771, 1998

3) Lim JW et al : False positive 18F fluorodeoxyglucose combined PET/CT scans from suture granuloma and chronic inflammation : report of two cases and review of literature. Ann Acad Med Singapore 34 : 457-460, 2005

4) Kikuchi M et al : Suture granuloma showing false-positive finding on PET/CT after head and neck cancer surgery. Auris Nasus Larynx 39 : 94-97, 2012

橋本　順，川田秀一，山室　博，森なお子，今井　裕（58巻2号，2013より）

97 腰痛があり，MRIで胸椎，腰椎，仙骨に異常が認められ，精査である疾患が判明し，抗がん剤治療前後でPET検査が行われた

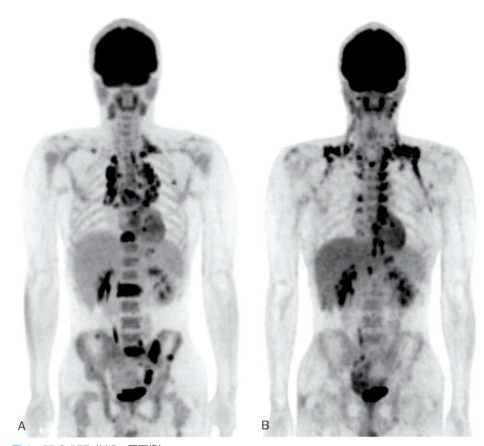

図1 FDG-PET（MIP，正面像）
A：抗癌剤治療前（X年3月），B：抗癌剤治療後（X年5月）

★次頁にも画像所見（図2）があります

症例 症例は20歳代，男性。
主訴と経過 ▶ 腰痛を主訴に他院を受診し，MRIが施行された。胸椎，腰椎，仙骨にMRI（T2強調像）で高信号，Gd-DTPA投与で増強効果を有する病変を認め，当院の整形外科に紹介された。精査によりある疾患が判明し，抗癌剤による治療が行われた。

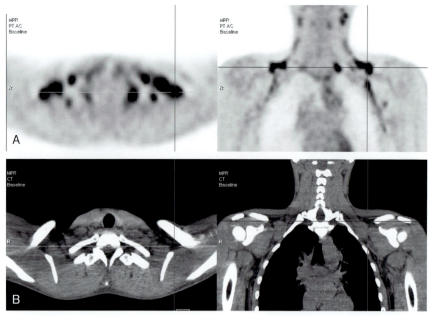

図2 治療後（X年5月）のFDG-PET（A）とCT（B）（それぞれ鎖骨レベル, 横断像と冠状断像）

画像所見

　治療前のPET像では肺門, 左鎖骨上を中心とするリンパ節ならびに胸椎, 腰椎, 骨盤を中心とする骨に多発するFDG集積がみられる. これらを転移として説明できる共通の原発巣を示唆するような明らかな異常集積を認めず, 悪性リンパ腫が考えられた. 左鎖骨上リンパ節生検の結果, 病理はホジキンリンパ腫（nodular sclerosis classical Hodgkin lymphoma）であった.
　治療後のPET像では肺門リンパ節や骨への集積は消失しているが, 両側頸部, 鎖骨上窩, 傍椎体領域に左右対称的な集積が多発している. 治療後のFDG-PETとCTの鎖骨レベルの横断像と冠状断像を図2に示すが, FDGの集積に対応した部分に腫大したリンパ節はみられない. 特徴的な集積の分布と腫大リンパ節がないことから褐色脂肪組織への集積と判断された. 膀胱右上部にみられる集積は消化管の生理的集積である. したがって治療は効果的であったと判断される.

経　　過

　その後フォローのためさらに3回のPET/CT検査が行われたが, 再発の兆候はみられなかった（図3）. 褐色脂肪組織への集積も治療後に1度みられたが, その後の検査では認められなかった.

解　　説

　治療前のPET所見はリンパ腫として矛盾しない. 治療後では多数の集積を認め, 一見治療効果に乏しい印象を受けるが, 治療前の集積とは部位が異なる. 特徴的な集積の分布とPET/CT融合画像でFDG集積に対応した腫大リンパ節がみられないことからリンパ腫病変への集積

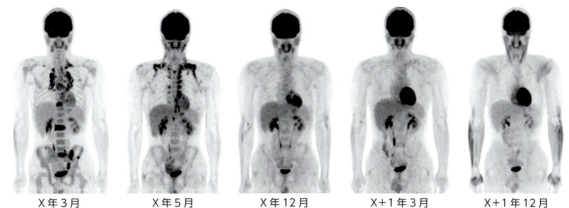

　　　X年3月　　　　　　X年5月　　　　　　X年12月　　　　　X+1年3月　　　　　X+1年12月

図3　治療前後の5回の検査で得られたFDG-PET（MIP，正面像）

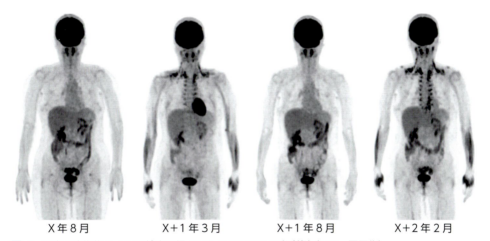

　　　X年8月　　　　　　X+1年3月　　　　　X+1年8月　　　　　X+2年2月

図4　子宮頸癌術後の4回の検査で得られたFDG-PETの参考例（MIP，正面像）

ではなく，褐色脂肪組織への集積であることがわかる。この症例からもわかるように，褐色脂肪組織への集積はリンパ腫の病期診断，再発や治療効果判定上のピットフォールになりうる。

　褐色脂肪組織の集積は寒い時期にやせた女性でみられる頻度が高いとされている。武中らは褐色脂肪組織への集積と外気温との関連について詳細な検討を行っている[1]。集積がみられるのは時期的には寒冷期が多く，年単位では冷え込んだ年に多い傾向があったが，日ごとの気温の変動のような短期間での変化と褐色脂肪組織への集積との間にははっきりした傾向はみられなかったとしている。本例とは別の参考例として，子宮頸癌術後の経過観察で4回のPET/CT検査が行われた症例のPET像を図4に示す。4回の検査のなかで8月に行われた2回の検査では褐色脂肪組織への集積はみられないが，2月と3月に行われた2回では明瞭な集積を認め，一般にいわれている事実と合致する。一方で，図3のように本例では5月の検査のみで褐色脂肪組織への集積を認め，より外気温が低い12月や3月の検査では認められなかった。褐色脂肪組織の集積は外気温のみならず，他の因子の影響も受けることが示唆される。

　褐色脂肪組織への集積のみならず，心筋の生理的集積も検査ごとに大きく異なる（図3，図4）。食後に血糖値が上昇すると心筋代謝は脂肪酸の酸化から解糖系に移行し，心筋のFDGの

生理的集積は増加する。これらの症例では全検査において検査前5時間の食事制限がなされており，検査直前の測定でも高血糖はなく，心疾患の既往などもないが，FDGの集積は同一例でも検査ごとにばらつくことがわかる。血糖値のみでなく，血中インスリン濃度や抗癌剤の心筋への作用なども影響因子として考えられ，褐色脂肪組織への集積と同様に心筋の生理的集積も複雑に規定されることがわかる。

診 断：悪性リンパ腫と褐色脂肪組織　malignant lymphoma and brown adipose tissue

■ 文　献
1) 武中泰樹ほか：FDG-PET における褐色脂肪組織集積と外気温の検討．臨放 57：1711-1723，2012

橋本　順，風間俊基，川田秀一，山室　博，今井　裕（58巻13号，2013 より）

98 高速道路で車を運転中に誘因のない背部痛で緊急搬送され，両下肢完全麻痺をきたした

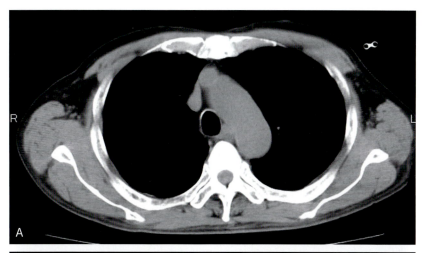

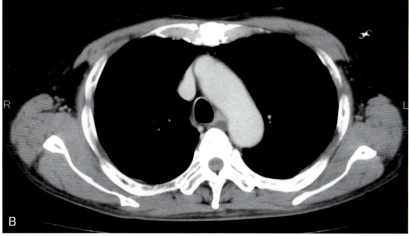

図1 来院時CT
A：単純CT，B：造影CT

★次頁にも画像所見（図2）があります

症例 症例は80歳代，男性．
- **主　訴**　▶ 背部痛，下肢運動麻痺・しびれ．
- **現病歴**　▶ 高速道路で車を運転中に誘因なく背部痛を自覚した．車を路肩に停車し，救急車にて当院に搬送された．搬送中に両下肢は完全麻痺となった．両下肢深部腱反射は消失し，尿失禁が認められ，肛門括約筋のトーヌスも消失していた．
- **既往歴**　▶ 高血圧，狭心症（バイアスピリンの内服）．

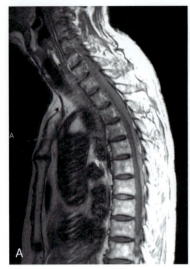
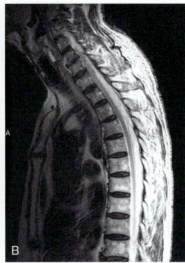
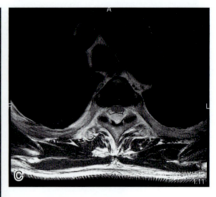

図2 CT後に撮影した頸胸椎のMRI
A：T1強調（矢状断像）
B：T2強調（矢状断像）
C：T2強調（横断像）

画像所見

単純CT（図1A）では脊髄背側から右腹側に脊髄よりも高吸収の領域が認められ，脊髄は腹側に圧排されている．造影CT（図1B）では大動脈解離は認められない．脊柱管内の高吸収病変に造影効果は認められない．

MRI T1強調矢状断像（図2A）ではCT後に頸胸椎のMRIが撮影された．脊髄よりわずかに高信号の占拠性病変が脊髄背側にあり，脊髄は腹側に圧排されている．MRI T2強調矢状断像（図2B）では占拠性病変は大部分が高信号な中に等信号の部分が不均一に認められる．硬膜による線状の低信号も腹側へ変位している．MRI T2強調横断像（図2C）では硬膜外の占拠性病変によって硬膜の低信号が腹側へ圧排変位していることがよくわかる．

経　　過

入院当日にC6-Th6の椎弓切除と血腫除去術を実施した．手術翌日には両下肢の筋力はほぼ完全に回復し，術後4日目より歩行器歩行が可能となった．術後11日目に自尿を認め，術後23日目に退院した．

解　　説

spontaneous spinal epidural hematomaはまれな病態であるが，MRIが汎用されるようになって，発見される機会が増えてきた．年間10万人あたり0.1人の罹患率であったとの報告がある[1]．男性に多いとされており，50歳以上に好発するようだが，いずれの年齢層でも発生しうる．好発部位は頸椎から胸椎の領域で，腰椎レベル単独の病変は極めてまれと考えられている．血腫は脊髄の背側に発生することが多いとされている．これは，腹側においては後縦靱帯と硬膜が癒合しているためと説明されている．しかし実際は，血腫は硬膜管の腹側・背側・外側またはその間のいずれの部位にも発生する．出血は頭部の場合と異なり静脈性と考えられている．硬膜外静脈叢は弁がなく，急激な圧上昇に対して破綻を来しやすいと考えられている．

出血の原因は，軽微な外傷，抗凝固剤の使用，内因性の出血傾向，抗血小板薬，血管奇形，椎間板ヘルニア，骨 Paget 病などが考えられている。高血圧との関連は薄いようである。症状は急性発症の疼痛（背部痛，頸部痛）と，進行性の神経障害（運動麻痺，知覚障害，対麻痺，四肢麻痺）が主なものである。治療は保存的に経過をみる場合と，外科的に血腫を除去する場合があり，その選択は神経学的な重症度を参考にすることが多い[2]。予後も治療前の神経学的重症度に依存する傾向がある[2]。また65歳以下の症例では予後が良好であったとの報告がある[1]。

画像診断に関する報告では，MRI が診断に有用とされているが，画像所見と治療法の選択および予後との関連は薄いようである。MRI 所見は，矢状断での硬膜と血腫の位置関係が重要で，硬膜外の血腫により硬膜の低信号は圧排され変位する。また血腫により硬膜外脂肪が圧排されて，いわゆる cupping といわれる所見を呈するとされている。血腫は T1 強調像で等信号から高信号の場合があり，発症後の経過時間によって異なる。

MRI で経過観察し得た症例では，経時的に血腫の信号が上昇したと報告されている[1]。T2 強調像では著明な高信号で，部分的に低信号域を伴う場合があるが，やはりこれも撮影の時期に依存する。

本症を疑えば造影 MRI を行うことは少ないと思われるが，他疾患（転移や血液系悪性腫瘍，硬膜外膿瘍など）との鑑別や，血管奇形などの出血の原因検索目的で造影を行うことがある。造影パターンは辺縁のみにみられる場合が主であるが，内部に結節状の造影効果を示すものの報告例もある[2][3]。この結節状の所見は何を見ているものかはっきりしないが，活動性の静脈出血ではないかと推測されている。なお手術症例では，術中に出血部位が同定されることはまずないようである。

当院において，2006 年 1 月から 2013 年 12 月の間に，MRI で spontaneous spinal epidural hematoma と診断された症例は 5 例であった。いずれの症例も急性発症の疼痛と麻痺があり，うち 3 例は背部痛のため臨床的に大動脈解離が疑われ，胸腹部の CT 検査を行っている。このうち 2 例では脊柱管内に急性期血腫の高吸収像が認識可能である。残り 1 例は病変が頸椎レベルに限局しており，胸部 CT では認識できず，同日の頸椎 CT にて高吸収血腫が認められる。また全 5 例中 4 例は MRI よりも先に病変部を含む範囲の CT が撮影されており，そのいずれにおいても血腫の認識が可能である。

spontaneous spinal epidural hematoma の画像診断に関する報告は，ここ 20 年ぐらいは MRI に関するものが中心だが，1980 年代には CT に関する報告がされていた。画像診断装置の進歩とともにこのような変遷が認められるのは当然で，実際，当院の症例でも，全例が緊急 MRI 検査の適応となっている。

MRI の所見は前述の通りであるが，本症を知ってさえおれば，教科書的な画像所見を知らずとも，MRI 診断はさほど難しいものではないと思われる。しかし実際の臨床では，当院症例がそうであるように，MRI よりも先に CT を撮影することが多い。一体どれほどの人が，胸腹部CT でまじまじと脊柱管内を観察するだろうか。CT が脊柱管内病変の評価に不向きであるという観念は，多くの先生方にご賛同頂けるところと思われる。しかし実際には，急性期の硬膜外血腫はみる気になればみえるのである。そして，この CT の段階で血腫を指摘することこそが，画像診断医の本分と思われるのである。

診　断：脊髄硬膜外血腫　spontaneous spinal epidural hematoma

■ **文　献**

1) Holtas S：Spontaneous spinal epidural hematoma：findings at MR imaging and clinical correlation. Radiology 199：409-413, 1996
2) Fukui MB：Acute spontaneous spinal epidural hematomas. AJNR Am J Neuroradiol 20：1365-1372, 1999
3) Chang FC：Contrast enhancement patterns of acute spinal epidural hematomas：a report of two cases. Am J Neuroradiol 24：366-369, 2003

北原　均（59巻5号，2014より）

99　左腕を受傷した20歳代，男性

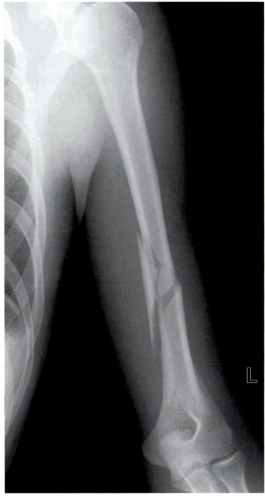

図1　左上腕骨単純X線（正面像）

★次頁にも画像所見（図2）があります

症例　症例は20歳代，男性。
主　訴 ▶ 友人と2人で遊んでいて左腕を受傷した。来院時に単純X線（図1）が撮影された。後日，手術前評価目的で左上腕骨CT（図2）が撮影された。

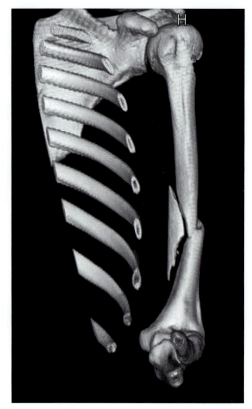

図2　左上腕骨CT（volume rendering再構成）

画像所見

左上腕骨にらせん骨折を認める。内側には遊離した三角の大きな骨片（medial butterfly fragment）を認め若干の転位を伴っている（図1，図2）。

解　説

まず断らなければならないのは，患者と意思疎通が可能であるかぎり，病的骨折やストレス骨折（疲労骨折，脆弱骨折）のような場合を除いて，実際には受傷機転を画像から推測しなければならないような事態にはならないということである。つまり，本例も受診時には骨折の理由ははっきりしており，わざわざ画像から原因を推測する必要はない。にもかかわらず，この症例を供覧するに至った理由は，その画像の味わい深さと受傷機転の意外さにある。

テキスト[1]の記載によると骨折のタイプは，① transverse, ② oblique, ③ oblique-transverse, ④ spiral, ⑤ diaphyseal impaction, ⑥ comminuted の6つに分類されている。それぞれに外力のかかり方が異なっており，① bending, ② compression, bending, torsion, ③ compression, bending, ④ torsion, ⑤ compression, ⑥ variable, という具合になっている。

本例は骨折線の形状から spiral fracture（らせん骨折）といえる。つまり上腕骨に Torsion（ねじれ）の負荷が加わったことを示唆している。らせん骨折の好発部位は上腕骨と脛骨とされ

ており，その点も本例は合致する。上腕骨骨幹部のらせん骨折の原因として腕相撲が知られている。誰もが若かりし頃に一度や二度はやってみたことがあるだろう。そしてその頃にまさか腕相撲で骨折をするなんてことは，大半の人が考えなかったに違いない。また画像診断医の立場からも，今日，骨折の単純X線をみる機会は少なく，腕相撲による骨折をみたことのある人は多くないはずである。一方，普段から外傷の診療に携わっている整形外科医の間では，自験例の有無は別として，腕相撲による骨折はさほど珍しいものでもないようである。

大島らによる報告[2]では，腕相撲による上腕骨骨折13例（男性12例，女性1例）のうち，内上顆骨端線離開が4例（全例男性），骨幹部骨折が9例（男性8例，女性1例）であった。内上顆骨端線離開は平均年齢13.5歳（12〜15歳），利き手の受傷が3例，利き手と反対側が1例であった。一方，骨幹部骨折は全例がらせん骨折で，上腕骨骨幹部骨折のAO分類（図3）では12-A1型が7例，12-B1型が2例という内訳である。患者の平均年齢は24.8歳（17〜36歳），利き手の受傷が2例（22％）のみで，利き手と反対側が7例（78％）であった。また受傷時に飲酒をしていた症例は3例（33％）であった。これら9例中に神経障害を伴うものはなかったが，橈骨神経損傷を合併する危険性は指摘されている。

またOgawaらによる報告[3]では，腕相撲による上腕骨骨幹部骨折30例（男性28例，女性2例）中，右腕の受傷が18例，左腕が12例で，患者の平均年齢は30歳（15〜60歳），全例がらせん骨折であり，23％にmedial butterfly fragmentを伴っていたとされ，提示されている画像はAO分類の12-B1型に相当する。患者の23％に橈骨神経麻痺を合併していたと述べられている。

本例もAO分類の12-B1型に相当しており，medial butterfly fragmentが認められ，Ogawaらによる報告の画像と酷似している。

腕相撲による上腕骨骨幹部らせん骨折の機序として，筋力コントロールの破綻が考えられており，利き手と反対側の受傷が多いことや，飲酒時に認められることもそれに関連があると思われる。また受傷時の状況としては，競技開始直後または勝負を決するために力を入れた瞬間が多いとされ，不意に負荷が変化することでアンバランスを生じ損傷に至ると考えられる。

一方，内上顆骨端線離開に関して，骨端線閉鎖直前の時期には，筋力の発達に対して相対的に骨端線の剪断力に対する抵抗性が低下しているとされ，受傷しやすい状況にあり，また対戦前からすでに疼痛を自覚している例，つまり何らかの原因で軽微な損傷がすでに存在している例も知られている。

このように，腕相撲による成人の上腕骨骨幹部骨折は全例らせん骨折であり，それは必ずしも己または相手が強いから生じるわけではないのである。予防措置として，素人の腕相撲を禁止するわけにはいかないが，せめて利き手と反対側で対戦したり，飲酒後にしたりするのは避けたほうが良いということだ。しかしそのような判断のできなくなるのがお酒であり，今後もお酒の勢いで受傷してくる患者が後を絶たないであろうことは容易に想像できる。

さて，本例の臨床経過であるが，9日後に髄内釘の手術がなされた。なお橈骨神経損傷は認められなかった。

最後に，本例の興味深さを身をもって示してくれた私の親友に感謝する。

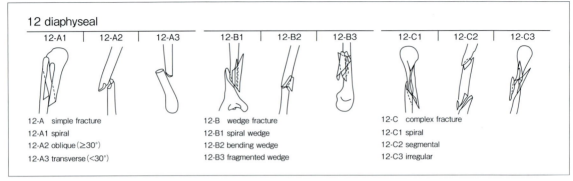

図3 AO/OTA Fracture and Dislocation Classification より引用

診　断：腕相撲による左上腕骨骨幹部らせん骨折（AO分類 12-B1型）
humeral shaft spiral fracture during arm wrestling

■ 文　献
1) Resnick：Bone and Joint Imaging, 3rd Edition, p808-811, Sanders, Philadelphia, 2004
2) 大島学ほか：腕相撲による骨折. 骨折 27：292-295, 2005
3) Ogawa K, Ui M：Humeral shaft fracture sustained during arm wrestling：report on 30 cases and review of the literature. J Trauma 42：243-246, 1997

北原　均（60巻8号, 2015より）

100 2カ月前から左膝痛が出現した11歳,女児

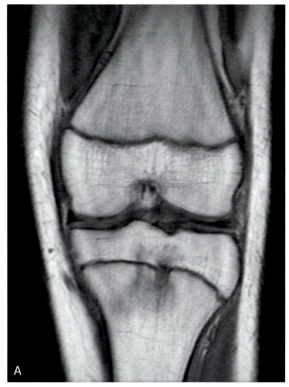

図1 MRI(前医,T1強調冠状断像)

★次頁にも画像所見(図2〜4)があります

症例	症例は11歳,女児。
主 訴	▶ 左膝痛。
現病歴	▶ 約2カ月前,運動会の練習を始めた頃から左膝の痛みが出現した。近医でMRIを撮像後,経過を観察していたが変化がないために当院を紹介となった。
現 症	▶ 左脛骨結節周囲の疼痛部位に圧痛や腫脹,発赤を認めない。

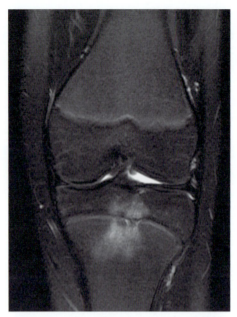

図2　MRI（前医，脂肪抑制T2強調，冠状断像）

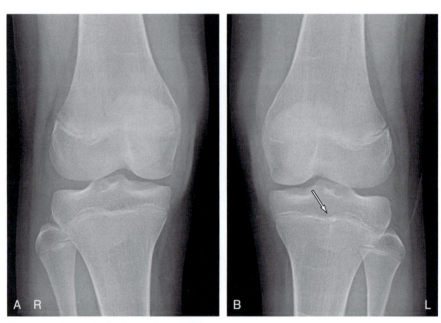

図3　膝部単純X線（紹介受診時，正面像）

画像所見

　前医が撮影したMRI T1強調冠状断像（図1）では，左脛骨成長板の中央に幅6mm程度の結節状低信号域を認める。同部を中心に境界不明瞭な淡い低信号域が骨幹端と骨端に広がっている。脂肪抑制T2強調冠状断像（図2）では，T1強調像で認めた結節域は不鮮明だが，成長板を挟んだ骨幹端と骨端に斑状高信号域を認める。

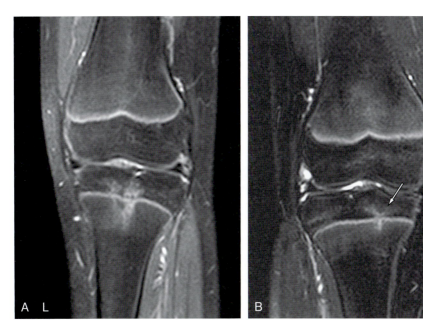

図 4　MRI
　　　A：脂肪抑制造影 T1 強調（冠状断像），B：脂肪抑制造影 T2 強調（冠状断像）

　膝部単純 X 線正面像（図 3，紹介受診時）で左脛骨近位には，成長板中央の結節状硬化像と，同部に接して骨幹端内に連続する帯状硬化像を認める（⇨）。

　MRI（図 4，紹介受診時）で T1 強調像，脂肪抑制 T2 強調像とも，左膝の所見は 1 カ月前の前医 MRI と著変なかった（未提示）。造影後の脂肪抑制 T1 強調冠状断像（図 4A）では，T1 強調像で低信号を呈する領域に造影増強効果を認める。右膝の成長板中央やや内側にも左膝と同様な高信号域を，脂肪抑制 T2 強調で認める（図 4B ⇨）。造影増強効果を呈していた（非提示）。

経　　過

　経過観察によって痛みは自然に消退した。発症から 1 年半を経て，下肢の形状や成長に異常を認めない。

解　　説

　本例の病変は，成長板に接する結節状の硬化巣とその周辺の反応性浮腫と思われる。浮腫の分布が特徴的で，成長板を挟んで骨端，骨幹端の双方に広がっている。通常，閉鎖前の成長板は病変拡大の障壁となるため，腫瘍とすると成長板あるいはそれに接する病変を考える。軟骨芽腫や類骨骨腫が挙がるが，いずれも単純 X 線で溶骨像を呈することが多く，本例とは合致しない。成長板を破壊する浸潤度の高い腫瘍も考えられるが，本例の信号は限局的かつ均一であり悪性所見に乏しい。感染を想定した場合，骨幹端の骨髄炎が成長板を越えて骨端に波及したとすると，原発側である骨幹端の所見がより強くなる。しかも細菌に破壊された成長板は T2 強調像で高信号を呈するが，本例ではいずれの所見も認めない。外傷による挫傷としても，病変が骨の中央に位置することが非典型で，外傷歴もない。右膝にも同様な病変を認めることか

ら，正常変異や膝部に特化した病態にも考えが及ぶ。脂肪髄化した同部の骨幹端には，造血髄が限局性に残ることが知られており[1]，T1強調像で低信号，脂肪抑制T2強調像で高信号を呈する。しかしその形状はしばしば火焔状（flame-like）と形容されるように，成長板に接する垂直な帯状で，骨端には及ばない。

思春期の膝部において，成長板を挟んだ骨端，骨幹端に広がる骨髄浮腫はfocal periphyseal edema（以下，FOPE）として報告されている[2]。脛骨近位の他，大腿骨遠位，腓骨近位の成長板周囲にも生じ，12～16歳に好発する。やや女児に多い傾向を示す[2,3]。

10歳前後は成長板閉鎖の初期にあたり，同時期の成長板では骨端と骨幹端をつなぐ石灰化架橋が形成され始める。この架橋は成長板の中心部から辺縁に向かって数を増し，遠心性に骨性癒合が進行する。FOPEの成因は不詳だが，架橋形成によって弾力性が低下した部位に，外力などのストレスが加わって生じる微細骨折や出血，浮腫と推測されている[2]。

MRIでは骨髄浮腫を反映し，T1強調像で低信号，脂肪抑制T2強調像で高信号，造影増強を示す領域が，成長板の両側に認められる。挟まれる成長板の幅は2～27mmで，中心からややはずれた中央領域に好発する[2,3]。浮腫の領域は通常これよりも広くなる。

FOPEはまれな病態といわれている[3]。しかし本例で症状を欠く対側にも同様な所見を認めたように，生理的側面を有する本症では，意外に多くの無症候例が潜在する可能性がある。膝痛によって発見されることが多いが，痛みの原因を本症に求める場合には，同じく思春期に好発する離断性骨軟骨炎や潜在骨折などを除外する必要がある。FOPEの予後は良好で，多くは保存的に寛解する。ただし症状消失後もMRIの所見が持続する例もあり[2]，腫瘍や感染と誤って生検などの侵襲的検査や不必要な投薬を行わないように留意すべきである。

診　断：傍骨端線部限局性骨髄浮腫　focal periphyseal edema（FOPE）

■ 文　献
1) Laor T, Jaramillo D：MR imaging insights into skeletal maturation：what is normal? Radiology 250：28-38, 2009
2) Zbojniewicz AM, Laor T：Focal periphyseal edema（FOPE）zone on MRI of the adolescent knee：a potentially painful manifestation of physiologic physeal fusion? AJR Am J Roentgenol 197：998-1004, 2011
3) Beckmann N, Spence S：Unusual presentations of focal periphyseal edema zones：a report of bilateral symmetric presentation and partial physeal closure. Case Rep Radiol 2015 465018；1155, 2015

小山雅司（61巻7号，2016より）

● 診断名索引（邦文）●

悪性リンパ腫と褐色脂肪組織……………… 341
異所性甲状腺………………………………… 56
運動後急性腎不全…………………………… 239
外耳道外骨腫………………………………… 69
顎部放線菌症………………………………… 83
片麻痺性片頭痛……………………………… 13
肝エキノコックス症………………………… 227
肝カルチノイド腫瘍………………………… 224
肝蛭症………………………………………… 210
関節リウマチにおける米粒体……………… 309
気管原発の定型的カルチノイド…………… 141
気管の腺様嚢胞癌…………………………… 178
気管支異物…………………………………… 174
気管支原発神経鞘腫………………………… 160
偽メイグス症候群を伴った卵巣甲状腺腫……… 265
キャッスルマン病（ヒアリン血管型）………… 128
急性好酸球性肺炎…………………………… 114
急性心筋梗塞による心破裂………………… 93
胸膜外血腫…………………………………… 153
頸部胸腺腫…………………………………… 45
頸部石灰化腱炎……………………………… 52
血管拡張型骨肉腫…………………………… 325
肩甲胸郭滑液包炎…………………………… 315
原発性副甲状腺腺腫による多発性褐色腫……… 329
後腹膜発生の気管支原性嚢胞……………… 252
甲状腺ホルモン不応症……………………… 72
骨盤部トロフォブラスト腫瘍……………… 295
耳下腺気腫症………………………………… 66
子宮広間膜ヘルニア………………………… 280
脂肪塞栓症候群による急性呼吸促迫症候群…… 149
腫瘤化した副乳……………………………… 261
シュロッフェル腫瘤………………………… 338
消化管穿孔を合併した被嚢性腹膜硬化症……… 185
小唾液腺由来の腺様嚢胞癌………………… 63
小児ウェルニッケ脳症……………………… 22

静脈性血管奇形……………………………… 101
静脈内平滑筋腫症…………………………… 97
食道アニサキス症…………………………… 192
食道静脈瘤（食道周囲静脈瘤）…………… 182
心アミロイドーシス………………………… 335
新型インフルエンザ（H1N1）ウイルスによる
　肺炎　……………………………………… 156
新生児単純ヘルペス脳炎…………………… 37
新生児低血糖脳症…………………………… 25
腎悪性リンパ腫……………………………… 245
腎血管筋脂肪腫……………………………… 235
腎平滑筋腫…………………………………… 257
髄液鼻漏……………………………………… 75
膵リンパ上皮嚢胞…………………………… 231
正常圧水頭症………………………………… 41
声門下血管腫………………………………… 48
石灰化を伴う胃癌…………………………… 188
脊椎血管腫…………………………………… 318
脊椎硬膜外血腫……………………………… 345
先天性クロール下痢症……………………… 276
多発骨転移を生じた悪性卵巣甲状腺腫……… 284
多発性骨髄腫………………………………… 166
大腿骨の一過性骨粗鬆症…………………… 273
大網捻転症（続発性）……………………… 198
単骨性線維性骨異形成……………………… 303
胆嚢捻転……………………………………… 217
遅延性白質脳症……………………………… 1
中隔視神経異形成症………………………… 31
低悪性度粘液性嚢胞腺癌…………………… 299
帝王切開瘢痕部妊娠………………………… 288
低髄液圧症候群……………………………… 6
特発性門脈血栓症…………………………… 213
トロサ・ハント症候群……………………… 79
内膀胱上ヘルニア（重積型）……………… 242
乳び胸………………………………………… 125

357

乳頭状弾性線維腫······················· 107

尿膜管癌··································· 248

猫ひっかき病····························· 34

囊胞性線維症···························· 121

脳実質から脳表・髄膜に広がる特発性出血········ 9

膿胸関連リンパ腫······················ 145

肺放線菌症····························· 111

肺胞蛋白症····························· 137

パーキンソン型多系統萎縮症············ 19

ビタミン D 欠乏性くる病 ·············· 332

左上腕骨骨幹部らせん骨折·············· 349

左総腸骨動脈瘤破裂による左総腸骨動静脈瘻··· 90

びまん性肺リンパ管腫症················ 163

腹直筋鞘内血腫························· 322

分節性動脈中膜融解···················· 104

ヘノッホ・シェーンライン紫斑病········ 202

傍骨端線部限局性骨髄浮腫·················· 353

マラリア脳症···························· 16

慢性異所性卵巣妊娠···················· 291

慢性膨張性血腫························· 269

慢性好酸球性肺炎······················ 170

右冠動脈左室瘻に合併した右冠動脈瘤········ 87

右第 1 指軟骨肉腫 ···················· 306

無ヒルロプラスミン血症················ 220

メトロニダゾール脳症·················· 28

盲腸軸捻転···························· 195

薬剤（PTU）誘発 ANCA 関連血管炎による
　　肺胞出血 ························· 117

薬剤性腸管気腫症······················ 206

ランゲルハンス細胞組織球症············ 59

良性転移性平滑筋腫···················· 132

肋骨由来の軟骨肉腫···················· 312

● 診断名索引（英文）●

accessory breast mass ·················· 261

aceruloplasminemia ·················· 220

actinomycosis in the mandible ··········· 83

acute eosinophilic pneumonia ············· 114

acute renal failure following exercise ······ 239

adenoid cystic carcinoma derived from the
 minor salivary gland ·················· 63

adenoid cystic carcinoma of the trachea
 ·················· 178

adult respiratory distress syndrome (ARDS)
 fat embolism syndrome ·················· 149

benign metastasizing leiomyoma ··········· 132

bronchial foreign body ·················· 174

calcific retropharyngeal tendinitis ··········· 52

calcified gastric cancer ·················· 188

cardiac amyloidosis ·················· 335

cardiac rupture due to myocardial infarction
 ·················· 93

Castleman disease (hyaline vascular type)
 ·················· 128

cat scratch disease ·················· 34

cecal volvulus ·················· 195

cerebral malaria ·················· 16

cerebrospinal fluid leak ·················· 75

cervical thymoma ·················· 45

cesarean section scat pregnancy ··········· 288

chondrosarcoma of the rib ··············· 312

chronic ectopic ovarian pregnancy ········· 291

chronic eosinophilic pneumonia ············· 170

chronic expanding hematoma ············· 269

chylothorax ·················· 125

common iliac arteriovenous fistula due to
 ruptured common iliac artery aneurysm··· 90

congenital chloride diarrhea ·················· 276

cystic fibrosis ·················· 121

delayed carbon oxide encephalopathy ······ 1

diffuse pulmonary lymphangiomatosis ······ 163

ectopic thyroid gland ·················· 56

esophageal anisakiasis ·················· 192

external auditory canal exostosis ··········· 69

extrapleural hematoma ·················· 153

fascioliasis ·················· 210

fat-poor angiomyolipoma of left kidney ··· 235

focal periphyseal edema (FOPE) ··········· 353

hemiplegic migrain ·················· 13

Henoch-Schönlein purpula ··············· 202

hepatic echinococcosis with suspected
 pulmonary involvement ·················· 227

hernia through the broad ligament ········· 280

humeral shaft spiral fracture during arm
 wrestling ·················· 349

influenza A (H1N1) viral infection ··········· 156

intravascular leiomyomatosis ··············· 97

Langerhans cell histioctosis with floating
 teeth ·················· 59

low-grade mucinous cystadenocarcinoma
 ·················· 299

lymphoepithelial cyst of the pancreas ······ 231

malignant lymphoma and brown adipose
 tissue ·················· 341

malignant struma ovarii with multiple bone
 metastases ·················· 284

metronidazol-induced encephalopathy ··· 28

monostotic fibrous dysplasia ··············· 303

multiple brown tumor due to primary
 parathyroid adenoma ·················· 329

multiple myeloma with soap bubble
 appearance ·················· 166

neonatal herpes simplex encephalitis ······ 37

neonatal hypoglycemic encephalopathy··· 25

359

normal pressure hydrocephalus ·············· 41

papillary fibroelastoma ···················· 107

paraesophageal varices ···················· 182

Parkinsonian variant of multiple system
atrophy···································· 19

pediastric Wernicke encephalopathy ······ 22

placenatl site trophoblastic tumor
(PSTT) ···································· 295

pneumatosis cystoides intestinalis ········· 206

pneumoparotid/pneumoparotitis ············ 66

primary bronchial schwannoma ·············· 160

primary chondrosarcoma of right
1st finger ································ 306

primary hepatic carcinoid tumor ············ 224

primary tracheal carcinoid ··················· 141

pulmonary actinomycosis ···················· 111

pulmonary alveolar hemorrhage due to
propylthiouracil-induced ANCA associated
vasculitis ································ 117

pulmonary alveolar proteinosis ·············· 137

pyothorax-related lymphoma ················· 145

renal leiomyomatosis ······················· 257

renal malignant lymphoma ··················· 245

resistance to thyroid hormone ·············· 72

retroperitoneal bronchogenic cyst ········· 252

rice body of rheumatoid artritis ·············· 309

right coronary artery aneurysm associated
with right coronary artery-left ventricular
fistula ································ 87

scapulothoracic bursitis ···················· 315

Schloffer's tumor (suture granuloma) ······ 338

sclerosing encapsulated peritonitis associated
with gastrointestinal perforation ········· 185

secondary torsion of the greater omentum
······································ 198

segmental arterial mediolysis (SAM) ······ 104

septo-optic dysplasis ······················· 31

spontaneous intracranial hypotension········· 6

spontaneous portla vein thrombosis ······ 213

spontaneous rectus sheath hematoma ··· 322

spontaneous spinal epidural hematoma ··· 345

spontaneous superficial parenchymal and
leptomeningeal hemorrhage ·················· 9

struma ovarii associated with pseudo-Meigs'
syndrome ································ 265

subglottic hemangioma ···················· 48

supravesical hernia ························· 242

telangiectatic osteosarcoma ················ 325

Tolosa-Hunt syndrome ···················· 79

torsion of the gallbladder ···················· 217

transient osteoporosis of the femur ········· 273

urachal carcinoma ························· 248

venous malformation ······················· 101

vertebral hemangioma ······················· 318

vitamin D deficiency rickets ···················· 332

1枚の画像から鑑別診断へ

とっておきの100例　　　　　　　　　　　　　　定価（本体8,000円＋税）

2018年4月20日　第1版第1刷発行

編　者　松永尚文

発行者　福村 直樹

発行所　金原出版株式会社

〒113-0034　東京都文京区湯島2-31-14
電話　編集　03(3811)7162
　　　営業　03(3811)7184
FAX　　　03(3813)0288
振替口座　00120-4-151494
http://www.kanehara-shuppan.co.jp/

© 松永尚文, 2018
検印省略
Printed in Japan

ISBN 978-4-307-07108-6

印刷／教文堂
製本／永瀬製本所
装幀／Kuwa Design

JCOPY　＜出版者著作権管理機構　委託出版物＞

本書の無断複製は著作権法上での例外を除き禁じられています。複製される場合は，そのつど事前に，出版者
著作権管理機構(電話 03-3513-6969，FAX 03-3513-6979，e-mail: info@jcopy.or.jp)の許諾を得てください。

小社は捺印または貼付紙をもって定価を変更致しません。
乱丁，落丁のものはお買上げ書店または小社にてお取り替え致します。

2018・2

シリーズ 基礎知識図解ノート 最新刊

新感覚！図表と画像で視覚に残す基礎知識＆臨床応用テキスト!!

MR・超音波・眼底
基礎知識図解ノート
第2版

監修 新津　守　埼玉医科大学放射線科 教授
編集 磯辺智範　筑波大学医学医療系 教授

診療放射線技師養成校・臨床検査技師養成校の学生のための「非X線」系検査の基礎知識を一冊にまとめたテキスト。「難解な文章は頭に入らない」「基礎知識だけでは臨床に役立たない」という悩みを一蹴し，視覚的な理解をキーワードに図表と画像をメインに据え，解説は要点のみに絞っている。臨床に結びつけた内容となっており，臨床実習および新人技師にも役立つ。若い読者に必要にして十分な情報を盛り込んだ簡潔かつ簡便なビジュアルテキストである。

◆読者対象　診療放射線技師養成校・臨床検査技師養成校の学生および新人技師

◆B5判　576頁　　◆定価（本体6,800円+税）　ISBN978-4-307-07107-9

2017・9

全臨床分野を網羅した核医学の決定版!! 基礎から臨床までわかる！

核医学融合画像
基礎と臨床

京都府立医科大学名誉教授
西村　恒彦 編著

基礎編では各種融合画像の重ね合わせや一体型装置の原理や方法の実際を，
臨床編ではSPECT/PETやCT/MR単独では得られない
融合画像の臨床的有用性に関して解説。
さらにSPECT/CT，PET/CT，PET/MRIなどの融合画像を用い，病変に関する
詳細な形態と機能・代謝などを同一断層面でとらえる最新の潮流にも対応している。

◆主な内容

融合画像
FDG-PET/CT
PET/CT
SPECT/CT
SPECT/CTA
FDG-PET/MRI
PET/MRI

核医学融合画像の位置づけ
核医学融合画像の変遷と展開
核医学融合画像の原理と方法
腫瘍核医学における臨床（炎症を含む）
心臓核医学における臨床
脳核医学における臨床
その他の領域における臨床

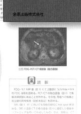

◆読者対象　放射線科医、診療放射線技師　　◆B5判　300頁　55図　カラー220図
◆定価（本体8,000円+税）　ISBN978-4-307-07106-2

金原出版　〒113-0034 東京都文京区湯島2-31-14　TEL03-3811-7184（営業部直通）FAX03-3813-0288
本の詳細、ご注文等はこちらから ▶ http://www.kanehara-shuppan.co.jp/